本当に明日から使える

漢方薬

7時間速習
入門コース

著 新見正則 帝京大学 医学部 外科 准教授

株式会社 新興医学出版社

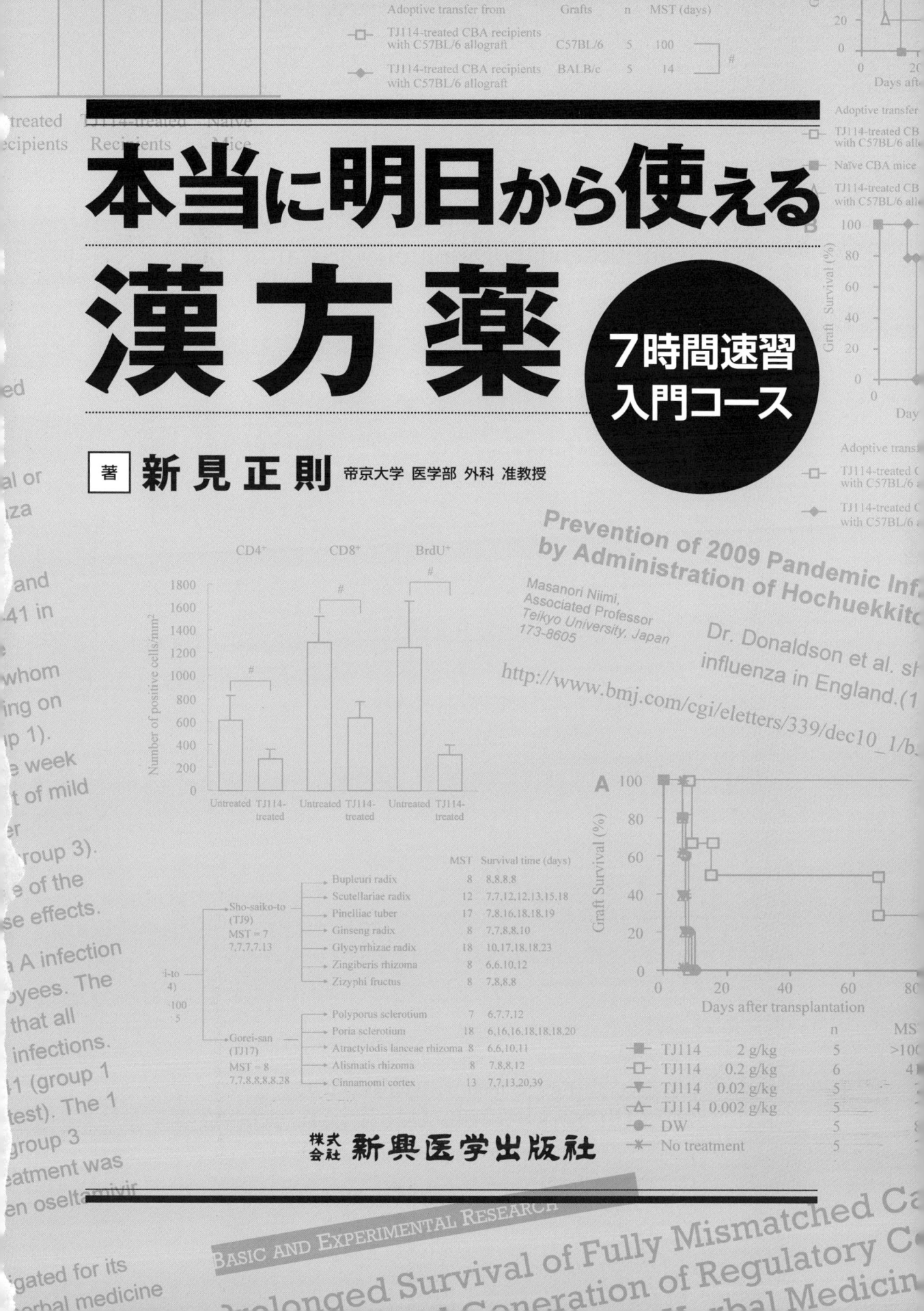

Japanese herbal medicine for Beginners
Beautiful collaboration of Natural herbs

Masanori Niimi, MD, DPhil, FACS.

SHINKOH IGAKU SHUPPAN CO. LTD., TOKYO.
Printed & bound in Japan

推薦の言葉

この度尊敬する新見正則先生が「本当に明日から使える漢方薬」を上梓されることになった．漢方薬に何となく魅力は感じているが使ったことがほとんどないという方を対象に，まず，サイエンスという切り口から漢方の魅力を語り，漢方薬や漢方理論をわかりやすく説明されている．

本書に取り上げる患者さんは現代西洋医学では治らない病気や症状を持っている方で，使用薬はエキス製剤のみである．新見先生は，数処方を使用することで，４人中３人ぐらいが良くなったと感じていただくことを目標にされている．

此の本は，西洋医学を学んで来た先生方で，さらに漢方に理解を深めたいと考えている方に本当に役に立つ．かつて自ら漢方嫌いであったと明言され，テレビの名出演者でもある先生なればこその語り口．明快で面白い解説に満ちた，素晴らしい入門書であり，漢方薬を実際に使用するにあたっての優れた手引き書である．

漢方治療普及の著しい現在，本書の役割はきわめて大きいと考え，広く皆様に迎えられることを願って推薦の言葉とする．

平成 22 年 7 月

社団法人日本東洋医学会元会長名誉会員　松田　邦夫

序 文

本書は，株式会社ツムラの後援にて著者が行ってきた漢方入門セミナーを文章にしたものである．対象は10年前の私のような漢方の初心者で，丸1日行う勉強会がそのまま本になっている．著者が初心者の気持ちを失わない今こそ書きとめておこうと思い立ち，書き始めたものである．

私の漢方診療は，漢方の大家 松田邦夫先生に教えていただいているものであるが，私は松田先生の足下にも及ぶはずがない．しかし，「初心者の目線から，そして漢方嫌いであった者の目線からわかりやすく書くこと」は，今の自分にしかできないと思い，まだまだ学の浅い私があえて漢方の入門書を書いた．

松田邦夫先生は師匠である大塚敬節先生の漢方診療を忠実に行っている．私も大塚先生の本は極力読破し，そして本書にも引用させていただいた．

本書をまとめるにあたり，多大なサポートをして頂いた株式会社ツムラの野村貴久氏に深謝申し上げる．野村氏の私的な時間をも割いてのご協力がなければこの本は出来上がらなかった．イラストは中本佳代子氏と冨永順子氏に書いていただいた．また，ご助言と編集をしていただいた新興医学出版社の林峰子氏と久保歓奈氏に深く感謝いたします．

2010年　初夏

新見　正則

本書の目的

本書の目的は，10 年前の私のように
「漢方なんて妖怪だ」と漢方を馬鹿にしている先生方に，
サイエンスという切り口から漢方の魅力に触れてもらい，
漢方を理解し，そして現代西洋医学では治らない症状や
病気を持っている患者さんを対象に，健康保険適応である
エキス製剤を使用して，明日から治療を始めていただけるような
基本知識を習得していただくことです．
そして，近い将来に筆者と同じくらいの打率，
つまり患者さんの 4 人中 3 人に
「漢方を処方してもらってよかった」と
言ってもらえるようになっていただくことです．

漢方の立ち位置は，西洋医学の補完医療です．西洋医学が前輪と後輪でスイスイと走る自転車とすると，漢方薬は補助輪です．現代西洋医学が完璧で，前輪後輪だけでまったく問題なく走れば補助輪の出番はありません．ところが，現代西洋医学ではまだまだ不十分なことを日常臨床では少なからず経験します．そんなときが補助輪である漢方薬の出番なのです．漢方が補助輪として素晴らしいということを，学生さんや若い先生方には覚えていただければそれで十分です．もしも西洋医学で限界を感じたときには漢方というまったく別の治療の引き出しがあることを思い出してください．そして，漢方になんとなく興味がわき，すぐにでも漢方を使用したいと思っている先生方は，ぜひこの本を読んで下さい．漢方薬は実際に処方してみなければ上手になりません．まずはどうするべきか，その方法がこの本には書かれています．すばらしい妖怪の世界へようこそ．そして，その魅力に憑かれると，将来は日常臨床で漢方はなくてはならぬ両輪と感じられるようになるでしょう．

この本は実際のセミナーのわかりやすさと臨場感を出すために，セミナーの内容をそのまま文章にして，加筆修正したものです．そのためところどころあまりにも口語的な言い回しや，重複する説明などがありますし，西洋薬も商品名で記載しています．わかりやすく通読できることを主目的にしているので御容赦頂きたく存じます．また漢方を専門とする先生方からみれば，「うさんくさい」「妖怪」などの言葉が出てくるので，快く感じない文章もあえて入れてあります．これは 10 年前の漢方嫌いであった私自身の感想と，その時の目線からの文章であるのでどうかお許し頂きたく存じます．

目 次

2 時限目　漢方薬って何？——23

3 時限目　漢方薬の処方のしかたと漢方理論——37

≪付録≫

製品番号の表記について

本書では漢方薬の名称の後ろに○で囲った数字を記載しています．これは株式会社ツムラの製剤番号に準じています．多くの漢方製薬会社はそれぞれ製品番号があり，「1 番は葛根湯」など各社間においてほぼ同じ番号を使用していますが，製剤によっては番号が異なるため，必ず製剤名をご確認下さい．

開講前

なぜ，漢方嫌いが漢方にはまったか

- 病気を治す西洋医学，訴えを治す漢方治療．
- 漢方薬には西洋医学的病名が不要である．
- 漢方薬をうさんくさいと決めつけず自分で確かめよう．
- 漢方は新型インフルエンザの予防にも有効．
- 漢方は安全な薬剤で，安価で医療保険が使用でき，うまく使えばさまざまな症状に有効である．
- 主訴だけでなく，他の訴えや症状も治る．

はじめに

私は西洋医学一辺倒でやってきたわけであるが，現代西洋薬剤や現代西洋医学ですべての病気が治れば，漢方の出番は，はっきり言ってないであろう．唯一あるとすれば，副作用が少ないとか，漢方薬だからちょっと使ってみようとか，ほんのささいな意味しかないように思われる．ではなぜ今，漢方か，そしてなぜ私が漢方にはまっているかといえば，まだまだ今の西洋医学だけでは解決できないことがあるからである．

実は，私自身が漢方嫌いであった．10 年前，漢方なんていうものは信じない，むしろ妖怪のような存在に思っていた．その私がこういう本をまとめるのはなぜかというと，漢方をサイエンスという切り口から紹介することで，漢方というものが決していかがわしいものではないということを理解してほしいということと，実際に漢方を試した 4 人のうち 3 人ぐらいが「先生のところに来てよかった」と言ってくれているが，それぐらいの打率に多くの先生方にもなってもらいたいと思うからである．明日からすぐにそうなってほしいのである．治療の対象は西洋薬剤が無効な病気や症状を持っている患者である．使いやすいエキス剤の漢方薬を中心に，煎じ薬は一切使わずに処方を行う方法を紹介したい．

本書は開講前から 7 時限目までで構成されている．6 時限目に，「領域別漢方薬治療入門処方」をまとめた．これは各領域別にいろいろとあるが，読み終えると，明日から漢方処方ができることを目的としている．「領域別漢方薬治療入門処方」をどう使用するか，ということが，本書を通じてご理解いただければ幸いである．

私が漢方を好きになったわけ

まず最初に，10 年前には「漢方は嫌い，漢方なんてうさんくさい」と思っていた私が，なぜ漢方が好きになったのかというお話から，簡単に始めたい．

私は無医村で働く医者を目指していた．何でもできる医者になるために一般外科に入局し，3 年目のとき，末梢血管外科を専門に選んだ．その後，5 年ほどイギリスに留学し，帰国後より大学病院で実地臨床を再開した．いろいろなことを試してみたく，さまざまなことに興味を持ち，実行してきた．その1つがセカンドオピニオン外来というものである．7年ほど前になるが本邦で初めて保険適応でセカンドオピニオン外来を開設した（この頃，よくテレビにも出演したが，アナウンサーが「先生，セカンドオピニオンというのは，どこで切ってどう読むんですか」などと聞いてくるような，その言葉自体がマスコミにも全く理解されていない時代であった）．そして1時間に1人，週に10人以上の方の話を聞いているうちに次第に日本中から患者さんが集まってくるようになり，その結果，いろいろなことがわかってきた．

セカンドオピニオンの外来でいろいろな人の不満を1時間，一生懸命に聞いているうちに，「なぜこの人は正しい西洋医学的な治療をされているのに不満なんだろう」という疑問を感じるようになった．実際に9割以上の方が正しい西洋医学的治療を施されていたのである．次にその典型的な例を挙げる．

症例1

64歳男性．胃がムカムカするといって近医を受診．胃カメラで胃がんが見つかり，連携病院に紹介された．その後，胃切除をしてもらって胃がんはほぼ治った．ところが，胃が小さくなったため，まだムカムカする．西洋医学の先生方により，西洋薬剤による薬物療法を継続したが，ムカムカ感は治らない．これはつまり，患者さんは「俺はムカムカして病院に行ったのに，治してくれない」と症状に対する不満があり，医師からすれば，「胃がんの治療は終わっているし，西洋薬剤が効かないのでこれ以上，西洋医学では打つ手がない」という平行線が続くことになる．つまり，患者さんは症状を治してほしいと切望するが，我々西洋医学を学んだ者は，病気を治すことを目的にしている．両者の間の溝を痛感した．そして，半夏瀉心湯（はんげしゃしんとう）⑭という漢方薬を処方すると，胃がすっきりして，「俺はこういうふうになりたかったんだ」と喜んでくれた．

> **MEMO**
> **10年前の私と同じ考えの人は今何人？**
> 漢方薬製造販売会社の管理職の方々の話を総合すると，
> 漢方を処方したことがある医師　50%弱
> 自ら進んで漢方を処方する医師　8%
> 漢方を正しく理解している医師　3%
> ぐらいと予想できる．
> 私はこの数字が正しいと感じている．

漢方薬の魅力とは何か

漢方薬の魅力，私は5つあると考えている．1つ目は，現代西洋医学的な病名がなくても処方できること．もちろん，西洋医学的病名はあったほうがよりよいのであるが，なくても処方できるのだ．2つ目は安全であること．漢方薬は一番安全な薬剤の1つといえる．もちろん薬剤である以上，間違った使い方をすれば，副作用はある．3つ目は安価で，かつ健康保険がきくため，費用が安い

表1　使ってみてわかる漢方薬の魅力

①漢方薬は西洋医学的病名がなくても処方できる．
②漢方薬には重篤な副作用はほとんどない．
③薬剤費用が安い．健康保険で処方可能．
④上手く使えば本当によく効く．
⑤他の訴え・症状・病気も治る．
「あえて生薬を組み合わせている」

こと．くれぐれも健康保険から削除されないように願っている．そして，4つ目は，うまく使えば本当によく効くということ（**表1**）．この「うまく使えば」というところがポイントである．

5つ目は，どんな漢方でも，長く飲んでもらうと乱暴な言い方をすればほかの訴えや症状，病気が治るということ．幸か不幸か足し合わせることしかできない時代の知恵である．

効果のあった患者さんは自分から「いやぁ先生，あの漢方を飲んで，頭痛もよくなった，肩こりもいい，イライラもしなくなった，血圧も下がった」などと言ってくる．治って，その顔の表情はどんどん元気になる．口数の少ない，口べたな患者さんには風邪について聞く．「風邪は最近どうですか」と尋ねると「確かに最近風邪をひかない」「ひいても軽く治った」と答えてくれることが多い．漢方薬をいつも飲んでいればそんなに風邪はひかないという印象を私自身も持っているし，多くの漢方医が抱いている．しかしながら，漢方薬は魔法ではない．漢方の名医もたまに風邪をひいているし，ぎっくり腰にもなる．

では，なぜ主症状以外の訴えや症状や病気が治るのか．現代医学では病気の原因を探して，その原因に対して処方する．しかし，昔は病気の原因がわからないので，病気によって生じる体全体の不調を診ていた．だからこそ，木を見ず森全体を見て，森全体を治す．漢方薬が合えば体全部が治るようになっていく．これが漢方薬が主症状以外の症状の緩和にも役立つ理由だ．

ただ，同じ症状であってもさまざまな疾患が背景にあることもあり，当たらないこともある．したがって成功率がいつも高いとは限らない．最適な漢方薬が投与されれば，多くの訴えは治る．では「どのピークが効いているんだ」という質問をときどき受ける．この質問は実は漢方の真の魅力から離れていくものであり，ピークを分離精製できるようになった時代だからできる質問である．この200年の間に精製・分離という技術が進んだからこそ，ある薬のワンピークがわかり，そして合成できるようになった．漢方はそのはるか昔からあり，生薬を足して，副作用を減らし，効果を増し，そして新しい効果が作られたのである．だからこそ体全体が治るように多数の生薬がセットアップされているのである．

症例・臨床研究の紹介

私は基本的にへそ曲がりで，自分が納得しないものは，信じない．まず自分で漢方を飲んでみたので紹介する．

症例1

私は，昔は体重が90 kg弱あったが今は70 kgとなった．ウエストは93 cmから80 cmになった．血圧も，昔は140ぐらいで，何かボーッとしていて肩こりもあったが，大柴胡湯（だいさいことう）⑧と桂枝茯苓丸（けいしぶくりょうがん）㉕という薬を飲み続けたところ，血圧も下がり，体重も減り，ウエストも細くなり，花粉症がなくなった．昔は抗アレルギー剤を飲んでいたが，今は必要なくなった．その他，後頭部の薄毛に効果がみられ，テレビに出演するときにメイクさんから，「あら先生，何年か前よりも薄毛じゃなくなったんじゃない」などと言われた．

また，私は医者になった当時から軽いいぼ痔があり，だんだんひどくなってきていた．オックスフォード大学留学中の5年間にも，強力ポステリザン®という挿し薬を使用していた．帰国後，後輩にお尻を見せて手術してもらおうと思っていたが，これも漢方を飲むようになってから好転し，スキンタッグだけになった．少なくともポステリザン®は使わなくなった．たくさんの痔の手術をしてきた私が手術してもらおうと思ったぐらいの痔が，漢方薬で治ることがある．

このように漢方は体のいろいろな悩みに効くことが自分で経験してわかったのである．

家族にもいろいろな効果が出ている．妻は加味（かみ）

逍遙散㉔，大建中湯⑽，桂枝加芍薬大黄湯(134)を飲んで，イライラ，腹痛，便秘などが楽になっているようである．母も，八味地黄丸⑦，猪苓湯㊵，補中益気湯㊶などで腰痛・膝痛，膀胱炎，疲れなどが治り元気にしている．娘も，幼児の頃から小青竜湯⑲，麻黄湯㉗，五苓散⑰，小建中湯(99)などを飲んで元気に大きくなった．親戚も皆元気である．

臨床研究

「本当に漢方薬を飲んでいれば風邪をひかないんだろうか？　インフルエンザは風邪の延長のようなものじゃないか？」私自身こういった疑問を持った．多くの漢方医は，補中益気湯㊶がインフルエンザの予防に効くだろうなという漠然とした認識を持っているが，それでは他人を説得できない．そこで以下の臨床研究を行った．2009 年 8 月に新型インフルエンザ（H1N1）がブレイクし始め，9 月には全国に広がった．私は愛誠病院の職員を 179 人の補中益気湯㊶の内服群と，179 人の非内服群 2 群に分け，8 週間観察した．11 月には，新型，季節性のワクチンが入って，この 2 群の比較はそれほど意味がなくなった．

9～11 月の A 型インフルエンザは 100% H1N1 で新型インフルエンザであり，補中益気湯㊶内服群は 1 人しか A 型に感染しなかった．片や非内服群は，7 人が A 型に感染している．Mann-Whitney U test では 0.05 未満が出た（**表 2**）．内服群と非内服群をランダムに分けていないなど，まだまだ問題はあるが，少なくとも 180 人規模の 2 つのコントロールスタディであるので，自分の経験談よりは研究結果として意味があるものと思われる．この結果は 2010 年の日本内科学会総会で優秀演題に選ばれ発表した．

表 2　インフルエンザに対する補中益気湯の効果

2009 H1N1 インフルエンザに感染した人数		
補中益気湯	内服群	1/179
補中益気湯	非内服群	7/179

$p<0.05$　by Mann-Whitney U test

(Niimi M：Prevention of 2009 pandemic influenza A/H1N1 virus infection by administration of Hochuekkito, a japanese harbal medicine. BMJ online publication：2009, Dec より引用)

症例 2

あるとき 2 人の知人が「先生，最近漢方にハマってるんでしょう？　私たちの湿疹は，皮膚科じゃ治らなかったのよ」と言ってきた．いろいろと工夫した結果，一方は白虎加人参湯㉞と消風散㉒，もう一方は荊芥連翹湯㊿という漢方薬で治った．これは決して皮膚科の能力が低いというわけではない．皮膚科の医師は，100 人中 99 人以上の湿疹を治しているが，難治性のレアケースのときに，漢方という引き出しがなかった．私にはあった，その違いだけなのである．たまたま漢方という引き出しがあったからうまく治すことができたということを経験した．

漢方は現代西洋医学的な診断がなくても処方できる．そしてその日のうちに処方が可能だ．だからどんな患者さんが来ても，少なくともその日のうちに処方ができなければいけない．

漢方が好きになると，症例報告が楽しくなる．なぜなら，4 人に 2 人ぐらいはすぐに治り，4 人に 1 人はいずれ治る．しかし残り 1 人は，なかなか治らない．そのうち，効かなかった人がだんだんたまってくることになり，いろいろな本を読んで勉強する．本は別に 1000 年前や 100 年前の本でも，今の本でもよい．「あっ，この症例あの患者さんと同じだ」ということが書いてあると，こういう漢方薬も効くのかということになる．それを試して，効くこともあれば，やっぱり効かないこともある．これが思っているより楽しく，ハマるのだ．

しかし，漢方が効いた症例報告がいっぱいあるよと言われても，10 年前の漢方嫌いの自分は絶対信じなかった．「まぐれでしょう．たまたま効いただけだし，症例報告なんかいくら集まったって，私は信じないよ」と言うだろう．そういう昔の自分のような漢方嫌いを説得するには，動物実験と，ある程度の臨床研究が必要である．先ほど新型インフルエンザで行ったような臨床研究の集積が必要であると私は考えている．

どの成分が効いているのか？

私は大学病院や大きな研究会，学会など，全国で講演をしているが，いつもその道の大御所の先生が座長をなさる．そういうとき，漢方はうさんくさいと面と向かって，あるいは慇懃無礼に言われることがある．「いや，新見先生，漢方なんて怪しいじゃないか．だって，いろいろなものが入っていて不純物がいっぱいで，あんなものは信じない」．昔は私もそう思っていたので，そんなときには「じゃあ先生，ミネラルウォーターとか天然塩とか大吟醸，おいしくないですか？」と聞くようにしている．みんな H_2O，NaCl，エタノールなどが単味であればどんなにまずいか知っている．でも，食べ物だったらいろいろなわからない成分が入っていてもおいしければよい．それが医薬品になると，漢方には 2000 年以上の伝統があるにもかかわらず，成分が単一ではないからといって，うさんくさがられるのだ．

しかし，そんなことを言っても，座長の先生はそうかなと思うぐらいで，決して信じてはくれない．そして最終的には，漢方薬のどの成分が効いているのかということが問題になる．実はそういう質問自体が，漢方の真の魅力から離れていくということを，本書で強く訴えたい．どの成分が効いているんだということは，ある意味，漢方では間違った質問であるということを，まずわかってもらいたいのである．

漢方を使うことで治療の幅が広がる

漢方薬はなぜそんなに臨床で役立つのであろうか．漢方は，はるか昔，1800 年ぐらい前にはすでにできあがっていたとされる．片や，我々が習った西洋医学の歴史は長く見積ってもたかだか 200 年である．画像診断が進歩したのは，この 20〜30 年である．漢方薬は，西洋医学のはるか前から存在しており，だからこそ西洋医学的な病名がなくても処方ができる．つまり現代西洋医学では治らない症状，「うちの病気じゃない」と言われている人，「あの患者さんまた来た．治せないのに困っちゃうな」と思われているような人，治療の結果が腑に落ちない人，ともかくいろいろな人が治る可能性があるのだ．

西洋医学は直球，漢方は変化球

私は学生に，西洋医学は直球，漢方薬は変化球であり，まずは，直球が速くなるようにしなさいと教えている．専門の領域を選んで，そこで一人前になるには，診療科によって 5 年，10 年，20 年かかる．一人前になって渾身の直球が打たれる経験，西洋医学が効かない経験をしてほしい．そのときに漢方薬という引き出しがあれば，4 人に 3 人ぐらいの確率で治ることがある．そういうふうに漢方を役立ててほしいと思っている．

我々血管外科医の特徴は，血管内科という相方がいないことである．整形外科，泌尿器科，耳鼻科，そういう外科系の先生方が実は内科的疾患を数多くみているのと同じである．血管疾患は，動脈が詰まる，静脈が詰まる，動脈が拡張する（動脈瘤），静脈がはれる（静脈瘤），というような病気である．冷える，しびれる，痛む，むくむなどの症状が現れる．内科や整形外科などの先生方が診て，異常がないと血管外科にでも行ってみればという話になるのである．しかしその紹介される患者さんの 9 割以上は血管外科的疾患ではない．

漢方を知る前は自分の専門の病気でない患者さんには丁重に「すみません，私は治せない」と謝っていた．するとあるとき患者さんが「開業の先生があんたのところに来たら治してくれると言って，それで来たんだ．治せないのか，治せないのはいいだろう．でも，それならせめて次にどこに行けばいいのか紹介しろ」と言った．それを聞いて私は「何でも治せるような医者になりたくて一生懸命医療の道を歩んできたのに，この患者さんの訴えを何も治せないのか」という虚無感にとらわれた．そんなときに，たまたま漢方に出逢い，ちょっと使ってみたところ，けっこう効いた．

末梢血管外科領域ではいろいろな科に行って断られた揚句，最後にやって来る人が多い．私は，患者さんに「何か困っていないの？」というふうに聞いて，困っている患者さんには「漢方薬なら治るかもしれないよ」というように提案している．

その「何か困ることはありますか？」，これは外来診療ではとてもありがたい言葉で，患者さんも本当にほっとするようだ．私が漢方と出逢う前は，絶対にこんなことは言えず，単に末梢血管疾患を診るだけであった．そして，たくさんの患者さんを2〜3分でどんどん終わらせるには，自分の領域にかかわることしか質問をしない．つまり，イエスかノーでしか答えられないような問いしか投げないようになる．そして，適当に患者さんと話をしたふりをして「はい，おしまい」と言って次に移る．「何か困ることはないの？」という質問をして，いろいろなことを言われたら，治せなくてお手上げとなってしまう．患者さんからすればなんで治せないことを蕩々と語りかけなければならないのかということになる．でも今は，「漢方薬であれば治せるかもしれないよ」という話をしながら「何か困ることはありますか？」と，日々いつも聞いてあげることができる．

繰り返しになるが，漢方では現代西洋医学的病名が不要である．したがって，私自身は西洋医学的にみれば外科医で，実は専門は末梢血管外科でありながら，漢方を使えば婦人科の病気も，精神科もどきの病気も，整形外科の病気も，泌尿器科の病気も，どの診療科の訴えにも処方が可能となる．つまり，現代医学的な診断がなくても，漢方薬は処方できる．もちろん，皆さんも本書で明日から本当に，患者さんを診れば必ず処方が出せるようになる．

漢方薬治療と漢方治療

我々が学んできた現代西洋医学は症状を尋ね，検査を行って，そしてその検査結果が出てから，西洋医学的病名を決定し，西洋薬剤の処方が決まる．また，外科的治療が必要な場合にはその手術術式が決まる．

一方で，漢方医学の処方方法は，体全体を診て処方する．患者さんの訴えや病気から醸し出す雰囲気，診察といっても体を触る，脈を診る，においを嗅ぐ，舌を見るなど体表から観察できる情報が精一杯で，それらから一生懸命処方を決定するのである．しかし，その場で判断できない検査はなく，漢方処方はその場でその日に行いうるのが建前である．現代医学の粋を集めた西洋医学的診断方法に較べるとあまりにも心許ない感じもするが，長い歴史と人体実験により工夫された診察方法である（**図1**）．現代西洋医学的治療で限界がある場合には，昔の知恵を使ってでも患者さんを治すことが臨床医の使命と思う．現代西洋医学的病名が不要であるからこそ，まだまだ完璧ではない西洋医学の補完医療として漢方が十分に力を発揮できるのである（**図2**）．

一方で，われわれが学んでいる現代西洋医学的病名も実は漢方を処方する上で役に立つことがある．現代医学的病名や症状から漢方診療を行わずに処方することを大塚敬節先生（p 115 付録①参照）は「漢方薬治療」と呼んでいる．イレウスに大建中湯（だいけんちゅうとう）⑩⓪，食欲不振に六君子湯（りっくんしとう）㊸などのように，病名や症状から漢方診療を行わずに画一的に処方することである．一方で，体全体を診て，漢方診療を行って処方することを「漢方治療」

と呼んでいる（**図 1**）.

昔の知恵は，漢方薬が効く状態を一生懸命探っていったと考えた方が，最初は理解しやすい．つまり生薬や漢方薬が治療できる状態としていろいろなものを考えることが，仮想的漢方概念を理解する上でも役に立つ．仮想的漢方概念はできる限り少ない方が，最初は親しみやすいし，理解しやすい．仮想的漢方概念から仮想的漢方概念を導き出していくと最初は言葉の遊びに終わって，全く理解不能となりかねない．

漢方の伝え方はさまざまでよい

私の漢方の先生である松田邦夫先生（p 115 付録①参照）は，「例えば背泳には泳ぎ方がある．それはレベルに合わせて違うんだよ」と教えてくださった．かなづちの人が泳げるようになるには，手旗信号のように手をただ振るのだそうだ．ところが，上達するとひとかきでなるべくいっぱい進めるようにS字にこぐという．

なぜそんな話をしてくださったのだろうと不思議であった．ふと，それこそ 10 年前の私のような漢方にかなづちのドクターが泳げるようになる

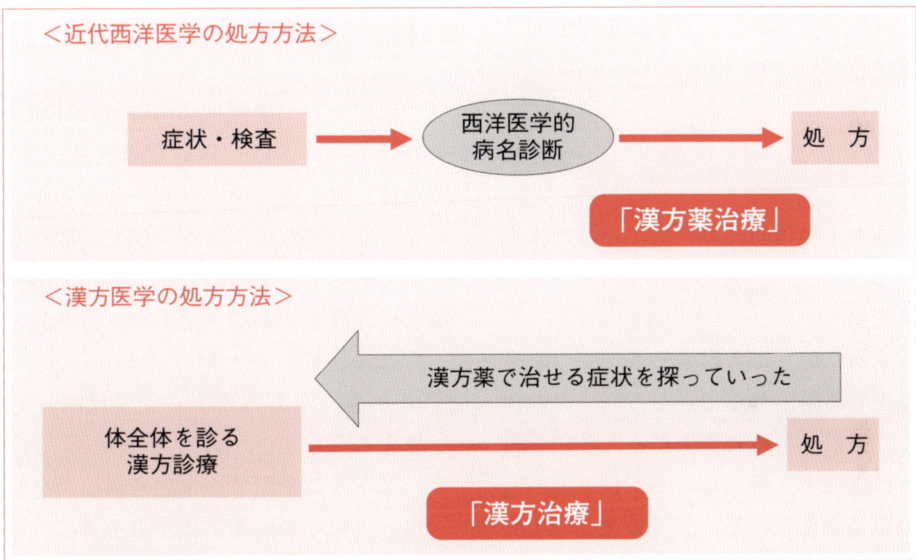

図 1　近代西洋医学と漢方医学の処方方法の違い

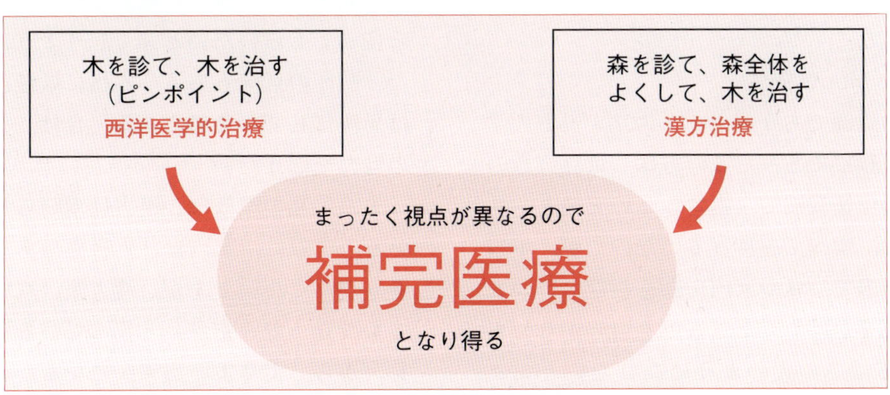

図 2　西洋医学的治療と漢方治療は補完医療の関係となり得る

教え方と，使えるようになり，もっと泳げるようになったドクターが金メダルを目指すための教え方と，みんな違っていいということを松田先生は教えてくれたのではないかと思った．

でもそれは当たり前で，水泳だって，泳げもしないかなづちの人がハウツー本ばかりをたくさん読んでも，うまくなるわけがない．水泳（漢方）をしてみたいけど泳げない（使えない）という方が，本書を読んで，「おっ，何となく泳げそう（使えそう）じゃない」と思ってとにかく泳いで（使って）みてほしいのだ．まず，少しだけでも泳げる（使える）ようになって，そしてステップアップしていくことが大切なのである．私の使命は，わかりやすく，10 年前は漢方なんか嫌いだったという目線で漢方の使い方を伝えていくということであろう．

精神的にお世話になった方々

私の人生で 3 人，精神的にお世話になった人をここで紹介したい．

1）国武自然先生

洋画家・坂本繁二郎さんのお弟子さんで，宗教家の明烏敏先生のお弟子さんでもあった．この国武先生が亡くなる前，当時大学生だった私に「古きものが良きにあらず，新しきものが良きにあらず，良きものが良きなり」という言葉を遺してくださった．今，私が西洋医学の補完医療として漢方薬を使用するようになって，この意味がようやくわかってきた．

2）Sir Peter Morris 先生

英国留学の恩師であり，オックスフォード大学の外科の主任教授であったこの方は，世界有数の大学の外科の主任教授で，素晴らしい実績と，ある意味権力と，すべてを持っていたのだが，本当にやさしく謙虚で，私や家内に会うたびにいつもやさしい言葉をかけてくださった．自分がもしも人の上に立てばこの人のようになりたいと常々思って今日に至っている．

3）松田邦夫先生

今私がお世話になっている漢方の大家である．その松田先生の師匠は大塚敬節先生という昭和の漢方の大御所で，松田先生は大塚先生の最後のお弟子さんである．お二人は 30 歳の年齢差，松田先生と私もまた，ちょうど 30 歳違いということで，奇妙なご縁を感じている．30 歳の年齢差があると，私は松田先生のところに行って小僧のように座っていることになる．そして，1 日 1 個は質問しようと思って，一生懸命 1 つだけ質問するようにしている．そんな中で松田先生はいろいろな話をしてくださるが，漢方の話というよりも，むしろ人生のいろいろな話を聞かせてくれる．

私にとって漢方は「妖怪」

私にとって漢方は，「妖怪」に似ているものだ．妖怪というのは，良い意味と悪い意味がある．1 つは，何となく遠い存在．おっかないし，友達にならなくてもいいような感じ．片や，ちょっと魅力を感じる，あの魔力が自分にもあったらいいな，という感じである．だから，良い悪いも含めて漢方は「妖怪」だというイメージが，自分自身の 10 年前の漢方のイメージを反映しているように思える．

私が今，全国で一生懸命講演会をしているのは，自分自身で松田先生に漢方を学び，その魅力と効果を体感してみて，10 年前の私のような漢方嫌いの先生方に，漢方の魅力を伝え，そして明日から使ってもらいたいと強く思うようになったからだ．贖罪の意味もある．本当に妖怪だと思って昔は馬鹿にしていたのである．今は，その「妖怪」の魅力を伝えたい．

また，私の家族は，漢方は素晴らしいと言っている．実際に，家内は「外科医はあまり家族にはありがたくないですが，漢方医は家族のためにとても役立っています」と言っている．よりよい外科医から，よりよい臨床医になるために，頑張って日々暮らし，日常臨床を行い，講演をしている．

1
時限目

漢方薬って本当に効くの？

- 民間薬は生薬が 1 つ．漢方薬は生薬の巧妙な組み合わせとバランスで成り立っている．
- 西洋薬学は，分離，精製，合成といった引き算の考え方である．
- 生薬を組み合わせることで，作用を増し，新しい作用を作り，副作用を減らす．
- 病名・症状で処方する「漢方薬治療」も有効である．

民間薬と漢方薬の違い

まず，民間薬と漢方薬の違いは何かについて説明したい．実際のところ，「漢方薬？　マムシや朝鮮ニンジンやドクダミやハトムギや，そんなやつかな．いろんな変なにおいがするのかな」，そんなイメージを昔の私は持っていた．

民間薬と漢方薬の違いというのは，いろいろな切り口があるが，まず民間薬は生薬が 1 個であることである．つまり，マムシならマムシ，ドクダミならドクダミ，ハトムギならハトムギ，それ 1 種類を，いろいろな方法で食べたり飲むことによって病気が好転する，という経験である．漢方薬は生薬を足して作られる．長い歴史における経験で，これとこれを足して，それにまたこれを足して，またこれを足して……といって，生薬のパッケージが作られた．

民間薬で一番有名だったものの 1 つに熊胆がある．これは江戸時代には日本で使用された．ひとかけら飲めば，腹痛，急激な腹部症状（それを昔は 癪 と呼んだ）の特効薬になる．今の病名で言えば十二指腸潰瘍，胃潰瘍，急性胃炎，胆石発作，膵炎など，お腹のキュキュキュキュキューッとした痛みでうずくまっている人にひとかけらなめさせると楽になるというのが熊胆である．水戸黄門の印籠の中に入っていたともいわれている．これを普及させたのは日本漢方の祖，後藤艮山であるといわれている．後藤艮山は，一気留滞説，つまり「気の巡りがすべての病気の原因である」と言った人である．

その熊胆であるが，熊は当然，猟師が仕留めてくるものであった．猟師が山に行って熊を捕るとき，熊が 1 頭捕れれば背負って帰る．しかし，運良く 2 頭捕れたときには，1 頭は背負い，もう 1 頭は胆のうだけ取っていったそうだ．また，熊が 1 頭仕留められると，次の日，村には 10 個の熊胆が出たという．つまり 9 個は贋物である．それぐらい高値で取引されていた．

それほど効くなら，「その熊胆のピークは何だ，何が効いているのか」ということを調べたくなる．そして現代西洋薬学が発展し，分離，精製，合成ができる時代になると，昭和 2 年に熊胆の主成分の結晶化が行われ，ウルソデオキシコール酸と名付けられた．その後，ウルソデオキシコール酸の構造式が解明された．構造式がわかれば，熊が殺されることなく熊胆の主成分が化学合成できる．いわゆる，ワンピークである．これがウルソ®という薬で昭和 32 年に発売され，今でも年間 150 億円以上販売されている熊胆の主成分なのである．

なお，合成コスト上の都合から，現在のウルソ®は実際は牛の胆汁から作られている．

動物実験と臨床研究

漢方薬の効果について体感してもらえるよう，動物実験と臨床研究から解説したい．

動物実験 1

熊胆（ゆうたん）の主成分，ウルソ®をマウスに静脈投与し，黒いマウスの心臓を茶色いマウスに移植する．

通常は，拒絶反応が起き，10 日以内に心臓が止まる．20 g のマウスの心臓の上行大動脈を腹部大動脈に，肺動脈を下大静脈に端側吻合すると拍動するようになる．しかし，拒絶反応が起これば 10 日以内に止まってしまう．それを毎日お腹を触って，移植された心臓が動いているのを確認し，免疫抑制効果がある薬を投与すれば，拒絶反応は起きないということになる．

では実験の結果を示そう．何もしなければ拒絶中央値が 8 日で心臓が止まる．生理食塩水を与えても 9 日で心臓は止まる．しかし，ウルソ®を投与した場合，0.05 mg では 15 日，0.5 mg では 48.5 日，5 mg では 58 日，25 mg 投与すると全てのマウスにおいて，100 日以上心臓が動き続ける．つまり，非常に免疫抑制効果があるということである（**図 1**）．これは「Transplantation」という英文雑誌に報告し掲載された．これは非常に面白く，素晴らしい結果といえる．さらに，西洋薬剤の特徴の用量依存性（用量を増してより効くようになる）もある．用量依存性がないと，厚生労働省は新薬としては認めない．中等度の用量に効果があるのに高用量で効果がみられないということは，おかしいと考えられているからだ．しかし，これは引き算の考え方である．例えるなら，この宝の山の中に何かワンピークがある．ここにはない，ここにもない，最後にここにあったという発想である．つまり，麻黄（まおう）からエフェドリン，アヘンからモルヒネを分離したのと同じ考え方であり，ともかく引き算の考え方である（**図 2**）．

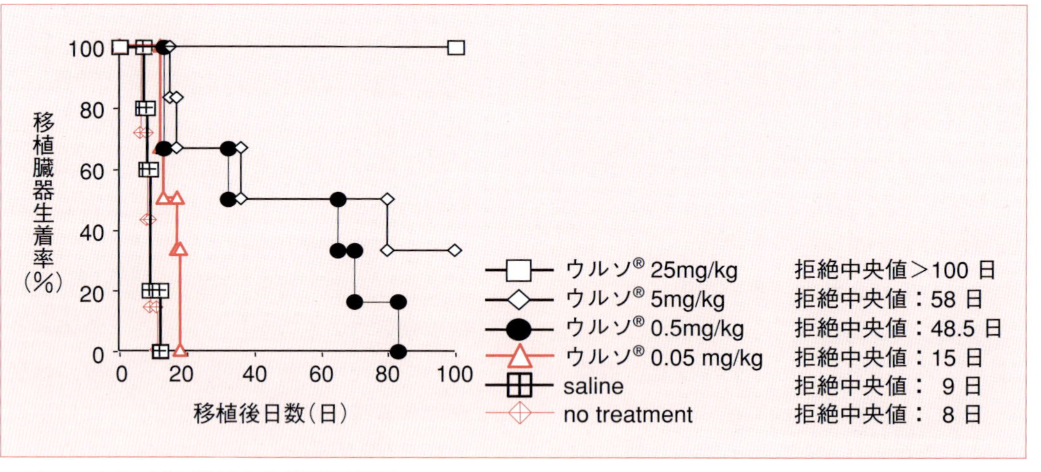

図 1　ウルソ®の移植心生着延長効果

ウルソ®は用量依存性に移植心生着延長効果を認めた．

＊生着の拒絶中央値：正規分布をしないため，平均値ではなく中央値を用いる．5 匹の結果であれば，小さい順に並べて真ん中の 3 匹目の結果で，偶数の場合は真ん中の 2 匹の結果を平均する．

（Zhang Q, Niimi M, et al.：Prolonged survival of fully mismatched cardiac allografts and generation of regulatory cells by Sairei-to, a Japanese herbal medicine.Transplantation　87(12)：1787-1791, 2009 より引用）

1804 年
アヘンからモルヒネの分離
1885 年
長井長義による麻黄から
単離したエフェドリンの発見

西洋医学的発想で面白くない
宝の山から，1 つの物質を見つける

↓

引き算の考え方

ウルソデオキシコール酸は薬剤とはなったが，
熊胆が著効を示した癪には有効ではない．

図 2　過去の知恵からワンピークを探す

そして大切なことは，合成されたウルソ®の効能は，肝機能の改善と胆石の溶解で，つまり，ウルソ®を上腹部痛の人に投与しても決して痛みは止まらない．十二指腸潰瘍，膵炎，胆石発作にウルソ®の効果はない．つまり，熊胆があんなに効くとされていた癪という病気には，そのワンピークであるウルソ®は効かないことになる．大切な成分がどこかに行ってしまったのである．

同じような例は六君子湯㊸や五苓散⑰でもある．六君子湯㊸におけるサイエンスは現在進んでいる．六君子湯㊸は食欲を増す．六君子湯㊸の中の陳皮（ミカンの皮）の中に含まれているヘプタメトキシフラボンというワンピークは，食欲増進ホルモンのグレリンの抑制を抑える役割をしている．したがって，ヘプタメトキシフラボンを飲めば食欲は増すことになる．

なぜ先人はフラボンが入っている陳皮だけを食べさせる方法があるにもかかわらず，あえて 8 つの生薬（陳皮，蒼朮，茯苓，人参，半夏，甘草，大棗，生姜）の足し算である六君子湯㊸というものを作ったのか．もちろん六君子湯㊸は，何となく食欲がないという人に出すことが多いのであるが，飲めば軽い抗うつ作用もあり，頭痛も治り，腰痛も治り，疲労も治り，いろいろなものが同時に治ることがある．それはあえて生薬を足してあるからである．したがって，もしもヘプタメトキシフラボンがそんなに効いているのだとしたら，フラボンを合成すればいいし，民間薬として陳皮だけ食べればよい．しかし，六君子湯㊸という足し算をあえて作ったというところが大事である．

足し算の成果は五苓散⑰でもわかりやすい．五苓散⑰というのは，ある意味漢方の利尿剤（ラシックス®）である．ラシックス®との違いは，人間が脱水になった状態では，五苓散⑰をどんどん飲んでも，尿は出ない．むしろ尿の保持作用があるという点だ．ラシックス®は，どんなに体が干からびていても尿を出す作用がある．五苓散⑰には 5 つの生薬が入っており，中庸（健康な状態）になるように，水分バランスがよい状態になるように働く．余れば出す，足りなければ保持する．中庸という，人間がいちばんよい状態に向かうように漢方薬は足し算されている．

つまり，あえて足しているからこそ大事なんだということを，前出したマウスの実験で証明したいのである．私が動物実験をするのは，昔の人の知恵を確かめたいだけである．開講前のインフルエンザの研究も，それを信じてほしいから実験しているのである．

動物実験 2

そこで，さまざまな漢方薬を用い，マウスを使って熊胆と同様の実験をした．今回は，心臓を移植したあとに 8 日間，人間量の体重換算で 10 倍の漢方薬をゾンデで胃まで入れて飲ませた．

生理食塩水だけ飲ませると，心臓は 7 日で止まる．小柴胡湯⑨も 7 日である．続いて桂枝茯苓丸㉕，四君子湯(75)，小青竜湯⑲，温清飲(57)，四物湯(71)，黄連解毒湯⑮，十全大補湯㊽，補中益気湯㊶，苓甘姜味辛夏仁湯(119)，麻黄附子細辛湯(127)，人参養栄湯(108)，柴朴湯(96)，当帰四逆加呉茱萸生姜湯㊳，当帰芍薬散㉓，柴苓湯(114)という順に生着期間が延びてくる．柴

表 1　いろいろな漢方薬の移植心拒絶抑制効果

	薬剤（0〜7 日）	拒絶中央値（日）	拒絶日（日）
(短)	生理食塩水	7	7, 7, 7, 7, 8, 8, 8
	小柴胡湯	7	7, 7, 7, 7, 13
	桂枝茯苓丸	7	7, 7, 7, 15, 33
	四君子湯	7	7, 7, 7, 11, 11
	小青竜湯	7	7, 7, 7
	温清飲	7	7, 7, 16
	四物湯	8	8, 8, 8, 8, 8
	黄連解毒湯	8.5	7, 7, 7, 10, 10, 12
	十全大補湯	9	7, 7, 7, 7, 7, 9, 13, 17, 22, 24, ＞100
	補中益気湯	12	9, 10, 10, 14, 16, 36
	苓甘姜味辛夏仁湯	13	11, 12, 13, 13, 16
	麻黄附子細辛湯	14	7, 10, 11, 14, 14, 64, ＞100, ＞100
	人参養栄湯	18	8, 10, 14, 14, 22, 55, 60, 67
	柴朴湯	18	13, 14, 22, 23
	当帰四逆加呉茱萸生姜湯	22	8, 8, 8, 22, 26, 67, ＞100
	当帰芍薬散	47	8, 10, 10, 14, 47, ＞100×4
(長)	柴苓湯*	＞100	＞100×6
	低濃度　FK506（免疫抑制剤）	8	8, 8, 8, 8, 8, 10, 12, 17, ＞100

＊柴苓湯：小柴胡湯と五苓散を一緒に煎じた漢方薬

柴苓湯は小柴胡湯と五苓散を合わせたものである小柴胡湯が無効で柴苓湯は著効したのであるから宝物は五苓散にあるはずだが…….

苓湯(114)になると，100 日以上心臓が動き続ける（**表 1**）．これは低用量の FK506 という免疫抑制剤よりもはるかに効いている．もちろん FK506 も，たくさん投与すれば柴苓湯(114)と同じ効果がある．

柴苓湯(114)というのは小柴胡湯⑨と五苓散⑰を合わせたものだ．小柴胡湯⑨を与えたマウスは生着期間が短いほうから 2 つ目，つまり効かない．小柴胡湯⑨の 7 日に対し柴苓湯(114)は 100 日以上であり，柴苓湯(114)は小柴胡湯⑨と五苓散⑰を足したものだから，宝物は五苓散⑰の中にあると思いがちであるが，驚くことに五苓散⑰のみでも効かない．しかし，五苓散⑰と小柴胡湯⑨を足した柴苓湯(114)が，**図 3** の赤線（—□）のようにたいへん効く．

詳しく示すと，小柴胡湯⑨は 7 つの生薬（柴胡，黄芩，人参，甘草，半夏，大棗，生姜）からなり，それぞれ 1 個ずつ与えると，心臓は 8〜

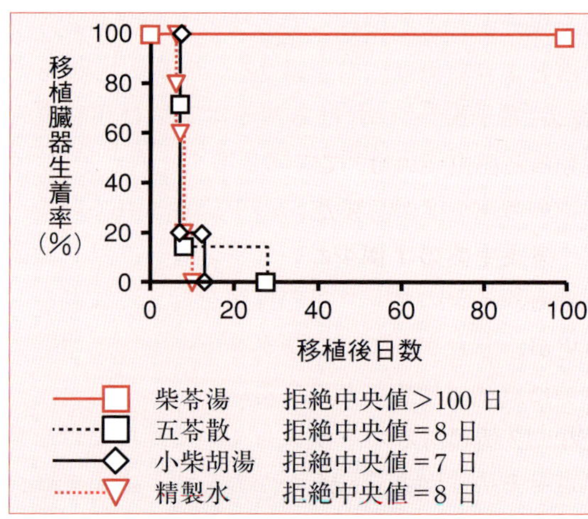

図 3　柴苓湯の拒絶反応抑制効果

五苓散も小柴胡湯も無効，しかし，2 つを合わせた柴苓湯が著効．

18 日間動いたという結果が出た．五苓散⑰は 5 つ（茯苓，猪苓，蒼朮，沢瀉，桂皮）でそれぞれ 1 個ずつ与えると 7〜18 日動いた．7 つの生薬

表2　生薬単独の効果とそれらを足し合わせた効果

薬剤（0〜7日）		拒絶中央値（日）	拒絶日（日）
柴苓湯		＞100	＞100×6
生理食塩水		7	7, 7, 7, 7, 8, 8, 8
小柴胡湯		7	7, 7, 7, 7, 13
五苓散		8	7, 7, 8, 8, 8, 8, 8, 28
小柴胡湯の各構成生薬単独	柴胡	8	8, 8, 8, 8
	黄芩	12	7, 7, 12, 12, 13, 15, 18
	人参	8	7, 7, 8, 8, 10
	甘草	18	10, 17, 18, 18, 23, 61
	半夏	18	7, 18, 19
	大棗	8	7, 8, 8, ＞100
	生姜	8	6, 6, 10, 12
五苓散の各構成生薬単独	茯苓	18	6, 16, 16, 18, 18, 18, 20, 74
	猪苓	7	6, 7, 7, 10
	蒼朮	8	6, 6, 10, 11
	沢瀉	8	7, 8, 8, 12
	桂皮	13	7, 7, 13, 20, 39

・小柴胡湯も五苓散も，またそれらを構成する生薬単独（12種類）もすべて移植片の生着延長には有効ではない．
・移植片の生着延長効果には，柴苓湯を構成する12種類の生薬がすべて必要なのか？

を組み合せた小柴胡湯⑨は7日，5つの生薬を組み合せた五苓散⑰は8日，ところが12個合わせると100日以上になるということがわかった（**表2**）．

もっと面白いのは，この12人（柴苓湯(114)）のプレーヤー全部が必要だということである．特別に，構成生薬の1個少ない柴苓湯(114)を作った．柴苓湯(114)には12種類の生薬が含まれているため，柴胡がない柴苓湯(114)，黄芩がない柴苓湯(114)，人参がない柴苓湯(114)，以下，1個足らない柴苓湯(114)は12種類ある．そうすると，おみそのようなプレーヤー，「あいつがいてもいなくてもうちのチームには関係ないよ」というような子がいれば，その子を抜いたとしてもちゃんと効くはずである．

結論は，12人のどれを抜いても100日以上にならない（**表3**）．もちろん濃淡があり，茯苓や黄芩のように，抜くと全く効かないケースもあれば，大棗や生姜のようにほどほどに効くケースもある．野球で言えば，3番や4番，ピッチャーから控え選手まで，そのチームには全員が必要なのである．柴苓湯(114)チームがすごい力を出すには，1人抜けても駄目なのである．つまり，漢方薬は足し算，ということをわかってほしいのである．このように先人達は非常に長い人体実験を経て，あえて足し算することにより柴苓湯(114)という薬を作ったんだということを，ここで腑に落としてほしい．そうすると今後，漢方薬をどう処方していくかということがわかりやすくなる．この結果も移植領域では初の漢方英文論文として，2009年6月に掲載されている．

さて，次はバランスである．足し算で12個足していることはわかったが，バランスを崩したらどうなるか．いずれかの構成生薬を10倍含有した，柴苓湯(114)を作成し投与したところ，柴苓湯(114)と同じような効果は得られなかった．これにより，漢方はバランスを崩すと効かなくなる，ほどよいバランスでないと駄目なのだということがわかった．4番バッターだけ10人いる，控えば

表 3　柴苓湯の 1 種類の生薬を抜いての実験

柴苓湯一味抜き	拒絶中央値（日）	拒絶日（日）
茯苓抜き	8	7, 8, 8, 29, ＞100
黄芩抜き	9	7, 9, 9, 73, ＞100
人参抜き	10	8, 8, 10, 10, 11
蒼朮抜き	12	9, 9, 12, 14, 16
甘草抜き	16	11, 11, 16, 25, 27
柴胡抜き	16	11, 13, 16, 18, ＞100
沢瀉抜き	18	7, 8, 18, 18, 43
半夏抜き	22	9, 10, 22, 13, 16
猪苓抜き	24	8, 17, 24, ＞100, ＞100
桂枝抜き	24	7, 7, 24, 40, 48
大棗抜き	33	9, 11, 33, 33, 66
生姜抜き	39	8, 11, 39, 50, ＞100

柴苓湯を構成するどの生薬を抜いても柴苓湯と同じ効果を示さない.

（Zhang Q, Niimi M, et al.：Prolonged survival of fully mismatched cardiac allografts and generation of regulatory cells by Sairei-to, a Japanese herbal medicine. Transplantation　87(12)：1787-1791, 2009 より引用）

表 4　柴苓湯の 1 種類の生薬を 10 倍量にした実験

柴苓湯のうち 1 種類の生薬が 10 倍	拒絶中央値（日）	拒絶日（日）
茯苓が 10 倍	8	7, 8, 8, 29, ＞100
黄芩が 10 倍	11	10, 11, 11, 12, 12
人参が 10 倍	10	8, 8, 10, 20, 20
蒼朮が 10 倍	19	12, 16, 19, ＞100, ＞100
甘草が 10 倍	10	7, 10, 10, 37, ＞50
柴胡が 10 倍	25	8, 14, 25, 65, 85
沢瀉が 10 倍	12	8, 11, 12, 19, ＞49
半夏が 10 倍	7	7, 7, 7, 19, ＞100
猪苓が 10 倍	8	7, 7, 9, 9
桂枝が 10 倍	21	10, 16, 21, 21, 27
大棗が 10 倍	18.5	11, 13, 14, 23, ＞49
生姜が 10 倍	8	7, 7, 8, 8, 13

柴苓湯を構成するどの生薬も，10 倍にすると柴苓湯と同じ効果を示さない.

（Zhang Q, Jin X, Uchiyama M, Yakubo S, Niimi M：Impact of sairei-to and its individual constituents on cardiac allograft survival. J Heart Lung Transplant　29：818-820, 2010 より引用）

かり 10 人いる，というのではやっぱり駄目なわけである（**表** 4）. つまり漢方はバランスと足し算が非常に重要なのである.

次は漢方の併用について. 心臓移植の実験では一番効いたのは柴苓湯（さいれいとう）⑭で，2 番目に効いたのが当帰芍薬散（とうきしゃくやくさん）㉓である. これを足せばどうなるか. 例えば血圧が高い人が来て，ARB（アンジオテンシンⅡ受容体ブロッカー）と Ca ブロッカーを併用すれば，ますます血圧は下がるであろう. 普通，降圧薬を 2 種類使うと血圧はもっと下がる. 西洋薬学的思考では有効＋有効はますます有効なのである. しかし，漢方薬は足し算とバラ

表5　漢方薬併用のデータ

薬剤	拒絶中央値（日）	拒絶日（日）
当帰芍薬散	47	8，10，10，14，47，＞100×4
柴苓湯	＞100	＞100×6
柴苓湯＋当帰芍薬散	10	7，8，8，9，10，10，10，16，＞47，＞60

有効な漢方薬同士を併用すると効果がなくなることがある．

・柴苓湯がすべてのマウスで心臓移植片の永久生着を誘導した．
・五苓散または小柴胡湯では効かず，柴苓湯が有効であった．
・構成生薬を1種抜いた柴苓湯はどれも無効．
・構成生薬を1種類10倍にした柴苓湯も無効．

↓

有効成分を単離し，構造式を決定し，その精製・合成をめざす西洋医学の考え方では得られないことが起こったといえるのでは？

漢方薬は多成分系の薬理である．
精巧な足し算とバランスの考え方

図4　漢方は足し算とバランス

ンスが大切だから，もしかしたら効かなくなるということが起きるのではないだろうか？　これも予想どおり，柴苓湯(114)と当帰芍薬散(23)という効いたものと効いたものを足すと効かなくなった．もちろん，漢方薬でも多くは有効＋有効はますます有効であることが多いが，西洋薬と違ってこういうことが起きうるということを理解してほしい（**表5**）．

このようなことから，漢方薬は，長い歴史と経験に基づいて，足してもいいよといわれている薬は，もちろんOKであるが，過去の人が経験していないような組み合わせのときには，もしかしたら効かなくなることもあるかもしれないと思ってほしい（**図4**）．

動物実験3

さて，ここでブドウ膜炎についても述べたい．私はベーチェット病研究班でも活動している．これは厚生労働省の研究班であるが，ここではブドウ膜炎モデルを作成し研究した．マウスに柴苓湯(114)を21日間投与したところ，無処置群，つまり柴苓湯(114)を飲まない群では10匹中少なくとも6匹に，Grade 4の重症なブドウ膜炎ができた．柴苓湯(114)を飲ませた群には1匹だけ右眼にGrade 4のブドウ膜炎があっただけで，ほとんどブドウ膜炎の発生が抑制されていた．このことから，柴苓湯(114)には移植免疫以外に，ブドウ膜炎の予防効果もあるということがわかる．

末梢血管疾患と漢方の臨床研究

下肢静脈瘤，冷え症，深部静脈血栓症，リンパ浮腫に漢方薬を使った結果を報告する．

まず，「漢方薬で打率を上げたい」と思ったら，3時限目で解説するようにこういう病気にはこの漢方薬がいいだろう，でもこういう人にはもっといいのがあるよ，といったことを勉強していくわ

表 6　漢方薬の臨床研究

① 冷え症に対する抗血小板剤（アンプラーグ®）と当帰四逆加呉茱萸生姜湯の効果の確認
② 腰椎麻酔による下肢静脈瘤手術後の頭痛に対する五苓散の効果
③ 大伏在静脈抜去後の皮下出血に対する桂枝茯苓丸の効果
④ Web タイプの下肢静脈瘤に対する桂枝茯苓丸の効果
⑤ 下肢静脈瘤の症状（重い・だるい・つる・痛いなど）に対する桂枝茯苓丸の効果
⑥ 深部静脈血栓症の症状に対する桂枝茯苓丸の効果
⑦ リンパ浮腫に対する防已黄耆湯・柴苓湯の効果
⑧ 閉塞性動脈硬化症による間欠性跛行に対する当帰四逆加呉茱萸生姜湯の効果

けである．そして漢方診療をしてみる．つまり，ある人が来たとき，この人は A，B，C のうち A だ，B だ，C だと処方が変わるわけだが，それでは一流英文誌に絶対通らない．「おまえが勝手に自分の意思で 2 群，3 群に分けたということは，すでに恣意的で信じられない」となる．そこで他人を説得させるためにあえて漢方診療を行わず病名と症状だけで漢方薬を出している．「漢方薬治療」である．病名や症状として，冷え症，頭痛，皮下出血などがある．薬と病名・症状を 1：1 対応で処方している．**表** 6 の①～⑧はこれまで私が順にやってきた漢方の研究である．

冷え症に対する臨床研究

まず多いのは冷え症である．動脈が詰まって，Fontaine 分類 1 度というのは冷え症であり，いろいろな科に行って結局私のところにたどりつく．ところが，脈を触ると 100 人中 98 人はちゃんと触れている．それでも冷え症なのである．昔はお断りしたのだがそれではあまりにかわいそうだし，「どこに行けばいいんだ」と恨まれるので，今は冷え症の患者さんもちゃんと診ている．

そのプロトコールを示す．2 週間アンプラーグ®という西洋剤を投与し，その後 2 週間当帰四逆加呉茱萸生姜湯㊳を処方する．

38 人に飲んでもらったが，11 人はアンプラーグ®のみでいいと言った．「あの薬（アンプラーグ®）けっこういいよ．おれは漢方嫌いだからいいや」ということである．結局 27 人の人が続けて漢方薬を飲み，協力してくれた．すると 93%，つまり，アンプラーグ®を 2 週間出して，漢方を 2 週間出したほとんどの患者さんが，漢方を飲んでよかったと言ってくれる結果であった．ただ，冷え症の人はけっこう訴えが多いのでもっと治せと言われる．その場合には投薬を開始してから 4 週間後にしっかりと漢方診療を行い，また違う漢方薬を出したりすることになる．明日からすぐにでも，アンプラーグ®を 2 週間，その後当帰四逆加呉茱萸生姜湯㊳を 2 週間投与というプロトコールは使える．または，漢方が嫌いでなければ，最初から漢方薬という組み合わせも効果があるということがわかる（**図** 5）．

ただ，注意したいことは，これは医者つまり私自身の判断である．だから，昔の自分自身であれば「そんな判断なんて信じないよ．だってあなたは漢方の専門医でしょう．漢方好きの人が判断すればひいき目にみるからいい結果が出るに決まってるじゃないか」と言うだろう．

そこで質問票を作成した．744 人の成人を対象に VAS スケールに相関する 10 項目を選び出し，再現性を 4 回検討した．これは私が診る前に患者さん自身が診察室で記入するものである．冷え症の強度が 0～10 の VAS スケールで 0 は全く冷えない．10 は死ぬほど冷える．冷えると訴えた人はみんな冷え症であり，かつ，動脈閉塞はない．サーモグラフィを行っても，多くの人は差がみられない．それなのに，訴えの強い人は 7.6 cm 分も付ける．そういう人が，アンプラーグ®を飲むだけで 6.5 cm になり，当帰四逆加呉茱萸生

薬剤		無効 0	I	II	III	IV	著効 V	有効率
アンプラーグ®	38例	10	8	4	13	2	1	74%
当帰四逆加呉茱萸生姜湯	27例	2	1	10	10	4	0	93%

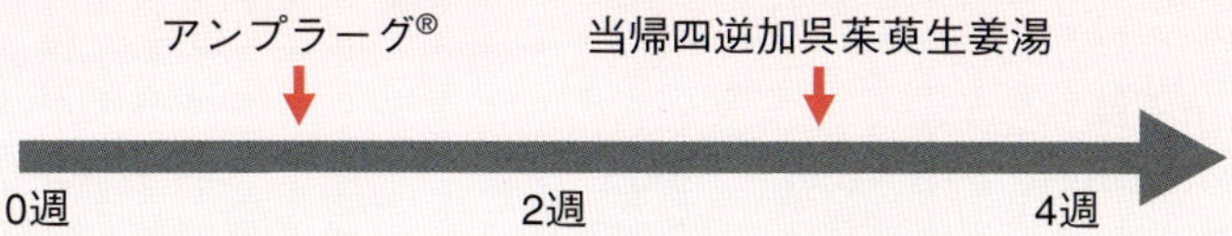

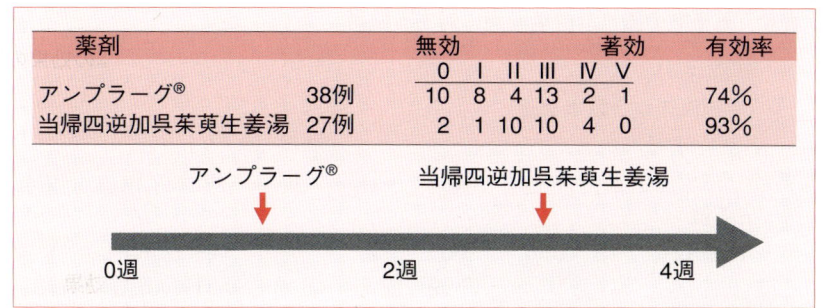

図5　冷え症に対するアンプラーグ®と当帰四逆加呉茱萸生姜湯の問診による効果判定

表7　冷え症質問票による客観的評価

	アンプラーグ®			当帰四逆加呉茱萸生姜湯	
	ベースライン	投与前後	ベースライン	投与前後	ベースライン
冷え症状					
強度	7.6	−1.1*	6.5	−1.1*	5.4
頻度	7.5	−0.6	6.9	−0.5*	6.4
支障度	6.4	−1.4*	5.0	−0.4*	4.6
冷えスケール合計	24.6	−0.1	24.5	−1.0*	23.5
1．スースー	3.2	−0.2	3.0	−0.1	2.9
2．ぞくぞく	2.4	−0.3	2.1	0.1	2.2
3．クーラー嫌い	3.0	0.0	3.0	0.0	3.0
4．手袋や靴下	3.3	0.0	3.3	0.2	3.5
5．下着を重ね着	2.3	0.2	2.5	−0.1	2.4
6．飛行機の冷え	2.8	−0.1	2.7	−0.3*	2.4
7．寝るとき湯たんぽ	2.7	−0.2	2.5	−0.5*	2.0
8．暖房器具	2.7	0.1	2.8	−0.2	2.6
9．暑がり	1.3	0.1	1.4	−0.3	1.1
10．寒さに弱い	2.6	−0.3*	2.3	−0.5*	1.8

＊有意差あり

（Takeuchi T, Niimi M, et al.：Development of a questionnaire to assess 'Hie' symptoms using an evidence-based analysis. Environ Health Prev Med 13(6)：338-344, 2008 より引用）

姜湯㊳を飲むと5.4 cmに下がる．少なくとも，プラセボ効果があるとしてもアンプラーグ®で消えているため，当帰四逆加呉茱萸生姜湯㊳は冷え症にはちゃんと効いているということがわかる（**表7**）．またアンプラーグ®では10項目中1つの症状が改善したが，当帰四逆加呉茱萸生姜湯㊳では3つの症状が改善している．

当帰四逆加呉茱萸生姜湯㊳は健康保険適用で1日約30円で西洋薬剤のアンプラーグ®よりも安価で有効だ．ぜひ明日から冷え症の方は当帰四逆加呉茱萸生姜湯㊳を試してほしい．漢方は要らないという人は，アンプラーグ®でもほどほどに効果がある．

腰椎麻酔後の頭痛に対する臨床研究

次に腰椎麻酔による下肢静脈瘤手術後の頭痛に五苓散⑰を使ってみた．最近の漢方の書籍には，

表 8　五苓散の腰椎麻酔後頭痛に対する検討

予防効果	頭痛あり（手術直後から飲ませる）							
			程度（0〜Ⅴ）					
			0	Ⅰ	Ⅱ	Ⅲ	Ⅳ	Ⅴ
	五苓散 7日間投与	19/79 例	60	2	7	4	5	1
		（24.1%）	75.9	2.5	8.8	5.1	6.3	1.3
	非投与	23/167 例	144	6	9	0	7	1
		（13.8%）	86.2	3.6	5.5	0	4.9	0.6
軽減効果	頭痛あり（頭痛が起こったら飲むように 83 人に渡す）							
			0	Ⅰ	Ⅱ	Ⅲ	Ⅳ	Ⅴ
	飲まない人	67/83 例	67	—	—	—	—	—
	飲んだ人	16/83 例	—	6	3	3	4	0
		（19.3%）						

手術後から 7 日間投与，7 日後の聞き取り調査の結果.

腰椎麻酔後の頭痛に五苓散⑰が効くと書いてある（ちなみに昔の本には当然書いていない．昔は腰椎麻酔自体がないからだ）．下肢静脈瘤の人はたくさんおり，放っておいたら皮膚が黒くなってしまう．早急に手術しなくても，医療用ストッキングをはけばよいが，医療用ストッキングをはけない人や美容的に気になる人が手術となる．

下肢静脈瘤の多くは大伏在静脈が逆流して枝葉が瘤になってできる．手術は，腰椎麻酔で大伏在静脈をワイヤーで抜いて，続いて瘤も取る方法である．そして腰椎麻酔後に頭痛が生じることはよく経験され，腰椎麻酔の頭痛防止に五苓散⑰が有効との報告がある．そこで確かめることにした．

腰椎麻酔による下肢静脈瘤の患者に手術後から五苓散⑰を出してみたところ，五苓散⑰を飲んだ人 79 人中，頭痛が 19 人（24.1%）もみられた．一方，非投与群のほうは 167 人中 23 人（13.8%）であった．つまり五苓散⑰には腰椎麻酔後の頭痛の抑制効果はない．頭痛には呉茱萸湯㉛も効くという報告がある．これでも 60 人中 11 人（18.3%）に頭痛がでる．非投与群 13.8%と比べると大した差はなく，効かないことがわかる．

「それは，予防投与したから効かなかったんだ．頭痛が起こりそうな人に飲ませれば効くよ」と言われる可能性がある．そこで今度は「万が一頭痛が起こりそうになったらすぐ飲んで」と言って渡し，頭痛が軽くなるかを調べた．その結果，83 人中 16 人が飲み，頭痛の程度を 5 段階で比べてみると，6，9，0，7，1 から 6，3，3，4，0 となって全然差がない．つまり実際は予防投与しても頭痛発症直後に飲んでも症状は軽くはならない．少なくとも腰椎麻酔後の頭痛に効くということは私の臨床研究からは全く結果は出ていない（**表 8**）．

皮下出血に対する臨床研究

次は皮下出血の臨床研究で，打撲や皮下出血には桂枝茯苓丸㉕が効くという報告は多い．

先ほどの大伏在静脈を抜く手術は現在，InvisiGrip®という手術器具で鼠径部 1ヵ所から抜くこともできる．麻酔は局所麻酔で膝に創ができ

表9　下肢静脈瘤に対するInvisiGrip®を用いたストリッピング手術後の皮下出血抑制に関する桂枝茯苓丸の効果

出血斑あり		0	I	II	III	IV	V
投与	33/45例	12	19	7	5	2	0
	(73.3%)	26.7	42.2	15.6	11.1	4	0
否投与	84/147例	63	42	30	12	0	0
	(57.7%)	42.3	28.6	20.4	8.2	0	0

皮下出血の程度を0～Vで表した．

ない．なぜなら，この機械は内側から静脈をつかんで引き抜くため膝内側に創がないが，大出血することがたやすく想像できる．しかし，つかんだあとに機械が一回転することで，ちょうど静脈が手ぬぐいを絞ったようになり，ほとんど出血せず大伏在静脈を抜去できるしくみになっている．創が1ヵ所のため術者による差はない．

そうすると大伏在静脈の小さい枝葉が切れる，そして1週間後には，軽い，人によってはひどい青あざになることがある．その青あざの写真を撮り，桂枝茯苓丸㉕を飲んだ人と飲まない人で分けて第3者が採点し2群の計算をしてみた．私は「皮下出血の頻度が少ない」ということを期待したのだ．

しかし結論は，効かない（**表9**）．要するに，桂枝茯苓丸㉕を飲んでも飲まなくても変わらず，むしろ飲んだほうが皮下出血が発生した．残念ながら桂枝茯苓丸㉕は7日目の皮下出血斑防止効果としては無効であった．しかし，これは調べ方が悪かったのではと反省している．2週間，3週間後の写真や痛みや腫脹感などを数値化すれば差が出たかもしれない．桂枝茯苓丸㉕は，古来から戦場における打撲傷の特効薬として使われていた薬であるから，効かないとも思えない．私の臨床研究のセットアップがまずいのではと反省している．

下肢静脈瘤のWebタイプに対する臨床研究

Webタイプの下肢静脈瘤は漢方の本では細絡と呼ばれている，下肢静脈瘤もどきである．皮膚の中の毛細血管が拡張するもので，30代，40代ぐらいで色が白い女性に多く，昔は硬化剤を注射して治療していたが，けっこう皮膚が茶色になるので，色白の人では気になる．この細絡には昔から桂枝茯苓丸㉕が有効だとされている．そこでこれを投与したところ，予想通り効果がみられた．28人中20人で十分色が薄くなり，消える場合もあった．Webタイプを治す西洋内服薬がないため，漢方薬の1つである桂枝茯苓丸㉕は有効な選択肢である．

下肢静脈瘤の症状に対する臨床研究

下肢静脈瘤の症状は，一般的には，重い，だるい，つる，むくむというものがあるが，これらは手術で治療可能である．しかしすぐに手術をしないケースでは，医療用ストッキングをはいてもらう．症状が軽くなるもののなくなりはしないため，昔は患者さんがだるさを訴えても「しょうがないよ，あなたが手術しないからだるいんだからあきらめなさい」と言っていた．でも今は「じゃあ桂枝茯苓丸㉕を出しましょう」と言って出すと，だるい，重い，むくむという症状に効果がある．つるという症状には，芍薬甘草湯68が効果があるが，だるい，重い，むくむには桂枝茯苓丸㉕が断然効く．これも西洋薬剤がない領域で漢方薬が有用であるという1つの事例である．

深部静脈血栓症に対する臨床研究

今度は，深部静脈血栓症の症状にも桂枝茯苓丸㉕を使用してみた．肺塞栓の原因になる深部静脈血栓症は，深部静脈が詰まる病気である．そして下肢静脈瘤の手術で引き抜く血管がバイパスになる．したがって，深部静脈が詰まると大伏在静脈が太くなり，下肢静脈瘤もどきになるが，バイパスとなっているためそれを引き抜く手術ができない．さきほどの下肢静脈瘤と同じように，重い，だるい，つる，むくむ，という症状がある．患者さんには「圧迫してください」「手術はできない」「一生だるい」「しょうがない，我慢して下さい」と言うしかなく，「薬をくれ」と言われれば，「じゃあしょうがない，ダーゼン®やエスベリベン®を出すよ」と処方しながらも，経験上どうせ効かないんだろうなと思っていた．しかし，「漢方薬を飲む？」と言って出してみたところ，「いやあ先生，あれはいいよ．なんでもっと早く出してくれなかったの」という患者さんがずいぶん多く出た．訴えの強い患者さんの15人中11人ぐらいの症状が楽になるという結果が出たのだ．静脈のうっ滞という症状にはやはり桂枝茯苓丸㉕は有効だということがわかった．

リンパ浮腫に対する臨床研究

足がむくむという症状の多くは，深部静脈血栓症が気になるところであるが，超音波でみても異常がない（血栓がない）場合，リンパ浮腫という診断になる．少なくとも心不全がなく，腎機能障害がない，全身のむくみもない．ただ足だけむくんで血栓症でない場合は，リンパ浮腫となる．現在，治療法は圧迫するくらいしかないのであるが，そういった患者さんを外来でたくさん診るため，防已黄耆湯⑳を出したところ，17人中14人が，「いやあ先生，あれいいよ」と効果があった．ところが，ただ楽になるだけで太い足が元の足に戻ったりはしない（少しは細い足になる）．そこである程度治り，具合がプラトーになったところで柴苓湯114に変更したところ症状がまたよくなった．それで，今では最初から柴苓湯114という薬を出すようにしている．

このケースでは，まず西洋薬剤がない領域で有効であること．さらに柴苓湯114の利点は蜂窩織炎の頻度の減少である．つまり，だいたいリンパ浮腫の患者さんの足は，指が太く水虫がある場合が多い．そこから雑菌が入り，年に1〜4回ぐらい，ワーッと熱が上がって震える．そういった場合に抗生物質を投与するが，その頻度が激減するということがわかった．リンパ浮腫の人はぜひ柴苓湯114を飲み続けるとよい．

閉塞性動脈硬化症に対する臨床研究

最後に閉塞性動脈硬化症に対する漢方薬の臨床研究を示す．閉塞性動脈硬化症は動脈が詰まってしまう病気であり，一定距離を歩くと足が痛くなる．正確に薬の有効性を調べるために時速2.4 km，角度12度でトレッドミルの上を歩いてもらい，「歩け，頑張れ」「先生，もう歩けない」という距離を測定する．初診の方にプロトコール通り抗血小板剤を処方すると，歩行可能距離が投薬前を100%として135%に増加する．その後，1ヵ月，3ヵ月，半年と処方し，「先生，もうちょっと歩きたいけどもう歩ける距離が伸びない」という患者さんに対して当帰四逆加呉茱萸生姜湯㊳を出した．すると歩行可能距離が185%に上がる（**図6**）．

一方，再診の患者さんではプレタール®とアンプラーグ®を併用している人が多い．プレタール®とアンプラーグ®の抗血小板剤の併用はけっこう

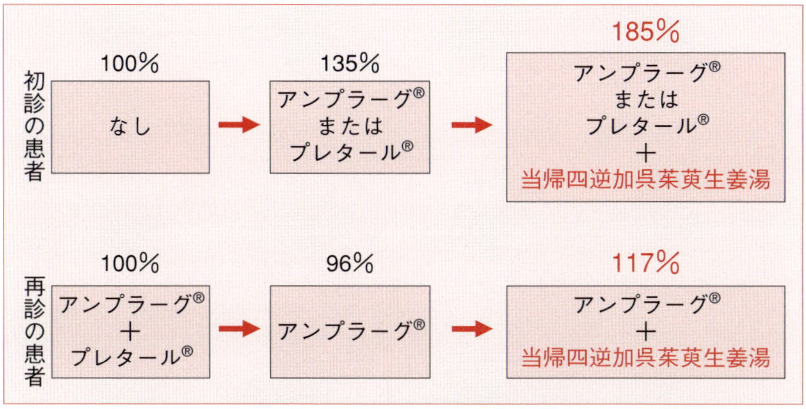

図6　トレッドミル検査を用いた閉塞性動脈硬化症の間欠性跛行に対する西洋薬剤と当帰四逆加呉茱萸生姜湯の効果判定
2.4 km/h，角度12度で歩いてもらい，歩行距離を測定.

高価である（毎月3割負担で約1万円）．そこで，患者さんとよく話して，長く飲んでいるプレタール®を中止したところ，歩く距離が4%しか下がらなかった．そして，1日約30円の当帰四逆加呉茱萸生姜湯㊳をアンプラーグ®に併用するとプレタール®の併用時を100%として117%となり，もっと歩けるようになった．現在は，間欠性跛行のファーストラインは，アンプラーグ®と当帰四逆加呉茱萸生姜湯㊳の併用である．患者さんがもっと歩きたいと言うときは，さらにプレタール®を足している．このように間欠性跛行にも有効で，患者さんはアンプラーグ®＋プレタール®よりも，「先生，安くていいよ」と喜んでくれる．

皆さんも臨床研究を

結論は，漢方薬は動物実験でも効き，臨床研究でも効く．大切なことは，漢方診療をしていないということである．漢方診療とは，後述する漢方理論を用いてより有効な漢方薬を見つけ出す手段である．病名投与，症状投与でも有効であった．しかし，さらに有効性を高め，副作用を減らすには，どうやってより有効な漢方薬を見つけるかということ，すなわち漢方診療をすることが大切になってくるのである．

ぜひ明日から，先生方の専門領域で漢方薬を出してほしい．そしてできれば，「漢方の先生が効くと言ったけど，効かないよ」とか，「こんな領域でも漢方は効くんだ」ということを，先生方が所属している研究会や学会で発表してほしい．漢方を専門にしている先生は，東洋医学会などで発表するが，それでは西洋医学者に対する啓蒙にはならない．ぜひ，西洋医学を極めた先生方に漢方薬を使っていただき，「こんな領域でも使えた」「こんなに困った領域でもうまくいった」ということを，どんどん発信してもらいたい．そうすれば「漢方薬なんて保険から外そう」というようなことはなくなるだろう．ぜひ，西洋医学を極めた先生たちだからこそできることをやっていただきたいのである．

2 時限目

漢方薬って何？

- 漢方はあえて生薬を足し合わせている＝ワンピークという考え方をしない.
- エキス製剤は高級ブレンドインスタントコーヒーと考えるとわかりやすい.
- 生薬を足し合わせると，元の効果がなくなることもある.
- 生薬の量を加減しても，元の効果に変化がないこともある.
- 漢方薬にも副作用はあるが，一服飲んだからといって死ぬことはない.
- 甘草の多量長期投与は偽アルドステロン症を引き起こすこともある.
- エキス製剤では流産することはない.
- 麻黄(まおう)が飲めれば実証，飲めなければ虚証と考える.
- まず覚えて，使用するのは芍薬甘草湯(しゃくやくかんぞうとう).
- 漢方薬は西洋剤に干渉しない.
- 漢方薬同士の併用は要注意.
- 名医ほど少ない処方でたくさんの病気を治せる.
- 病名がない時代の知恵だから保険適応外の病名にも有効なのは当然である.
- エビデンスは漢方嫌いの医師や患者さんを納得させるための道具にすぎない.
- 漢方薬は養生の１つ.

あえて生薬を組み合わせている

大切なキーワードは「あえて生薬を足している」ということ，これを絶対に覚えてほしい．どのピークが大切なのかという質問は，あまり役に立たない．むしろ漢方の真の魅力からは遠くなると理解してほしいのである．

さて，私は松田先生の漢方を学び，松田先生は敬愛する大塚先生から漢方を学んだ．今後，先生方がいろいろな勉強会に参加すると，中国漢方（日本漢方と中国漢方は，実は江戸時代から分かれている）の先生もいらっしゃる．または日本漢方でも，いろいろな考え方がある．本書を読んで，明日から漢方を使えるようになって自分なりに泳げるようになり，しばらくしてすいすいと泳げるようになったら，「なんだ，入門講座の本ではこんなこと言っていたのか」というような，異なる考え方も少なからず出てくるだろう．しかし，この本に書かれていることはすぐに泳げるようになるための方便と思ってほしい．本書の考え方を学ぶと，明日からすぐに泳げるようになる．

さて，日本漢方のバイブルは1800年前の『傷寒論(しょうかんろん)』である（**図1**）．三国志の赤壁の戦いを描いて人気となった『レッドクリフ』という映画の時代のものであり，1800年前のものを今頃使うのかという話になると非常にうさんくさい．大塚先生も「漢方理論はうさんくさいと感じることが

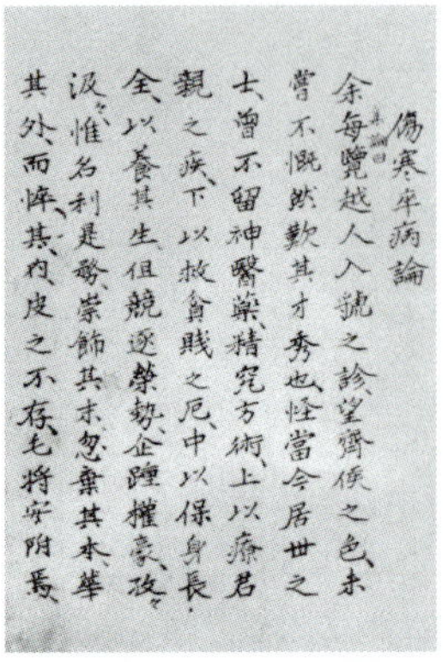

図 1　日本漢方のバイブルは傷寒論
約 1800 年前に書かれた.

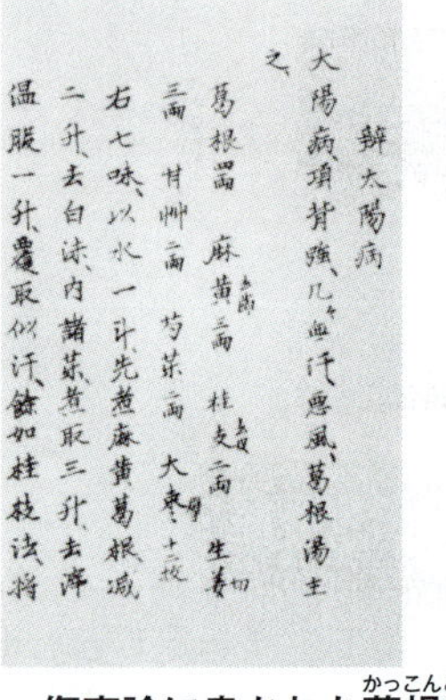

図 2　傷寒論に書かれた葛根湯

ある. でも, いいとこ取りをしなさい」と言っている. つまり, 私たちは西洋医学で困るからこそ漢方を使うのであり, 全く別の切り口の方が役に立つことがある. むしろうさんくさいほうが意味がある. 今まで親しんだことがないからうさんくさいのだ.

うさんくさい理由の 1 つは, とにかく古いということ. 傷寒論は紙に書いてあるが, 実はこれは新しい. 1800 年前は紙さえないため, 原本は竹を割って書いたとされている. それを, 紙が普及した時代に紙に写し替えた. それぐらい古い時代のものなのだ.

ご存知の葛根湯①であるが, これも傷寒論に「太陽病, 項背強几几, 無汗悪風, 葛根湯主之」と書かれている. そして葛根湯①は何ぞやというと,「葛根四両, 麻黄三両, 桂枝二両, 生 姜三両, 甘草二両, 芍 薬二両, 大棗十二枚」と書かれているのである (**図 2**). この処方は今もほとんど同じように使われている.

漢方は生薬の足し算であり, 葛根湯①は生薬を 7 つ足してある. もちろん, 今の技術からしたら, 葛根というのは HPLC (高速液体クロストグラフィー) を行えばいろいろなピークがあり, ピークの化学式はわかっている. 葛根のほか 6 種類の生薬からなる葛根湯①にはもっとたくさんのピークがあって, ほとんどの構造はわかっている. しかし, どれがどう効いているんだという質問は, あえてせず, 葛根湯①はあえて 7 つの生薬だから効いていると理解してほしい. ワンピークが効いているのであれば, ワンピークが入っている生薬だけ, 葛根が大事なら葛根だけ飲ませればよいところ, あえて 7 つになっているのである. それを腑に落とさないと漢方を理解しにくくなる.

> **POINT**
> **昔と今では漢方の効き目に差があるか?**
> 1800 年前の葛根湯①と今の葛根湯①は異なるのではないかと私は疑問を持っていた. 1800 年の間に動植物の生態系も変化しているであろう. しかし漢方は突然化石のように長い眠りから掘り出されたものではない. 常日頃使用され, 人体実験でその有効性が確認され続けているのである. もしかすると 1800 年前とは異なる可能性もあるが, 今も有効であることは事実であるから, 私は使用している.

現代の漢方はエキス剤

今でも煎じ薬は処方可能だ. 刻んだ生薬を土瓶などに入れて, 600 ml を煎じ (煮詰めてだいた

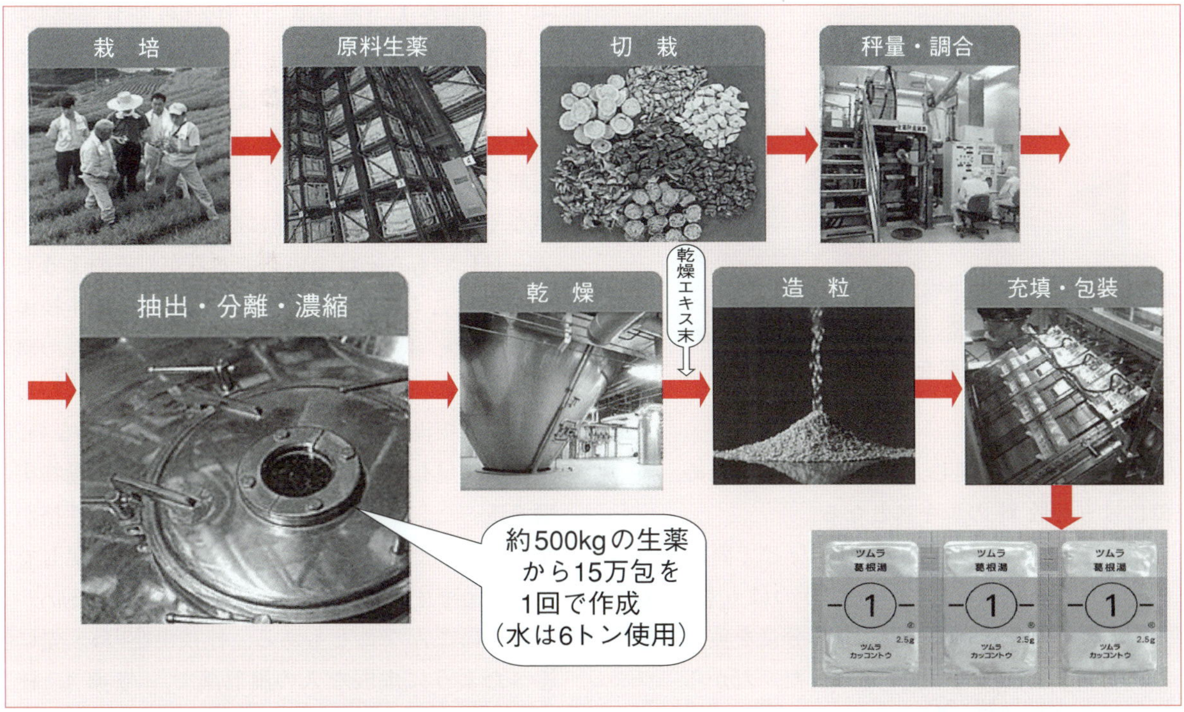

図 3　現代漢方医薬品（エキス剤）の製造工程　（写真提供：株式会社ツムラ）

い半分にする），かすを取って，1 日 2〜3 回飲む．しかし，私が病院で使っている漢方薬は，実はそうではない．

例えば葛根湯①の添付文書には，「本品 7.5 g 中，下記の割合の混合生薬の乾燥エキスを含有する」と書かれている．つまり高級インスタントコーヒーのようなものが乾燥エキスである．患者さんには高級インスタントブレンドコーヒーというふうに説明するとわかりやすい．

どう作っているかというと，工場では，600 ml の土瓶の代わりに 6 トンの水が入る入れ物に約 500 kg の生薬を入れ，1 回に 15 万包を作っている（**図 3**）．

さて，付録⑤（p 144）を見てもらうと，お尻の字でいちばん多いのは「湯」であることに気付く．葛根湯①の「湯」である．次は「散」．そして，「丸」というのが出てくる．その違いは何か．

「湯」「散」「丸」の違い

葛根湯①は煎じると述べた．つまり，「湯」というのは煎じることである．

次の「散」は，ただの散であり，砕くという意味であり，そのまま服用する．薬研という器具（三船敏郎さんが主演した『赤ひげ』という映画も，やはり漢方医が薬研をひいている場面があり，黒澤明監督にしても漢方のイメージは薬研だったんだろうと思われる）で，ただ粉砕している（**図 4**）．例えば五苓散⑰なら，沢瀉 5，猪苓 3，茯苓 3，蒼朮 3，桂枝 2 の分量で薬研に突っ込んで粉にしている．ところが，一方で五苓散⑰の分量を土瓶に入れて煎じて飲むというやり方があった．そのときには，五苓散料といって，「料」が付く．「料」とは煎じるという意味で五苓散⑰と同じ分量の生薬を土瓶に入れて，煎じて飲めという指示である．よってツムラの五苓散

2時限目　漢方薬って何？

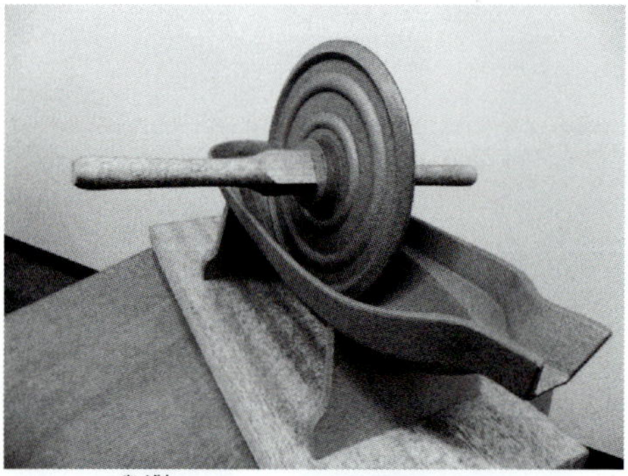

図 4　薬研（生薬を砕く道具）

⑰は葛根湯①と同じ方法で作っているため，正確には五苓散料のエキスとなる．

次に，「丸」は，散，粉を蜂蜜などで固めたものを指す．桂枝茯苓丸㉕というのは五苓散⑰と同じように，桂枝茯苓丸㉕の分量を煎じて飲み，それを桂枝茯苓丸料といった．だから，ツムラの桂枝茯苓丸㉕は，正確には桂枝茯苓丸料のエキスである．

POINT

振り出し薬

女神散㊲という薬（別名安栄湯）は，「散」であり「湯」でもある．これは，戦場の武士の異常興奮を抑えるために飲む薬で，お茶と同じようにお湯を入れて飲むという意味である．これを「振り出し薬」という．

足し算によって変わる漢方

さて，漢方薬は足し算だと書いた．芍薬甘草湯㊳は芍薬と甘草を6gずつ，2つの生薬を足したものである．芍薬甘草湯㊳は急迫，キュキュキュキュキューッとなる痛み，こむら返り，生理痛，ぎっくり腰，下痢，しゃっくりなどに効果がある．これに生姜，大棗，桂皮が足されると，桂枝湯㊺となる．

芍薬甘草湯㊳に，生薬が3つ足された桂枝湯㊺は虚弱な人の風邪薬になり，芍薬甘草湯㊳のときには効果のあった，急迫，しゃっくりやぎっくり腰，こむら返りには効かなくなる．これと同じことは西洋剤では起こらない．例えば，降圧剤と糖尿病の薬を足し合わせたら元の降圧効果がなくなり骨粗鬆症の薬になるようなことをイメージしてもらえばよいのであるが，そのようなことは起こらないのである．さらにこの桂枝湯㊺に2つ，葛根と麻黄を足すと，虚弱な人の風邪薬からがっちりタイプの風邪薬，葛根湯①になる．葛根湯①を虚弱な人に出したら効かない．漢方薬は足し算とバランスだと，開講前の動物実験で述べた．生薬を足していくと元の薬の性格がなくなるのである．このように，漢方薬は足していくと治療する病気が変わるのである（**図** 5）．

さらにこんなこともある．桂枝湯㊺は，先に述べたように虚弱な人の風邪薬で，芍薬4，桂皮4，大棗4，甘草2，生姜1.5からなる．この芍薬を1.5倍にしただけで，桂枝加芍薬湯㊵という腸の薬で過敏性腸症候群の特効薬になる．生姜の量もちょっと少なくなるが，基本は芍薬が1.5倍になっただけ，つまりバランスが変わるだけで，風邪薬が腸の薬になってしまう．それに膠飴という飴が加わると，小建中湯㊿という虚弱児の薬（または子どもの胃腸が痛いときの薬）に変わる．これらのことから，加える生薬の種類と薬の比率，バランスも大切であることがわかる（**図** 6）．

ところで，昔の人は「附子，石膏，大黄の加減がわかると一人前」と言った．後で述べるが，附子というのは温める薬で，温めればよくなる，つまり，お風呂に入ったらよくなるという場合に附子を入れる．一方，風呂に入ったら悪くなる，それなら冷やすための薬である石膏の出番となる．そして，漢方治療では，基本的に便秘を嫌うため大黄で便通を調節する．そのため「附子，石膏，大黄の加減がわかると一人前」といわれている．ということは，附子や石膏や大黄というのは，それらの比率は薬の性格とはあまり関係ないという

（処方名）　（構成生薬名）

処方名	構成生薬名
芍薬甘草湯（急迫な痛み）	芍薬，甘草
↓ ＋3種類	
桂枝湯（虚弱な人の風邪薬）	桂皮，生姜，大棗，芍薬，甘草
↓ さらに＋2種類	
葛根湯（がっちりタイプの風邪薬）	葛根，麻黄，桂皮，生姜，大棗，芍薬，甘草

図5　生薬を足していくと見られる変化（元の効果はなくなる）

バランスで効果が変わるもの

桂枝湯（虚弱な人の風邪薬）　：芍薬4, 桂皮4, 大棗4, 甘草2, 生姜1.5
桂枝加芍薬湯（腸の病気を治す薬）：芍薬6, 桂皮4, 大棗4, 甘草2, 生姜1.0
小建中湯（虚弱児を治す薬）　：芍薬6, 桂皮4, 大棗4, 甘草2, 生姜1.0, 膠飴10

バランスで効果が変わらないもの

「大黄，附子，石膏の加減がわかると一人前」と言われている．
→大黄・附子・石膏の比率はあまり影響しないため，自分で加減して使用することで効果が上がる．

図6　漢方薬は生薬の比率が大切
勝手に足しても引いてもいけない．経験に基づいた，加減が大切である．

ことである．芍薬のように，たかだか1.5倍にしただけで全く薬の性格が変わる生薬もあれば，附子，石膏，大黄などのように加減がわからなければ駄目な（つまり加減をしても本体の薬の性格は変わらないという意味である）薬もある（**図6**）．

当然，昔の人は甘草と桂枝を足せば心悸亢進を抑えるとか，甘草と芍薬を足せば筋肉の緊張を緩めるとか，いろいろなことを試し，発見してきた．甘草と麻黄を足したら利尿，甘草と乾姜を足したら体を温める効果があるなどである．麻黄と桂枝を足せば発汗作用があって，汗が出ないときに汗を出させることができる．しかし，麻黄に石膏を足すと汗を止める作用があるなど足し算によって全然違ってくる．漢方薬は，生薬を足したり，バランスを変えたりすることでいろいろなことが起こることの積み重ねである．

構成生薬の多い少ないの意味は？

それでは，構成生薬が少ない薬と多い薬はどう違うのか．構成生薬が少ない薬はすぐに効く．反対に，多い場合はじわじわと効いてくると言われている．2種類の生薬（2味）で構成される芍薬甘草湯㊽はこむら返りの特効薬であるが，足がつった人に飲んでもらうと，平均約6分で楽になる．ツムラの漢方薬128種類の中で2味のものは，他に2つある．大黄甘草湯㉞と桔梗湯(138)である．大黄甘草湯(84)は下剤で，大黄と甘草からなるため，他の下剤，後述する麻子仁丸(126)や潤腸湯(51)に比べると，構成生薬が少ない．麻子仁丸(126)や潤腸湯(51)のほうが耐性はできにくい．大黄甘草湯(84)は，飲んでいるとだんだん量が増えることがある．とはいっても西洋剤のプルゼニド®，ラキソベロン®などでどんどん内服量が増えるのに比べれば，はるかに大黄甘草湯(84)の耐性はできにくい．

精神神経疾患の方は多量の向精神薬を飲んでおり，多くの人が便秘になっているため，下剤が増えてしまう．そういう場合は大黄甘草湯(84)よりも，麻子仁丸(126)のようにたくさん生薬が入った薬をベースで飲んでもらい，それにラキソベロン®を足すほうが楽だろうと思われる．

漢方薬の副作用

漢方薬は一番安全な薬剤の1つであるが，少しは副作用がある（**表1**）．1つは，食べ物であるためアレルギーによる皮疹がある．桂枝というのはニッキ，シナモン（京都の名物の生八つ橋の香りのもと）であるが，生八つ橋が食べられない人は桂枝が駄目である．また，肝機能障害が生じることもまれにある．

甘草というのは甘味料である．これを多量に飲むと，足がむくんで血圧が上がる．偽アルドステロン症になることもある．徐々に起こるだけであって，基本的にはほとんど起こらない．また起こらない人はいくら飲んでも起こらない．甘草は漢方薬に入っているというよりもその9割は食品に入っている．偶然食品などで甘草を摂った人が漢方薬を飲んで悪くなることもある．決してすぐに症状が出るわけではないので，足がむくんでいないかをみれば十分である．むくんでいても，やめればいいだけで心配ない．

表1　漢方薬の副作用の内訳

胃腸障害	50.8%	めまい	1.4%
発疹	19.6%	のぼせ	1.2%
浮腫	6.0%	高血圧	1.2%
薬疹	3.7%	頭痛	1.0%
低カリウム	1.4%	動悸	0.9%
かゆみ	1.4%	附子中毒	0.9%

日本東洋医学会「漢方と健康保険」に関するアンケート第2回の複数回答の上位12項目．

一番心配なのは，小柴胡湯⑨による間質性肺炎である．空咳が起こった場合には注意する必要がある．患者さんに「先生，100%安全ですか」と聞かれれば，「いや，小柴胡湯⑨だって長く飲むと2万人に1人は死んじゃうよ」と説明している．この2万人に1人というのは交通事故の死亡率と同じで，「あなた病院まで歩いて来たんでしょう．そのときに交通事故で死んじゃうのと同じだよ」という話をして納得してもらっている．私自身は死亡率はほとんどゼロと思っているため，家族も自分も，小柴胡湯⑨並びに柴胡剤を飲んでいる．小柴胡湯⑨を1日1服，1週間飲んで死亡することはない．

小柴胡湯⑨の禁忌は，インターフェロン投与中，肝硬変・肝癌，慢性肝炎による肝機能障害で血小板10万以下の場合である．古人は，肝炎の初期には小柴胡湯⑨と茵蔯蒿湯(135)を組み合わせ，慢性肝炎や肝硬変になってくると，補中益気湯㊶と茵蔯蒿湯(135)にしたようだ．

妊婦に対する安全性

妊婦に対する安全性であるが，結論は飲んでよい．当帰芍薬散㉓というのは安胎薬で，子供ができない人も当帰芍薬散㉓を飲む．子供ができたが流産癖がある場合も当帰芍薬散㉓である．産後の肥立ちが悪いときも当帰芍薬散㉓．それでも，妊婦に対する安全性は確立されていないと書いてある．よってその記載は極論すれば無視してよい．副作用データベースでは早産・流産の報告は一切ない．少なくとも，パッケージの量を普通に1日3回飲んでいる分には，流産・早産はしない．生薬レベルで，大黄，芒硝，紅花，桃仁，牡丹皮，牛膝にはまれに早・流産危険があると言われている．しかし，もしもこれが本当であれば，堕胎薬として売っているはずである．堕胎というのは昔から希望があっても安全にできない．堕胎薬は有毒物質しかないとされている．

ただ，ステップアップしていくと，例えば桂枝茯苓丸㉕は別名催生湯という陣痛促進剤である．だから，桂枝茯苓丸㉕は妊婦に与えないほうがよい．妊娠をしているかどうかわからないけれど飲んでしまったというような場合でも，何も起きない．妊娠がわかっているなら与えないほうがよいということだけ覚えてもらえばよい．桂枝茯苓丸㉕が本当に流産するほどの陣痛促進剤であれば，堕胎薬として売っているはずである．

では，結婚前からアトピーなどで漢方薬を飲んでいる人が，結婚して子供ができた場合，処方をどうしたらよいか．妊婦は虚証（ちょっと弱々しくなる）なので，3分の2の量にするか，またはとくに変更しない．ただ，妊娠中の人に漢方を出す場合には，一応少し説明をすべきである．私は，風邪のときにPL顆粒®を飲むよりも桂枝湯㊺がよいと思うし，風邪のときに咳が出れば麦門冬湯㉙がよいと思う．妊婦の人が何か訴えれば西洋薬剤よりも漢方薬のほうがはるかに安全だ，という説明をしている．漢方薬は極めて安全性が高い．ぜひどんどん自分で飲んで，家族の方にも飲んでもらい，効いた効かないという臨床的な経験をしてほしい．

麻黄の副作用

麻黄というのはエフェドリンであり，ドキドキ感があったり，尿が出なくなったり，ムカムカ感が出ることがある（**表1**）．エフェドリンであるから，不安定狭心症などがあれば使用しない．血圧が極めて高い人や脈がとても速い人には医師の常識として使用しないであろう．

地黄，当帰もムカムカする場合がある．附子もドキドキする場合がある．

実証と虚証を知る

唯一私が使う漢方用語は「実証」「虚証」である．3時限目の漢方理論では，他の言葉も使うが，基本的には，実証，虚証しか使わない．この実証，虚証というのもうさんくさい．なぜなら，専門家の中でも実証，虚証の定義ができないほどいろいろな人がいろいろなことを言っており，よくわからない．ステップアップするといろいろな実証，虚証をみるようになる（**図7**）．

10年前の私のように漢方という名の海を泳げない人が，まず泳ぐために実証と虚証をどう理解するのが一番簡単かといえば，消化機能が強い人が実証，消化機能が弱い人が虚証と理解してほしい．そして，将来自分なりの実証・虚証の概念をつくる．さしあたり，入門段階ではこう理解してほしい．麻黄がたくさん飲める人が超実証，普通に飲める人が実証，少し飲める人が中間証，ムカムカして飲めない人が虚証である．また，虚証～実証は筋肉量にも比例している．

漢方薬における副作用の報告のうち，50%は胃腸障害である（**表1**）．これは，麻黄が飲めない人（つまり虚証）に麻黄，地黄，石膏，当帰などを飲ませると，胃がムカムカするためだ．ほとんどの場合ちょっとした薬の出し間違いであり問題ない．また発疹というのも，そもそも漢方は食べ物であるため時々起こる．浮腫，薬疹，低カリウム血症，かゆみ，めまい，のぼせ，高血圧，頭痛，動悸，附子中毒なども同様である．ちなみに附子中毒とは，ドキドキするだけで中毒と言ってもほとんど問題のない軽い副作用である．

図7のように，実証の項目を多く満たす人は実証の可能性が高く，虚証の項目を多く満たす人は虚証の可能性が高い．

しかし結論は，その人が実証なのか，虚証なのかは麻黄を飲ませてみないとわからない．麻黄を飲ませて，飲めれば実証，飲めなければ虚証であ

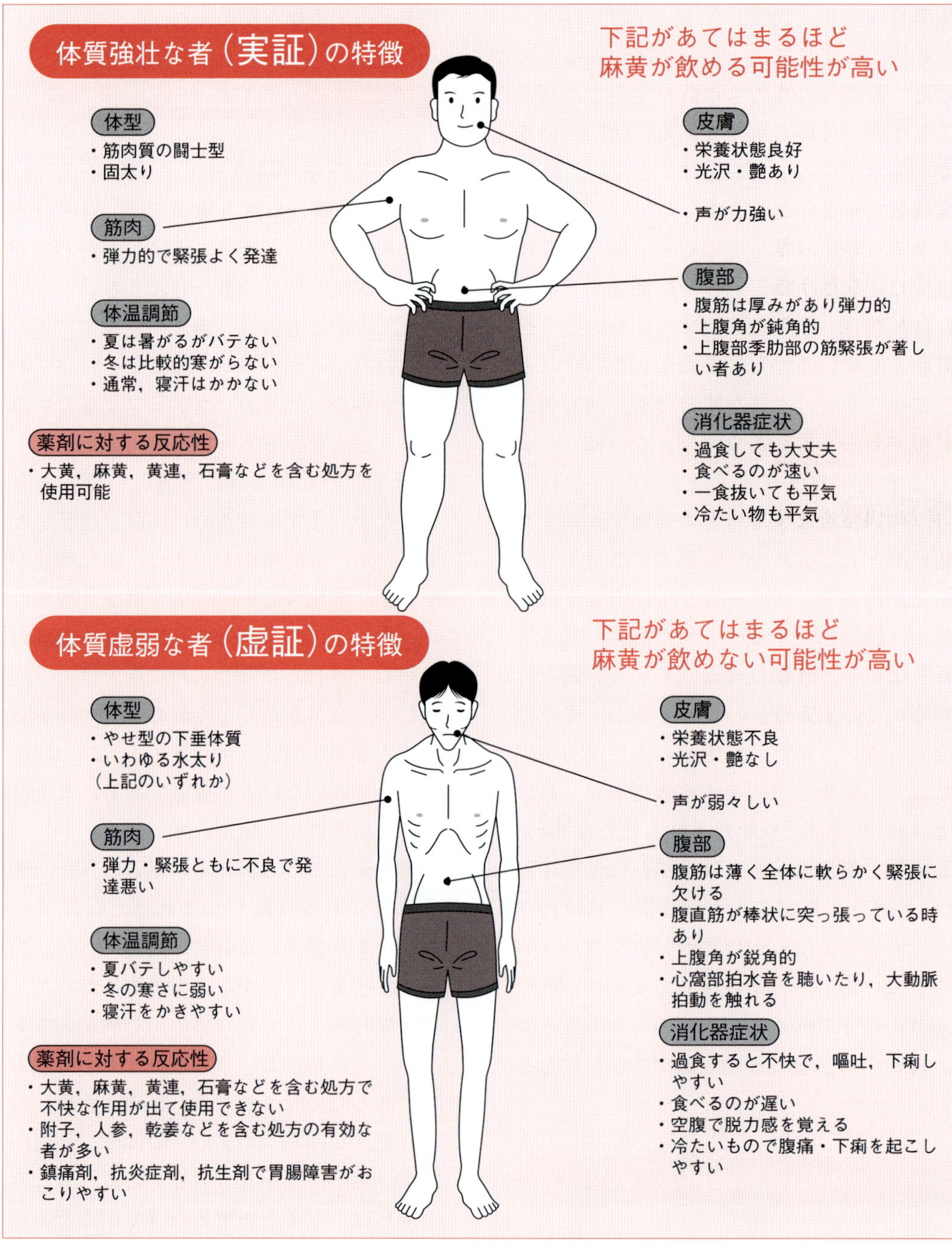
体質強壮な者（実証）の特徴
下記があてはまるほど
麻黄が飲める可能性が高い
体型
・筋肉質の闘士型
・固太り
筋肉
・弾力的で緊張よく発達
体温調節
・夏は暑がるがバテない
・冬は比較的寒がらない
・通常，寝汗はかかない
薬剤に対する反応性
・大黄，麻黄，黄連，石膏などを含む処方を使用可能
皮膚
・栄養状態良好
・光沢・艶あり
・声が力強い
腹部
・腹筋は厚みがあり弾力的
・上腹角が鈍角的
・上腹部季肋部の筋緊張が著しい者あり
消化器症状
・過食しても大丈夫
・食べるのが速い
・一食抜いても平気
・冷たい物も平気
体質虚弱な者（虚証）の特徴
下記があてはまるほど
麻黄が飲めない可能性が高い
体型
・やせ型の下垂体質
・いわゆる水太り
（上記のいずれか）
筋肉
・弾力・緊張ともに不良で発達悪い
体温調節
・夏バテしやすい
・冬の寒さに弱い
・寝汗をかきやすい
薬剤に対する反応性
・大黄，麻黄，黄連，石膏などを含む処方で不快な作用が出て使用できない
・附子，人参，乾姜などを含む処方の有効な者が多い
・鎮痛剤，抗炎症剤，抗生剤で胃腸障害がおこりやすい
皮膚
・栄養状態不良
・光沢・艶なし
・声が弱々しい
腹部
・腹筋は薄く全体に軟らかく緊張に欠ける
・腹直筋が棒状に突っ張っている時あり
・上腹角が鋭角的
・心窩部拍水音を聴いたり，大動脈拍動を触れる
消化器症状
・過食すると不快で，嘔吐，下痢しやすい
・食べるのが遅い
・空腹で脱力感を覚える
・冷たいもので腹痛・下痢を起こしやすい

図 7　実証と虚証の図
（松田邦夫，稲木一元：体質の鑑別．漢方治療の ABC．日本医師会雑誌臨時増刊号 108(5)：日本医師会 編，1992 より改変して引用）

ると考える．麻黄が飲めればとても実証．ちょっと麻黄が飲めればちょっと実証．飲めなければ虚証．そんな判断でよい．したがって実証のような人（例えばおすもうさんのようなタイプ）も，いろいろな悪いことが重なったりしてダメージを受ければ「どう見たって実証だろう」と思えても，

麻黄を飲んでもらうと「胃がムカムカする」ということがあり得る．虚証のような人，これはお年寄りと考えてよい．例外として高齢者がインフルエンザにかかると，ダーッと熱が上がって関節痛になるようなことがあるが，そんなときは1日ぐらいは麻黄が飲めることがよくある．

このように，実証・虚証のどちらかというのは特徴を言っているだけであり，最終的には，飲ませてみるしかない．そう考えれば，最初はとても簡単に実証，虚証が理解でき，使う上でもよい．

芍薬甘草湯

芍薬甘草湯⑥⑧をまず覚えてもらいたい．芍薬甘草湯⑥⑧は芍薬と甘草で構成されており，こむら返り，胃痛，尿管結石，ぎっくり腰，生理痛，しゃっくり，下痢，いろいろなキュキュキューッとした痛みがみんな治る．横紋筋にも平滑筋にもともに効く．この漢方薬には芍薬と甘草の2種しか入っていないのですぐに効く．これにいろいろな薬が入り，桂枝湯④⑤や葛根湯①になると，筋肉のけいれんには無効となる．

最初はどんな場合でも芍薬甘草湯⑥⑧を出すが，しばらく出してやはり胃痛や尿管結石やぎっくり腰にターゲットを絞っていこうと思ったら，胃痛の場合には芍薬甘草湯⑥⑧に柴胡桂枝湯⑩，尿管結石の場合には芍薬甘草湯⑥⑧に猪苓湯④⓪，

表2　6時限目の領域別漢方薬治療入門処方で登場する芍薬甘草湯の効果

消化器疾患	急激な腹痛，激しい下痢，しゃっくり
泌尿器科疾患	尿管結石の激痛，透析中の筋肉痛やこむら返り
運動器疾患	ぎっくり腰の痛み，こむら返り
婦人科疾患	激しい生理痛
高齢者疾患	ぎっくり腰，胃痛，尿管結石
小児の疾患	急激な腹痛，夜泣き
がん医療	抗がん剤による筋肉痛
外科領域	しゃっくり

ぎっくり腰には疎経活血湯⑤③，激しい生理痛は桂枝茯苓丸②⑤を足すとより効く（**図8**）．

つまり，まず芍薬甘草湯⑥⑧．そして次にもう1剤を追加する．尿管結石などは自然に排泄される可能性が高くなるし，生理痛も楽になる可能性がある．芍薬甘草湯⑥⑧は筋肉のけいれんや急激な痛みのある時に著効するので後述する領域別漢方薬治療入門処方にも頻繁に登場する（**表2**）．

芍薬甘草湯⑥⑧は「毎食前，3包を1日3回×1ヵ月分」と出すと，まれに，1ヵ月後に会うと足がむくんでいる人がいる．上記のような出しかたをしても問題ない人がほとんどであるが，次のような処方のしかたがより安全でおすすめできる．

まず，足がつるのは通常明け方であるため，寝る前に1包，もし実際につったら，もう1包飲む．つまり，1日1包であれば1〜2ヵ月出してもよい．

まず芍薬甘草湯を単独で　：こむら返り

そして
芍薬甘草湯＋柴胡桂枝湯　：急な胃痛
芍薬甘草湯＋猪苓湯　：尿管結石の痛み
芍薬甘草湯＋疎経活血湯　：ぎっくり腰
芍薬甘草湯＋桂枝茯苓丸　：激しい生理痛

＜処方量＞
胃痛・尿管結石など：（芍薬甘草湯）　3包/日　7日分
こむら返り　：（芍薬甘草湯）　1包/日　28日分

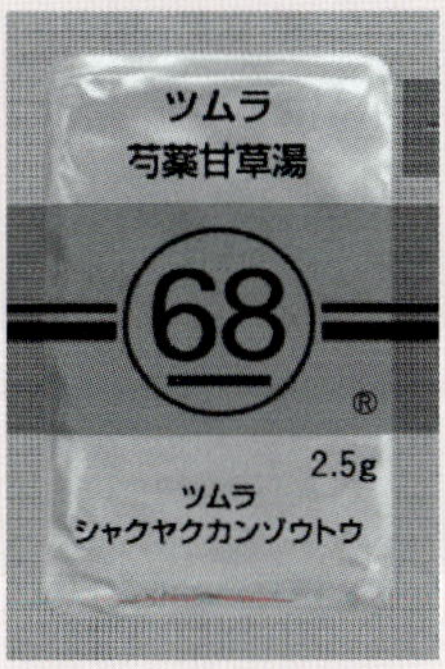

図8　まず芍薬甘草湯を，そして症状によって併用を

しかし，胃痛や尿管結石やぎっくり腰や生理痛など１週間分で足りる場合には，１日３包×１週間で出す．このどちらかの出し方にすれば全く問題はない．

漢方薬の併用

西洋薬剤との併用

構成生薬が増え，バランスが崩れると効きが悪くなることは動物実験で示したが，これがまさに漢方薬を出すキーワードでもある．

漢方薬と西洋薬は併用してよいのか？　患者さんが来て「何か困ったことないの？」「いや，先生，こんなこと困ってるんだ」「じゃあ漢方薬あげる？」と言うと，「いや，先生，私はこんなに薬を飲んでるのに漢方薬飲んでもいいのですか」と聞いてくることがある．それに私は「いいよ」と答えている．漢方薬は足し算で，西洋剤はワンピークである．つまりは，基本的に全く邪魔しない関係である．また，鉄剤を飲むときは吸収を阻害するので漢方薬と 60 分以上内服間隔を空ける．

麻黄にエフェドリンが入っていることは，医師の常識であり，血圧が極端に高い人，脈拍が 150 以上の人，不安定狭心症の人，そんな人にエフェドリンは出さないだろう．注意はその程度でよいのである．基本的には，漢方薬は西洋薬剤に一切干渉しない．どんどん処方してよい．だからこそ，明日から漢方薬を出してもらえる．

患者さんはけっこういろいろな先生にかかっており，その先生方を大切にしているものである．「整形外科の疾患で実はちょっと困っているんだ．有名な整形の先生にけっこうよくしてもらったからあの先生の薬はやめたくない．でも，もっとよくなりたい」，そういう人は大勢いる．そのようなときに「漢方薬あげるよ．その代わり，今飲んでる西洋剤はやめないと駄目だよ」などと言えば，いろいろと角が立つ．患者さんはもちろん，医者同士も気まずい．西洋薬は普通に出してもらっていてよい．今飲んでいる西洋薬に漢方を足して服用してよいのである．だからこそどんどん薬の変化球として自分の専門領域外の人にも出してあげられる．併用するものが西洋薬であれば，安心して，全く問題なく漢方薬を足すことができる．

漢方薬との併用

一方，他の病院で漢方薬をもらっている場合．漢方薬同士の相性がよいということが正確にわかれば出してもよいが，漢方薬は，できれば1ヵ所の病院から出したほうがよい．開講前の動物実験でも示した通り，複数の漢方薬を服用することで足し算とバランスが崩れると効果が低下することがあるということをくれぐれも覚えておいてほしい．漢方薬にはどんな生薬が入っているかをもっと知りたいという場合には，付録⑥（p 156），横に 1〜138 番まで 128 処方が並び，縦に生薬が書いてある表がある．麻黄はどこに入っているだろうという場合は，麻黄の欄を見てもらうとすぐわかるし，その他にもいろいろなことがひと目でわかる．

漢方薬はいつ飲むのか

足し算のバランスが崩れると効きが悪くなることがあることは既に述べた．漢方を出すにあたって，患者さんはいつ飲むのかを聞いてくる．

説明書には漢方薬は空腹時に，食前に飲むと書いてある．それは，漢方薬は食品の延長のものもあるので（例えば山薬：ヤマイモ，山椒：サンショウ，生姜：ショウガ，陳皮：ミカンの皮，大棗：ナツメなど），食事と一緒に食べるとバランスが崩れることがあるからである．よって食前がよいとされる．基本的に西洋薬のように胃が荒れることもない．飲んだからといって，NSAIDs みたいに胃潰瘍にならない．だから食前，できればお湯に溶かして飲むのがよい．

症例1

40歳代女性．腹痛と背部痛で，上腹部，肩胛骨の内側が痛い．明け方に起き，西洋薬の痛み止めは無効という場合，本当に痛くて困る．

芍薬甘草湯(しゃくやくかんぞうとう)㊳と柴胡桂枝湯(さいこけいしとう)⑩の頓服で有効であった．これが効かないときには，お湯に溶かして飲んでもらうと効いた．

例えば八味地黄丸(はちみじおうがん)⑦などには地黄(じおう)が入っているが，どうしてもこの人にこれを飲んでもらいたい．でも，食前に内服すると胃がムカムカするという場合には，効きが悪くなることを承知で食後に飲んでもらえれば，通常胃のムカムカは抑えられるため，胃がムカムカするというときにはむしろ食後に飲んでもらう場合もある．また六君子湯(りっくんしとう)㊸と一緒に飲んでもらうと食前でも飲めることがある．

食前は，ある意味いい加減でもよい．食前と念を押すと結局，「先生，こんなに余っちゃいました」と持ってくることになる．だから私は患者さんには，「1日3回，適当に飲みなさい」と言っている．「忘れなければ，食前にお湯に溶かしてね」と言っている．昼忘れれば，夜寝る前飲んでもよい．「1日3回適当に飲んでくださいね」と言うのが，一番患者さんが飲んでくれると思っている．

1剤を処方するのが建前

6時限目では，病名・症状からのいろいろな漢方薬が選べる．しかしながら，患者さんがいろいろな症状を訴えると漢方薬はどんどん増えてしまう．西洋薬との違いは，西洋薬は増えても基本的に効果はそんなに差がでないが，漢方薬は足していくと効果が落ちることがある．できる限り1剤というのは，そういった理由であり患者さんのためである．漢方処方が上達していく上でもできる限り1剤がよい．よく「上達したければ，最初から1剤ずつ出したほうがいい．これが効いた，これも効いた．それから合わせよう．」ということが言われている．それが勉強になる．最初からA，B，Cと一緒に出すと，「先生，よくなりました」と言われても，どれが効いたかわからない．それでは決して勉強にならないと教えられた．

実際，1剤でうまくいくのであろうか．通常名医になればうまくいく．大塚敬節先生の約束処方も60処方から48処方となり，松田先生の頃には，70歳前後で36処方とどんどん数が減っている．

名医ほど処方が少ない

江戸時代の京の名医で折衷派の泰徒，和田東郭(わだとうかく)は，晩年，約30処方で多くの病気を治療したと言われている．名医になればなるほど，名医でも経験を積めば積むほど，処方数が減っている．和田東郭が約30処方でほとんどの病気を治したなら，その30処方に入っている生薬全部合わせて，万能薬が出来そうである．しかし，それは多分効かないというのがわかる．漢方にとっては足し算とバランスが大切なのであり，30処方ですべて治したからといって，30処方の中の生薬すべてが入ったエキス剤を作っても，それは万能薬としては無効であろう．

大塚先生は「漢方は料理と同じだ．砂糖も油も味噌も醤油も香辛料もみんな一緒に足したら味は台無しになる」と言っている．その通り，バランスが大切である．

和田東郭が「方を用ゆること簡なる者は，其術，日に精し．方を用ゆること繁なる者は，其術，日に粗し」と言っている．方というのは処方のことで，処方は簡単なほうがどんどん上手になって，処方がたくさんある人は診療が粗いという意味である．世の中のものは，ともすれば簡単なものが信用できず，たくさん処方を出している者のほうがいい医者だ．そういう間違いをしているのはとても悲しいことだとも言っている．名医になればなるほど処方数が減るということを覚えてほしい．

エキス剤が複数となることも

エキス剤はブレンド済みのインスタントコーヒーのようなものであるため，新しい生薬を追加することは不可能である．そこで先人が頻用した漢方薬と似たものを作るためにエキス剤が２剤必要なこともある．

新しい訴えを優先

私は今でも桂枝茯苓丸㉕と大柴胡湯⑧を１日３回，忘れれば２回飲んでいる．風邪をひけば葛根湯①を飲む．その場合にはいつも飲む漢方薬は飲まない．というのは，それが一緒になれば効きが悪くなるかもしれないからである．漢方薬はできる限り少なくするほうがよいので，通常飲んでいる薬は，新しい病気が起こったら飲まない．これが基本である．私は仕事で疲れれば補中益気湯㊶を飲む．勤務先の病院が電子カルテになったときには，1ヵ月間へろへろになった．そのときは補中益気湯㊶で何とか頑張った．いつもの漢方薬は飲まないのである．

用量依存性がないことも

西洋薬は用量依存性がある．ところが漢方薬は不思議なことに減らしたほうが効くこともある．真武湯㉚などは，むしろ減らしたほうが下痢が治ったりする．したがって，用量依存性がないこともあるということを理解して欲しい．

漢方薬は養生の１つ

常日頃，漢方薬は養生の１つと教えられている．食事はバランスよく，睡眠は十分に取る，ストレスが少ないように，お酒は少々，タバコはダメ，運動は適度になどなど．そのうちの１つが漢方薬だ．いくら食べても太らない漢方薬をくれなどという人はたくさん来院されるが，お断りしている．しっかりと食生活の制限をして，適度な運動をして痩せないならば，漢方薬は痩せるお手伝いをすることができる．体重があまりにも重くて，そして膝が重さにこらえきれずに痛がっているのに，減量をする気など全くなく，膝痛を漢方で治してくれというのは本末転倒だ．肩こりや腰痛，膝痛は漢方薬よりも適切な運動でよくなることをしばしば経験する．更年期障害もどきも運動による効果が結構ある．

漢方は養生の１つと理解して，しっかりとできる範囲の養生を各人が実行することが大切だ．西洋医学で明らかな病気と診断される前に，なんとなく不調を感じている時にも漢方薬は効果を発揮する．漢方では「未病」という概念なのだが，はっきりとした病気になる前に養生を心がけ，その１つに漢方薬も加えることが最適な治療といえるだろう．

その他

保険病名

保険病名での使用を on-label use といい，off-label use というのは保険外，適応外使用のことである．漢方薬は適応外使用がある意味当たり前である．なぜなら，漢方薬は乱暴な言い方をすれば何にでも効く．その人に合っていれば，何にでも効く．保険適用になる際に，よく効く病名だけとってきただけなので，これ以外でも当然効くわけである．

ジェネリック

漢方薬はジェネリックか？　特許はないのだが，「ツムラの葛根湯①」と書くと，薬剤師さんでは，他の葛根湯には変更できない．これは西洋薬と違い製薬メーカー間で全く同じではないからである．A社の葛根湯，B社の葛根湯は，少し違っている．したがって，ジェネリックのようでジェネリックではない．

EBM は必要か？

私自身は要らないと思っている．私は 10 年前の自分のような漢方嫌いを寝返らすために，EBMっぽいことをたくさんやっている（新型インフルエンザや，いろいろな臨床研究）が，実は EBM なんて要らないのである．すでに長い歴史があり，そして今日に残っているのだ．今ある西洋薬が 100 年後にいくつ残っているだろうか．漢方薬は長い年月，淘汰に淘汰を重ねて，今がある．少なくとも，安全で安価である．これが抗がん剤のように高価で副作用があれば，もちろん EBM の必要性がでてくるが，使う対象は今の医学で治らない人であり，いつか効けばよいのである．

漢方薬は 100％有効であることは少ない．しかし漢方薬はたくさんあるため，いつか，患者さんはハッピーになるのである．ある漢方薬は何人かの症状が軽快すればよい．漢方薬にはいくつも札があるので，いずれ多くの人が治る．だからといって，EBM を出せる漢方薬でしっかり EBM を出していかないと，「漢方なんてビタミン剤と同じだ」というような，啓蒙不足になりかねない．大塚敬節先生や，元日本医師会長の武見太郎先生が頑張って漢方を保険適用にしてくれたのに申し訳ない．

POINT

副作用を防止するために

偽アルドステロン症
　　　　……足のむくみに気を配る．
間質性肺炎……空咳には注意する．
肝機能障害……時々は採血検査をする．
心疾患があれば麻黄は要注意．
重度の前立腺肥大にも麻黄は要注意．

漢方薬はまだまだ未知の成分がたくさんある．念のため「どんな副作用でも起こりうる」と心の中では思っておこう．

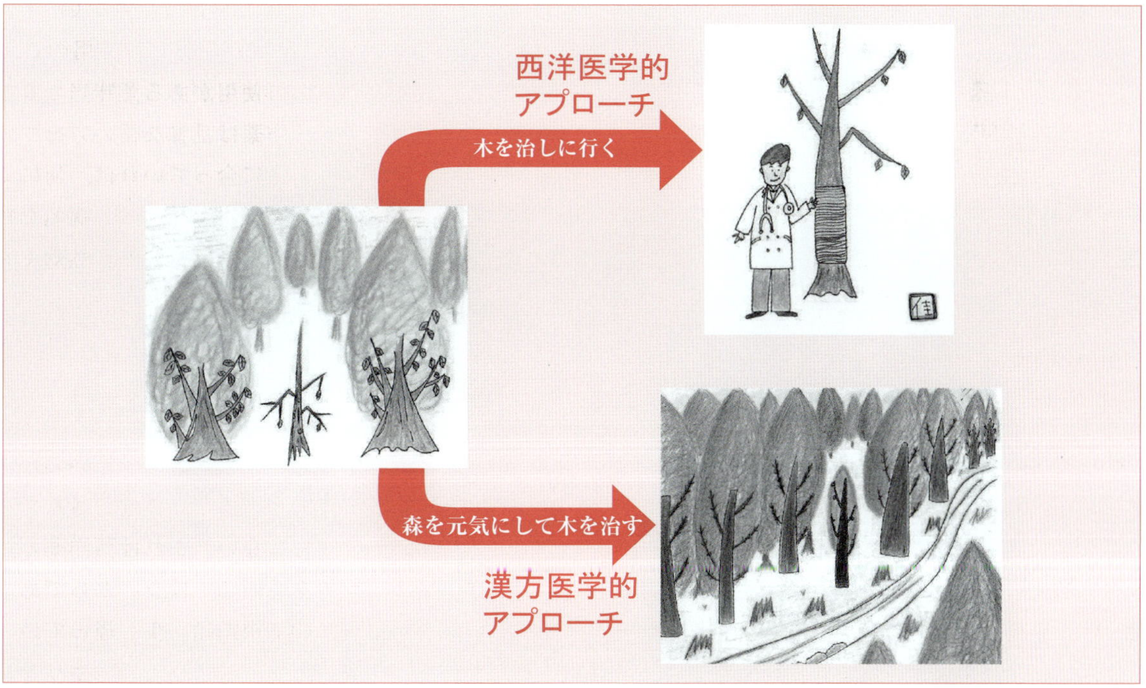

西洋医学的
アプローチ
木を治しに行く
森を元気にして木を治す
漢方医学的
アプローチ

3 時限目

漢方薬の処方のしかたと漢方理論

- 「漢方薬治療」では病名や症状で処方可能.
- 「漢方治療」とは，体全体を診て，漢方診療を行って処方を.
- 自分や家族の風邪で漢方薬の処方のしかたを練習しよう.
- 一番大切な軸は虚実（がっちり～弱々しい）である.
- 二番目に大切な軸は時間経過である.
- 虚実と時間経過にキーワードを加えて，パターン認識で処方を行う.
- 西洋薬剤が有効なら，それを主軸とし，漢方は補助薬として使用.
- 実証の人は自分で治る力を持っており，漢方は早く治るよう手助けをしている.
- 虚証の人には使用できる漢方薬が限られるため補剤で補うことが大切.
- 陰陽は寒熱とほぼ同じ．温めて治る症状は，附子などで温めよう.
- 冷やして治る症状は，石膏・黄連などで冷やそう.
- 気・血・水は上達してから定義しよう.
- 漢方は実利主義．生薬や漢方薬が効く状態と，いろいろな概念を理解しよう.
- まず，気虚，気逆，気うつ，血虚，瘀血，水毒を知ることが大切.
- 「気合いがなさそう」で補中益気湯が効くことがある状態を気虚という.
- 「ヒステリーのよう」で桂枝湯類が効くことがある状態を気逆という.
- 「気分が晴れないよう」で半夏厚朴湯が効くことがある状態と気うつという.
- 「栄養失調もどき」で四物湯類が効くことがある状態を血虚という.
- 「どんな状態でも」駆瘀血剤が効くことがある状態を瘀血という.
- 「どんな状態でも」五苓散類が効くことがある状態を水毒という.
- 漢方理論には矛盾があるが，実際の臨床では便利である.

風邪に対する処方で漢方を学ぼう

漢方薬は病名や症状に基づいて投与しても効果がある．西洋医学のように病名から処方することを大塚敬節先生は「漢方薬治療」と言った．そして，体全体を診て漢方診療を行って処方することを「漢方治療」と呼んでいる．漢方薬は重篤な副作用も少ないし，値段も安いので，自信を持って病名・症状投与から「漢方薬治療」を行うことも実際可能であろう．打率をもっと上げるには，そしてよりよい漢方を見つけるにはどうしたらよいか，つまり「漢方治療」の入門編を，風邪を例にして学ぼう．風邪で説明をする理由は誰もがかかって，漢方らしさがいろいろと入っているからである．

私がイギリスに5年間留学に行っていた当時，イギリスというのは先進国の中で一番医療費が少なかった．このあと当時の首相が医療費を1.5倍にし，今いちばん医療費が少ない先進国は日本である．その頃のイギリスは，それこそGP（住民が登録を義務付けられているかかりつけ医）に行ってもまず薬はもらえない．風邪をひいても「寝ていろ」というだけという状態を知っていたので，薬は日本から持参するしかない．持参した薬はPL顆粒®と抗生物質とボルタレン®と，いぼ痔用のポステリザン®も山ほど持って行った．

PL顆粒®は，患者さんが風邪をひいても自分がひいても家族がひいても出していたが，飲むと自分でも眠くはなるし体はだるいし，妻に至っては，地面が揺れてふわふわしてしまうというので，PL顆粒®を飲むと一切家事ができなくなる．風邪で具合が悪いというよりも，むしろPL顆粒®でふらふらしてしょうがないという日が続く．とは言っても風邪薬なので仕方ないと思って飲ませる，風邪とはそういう付き合いをしていた．

虚実が一番大切

実際私はPL顆粒® 1gを1日3回，患者さんにも出して，自分でも飲んでいたのであるが，添付文書によれば，1g4回と書いてある．年齢，症状により適宜増減するとは書いてあるが，私はどんな患者さんが来ても1日3回，4日分ぐらい出して終わっていた．成人であれば，それこそ20歳の方も90歳近い方も同じ量，体重の40kg近い方も100kgを超えた方も同じ量．そんな処方のしかたを，医者になった当初は率直に疑問に思ったものの，いつの間にか慣れ，当然のように処方するようになっていた．

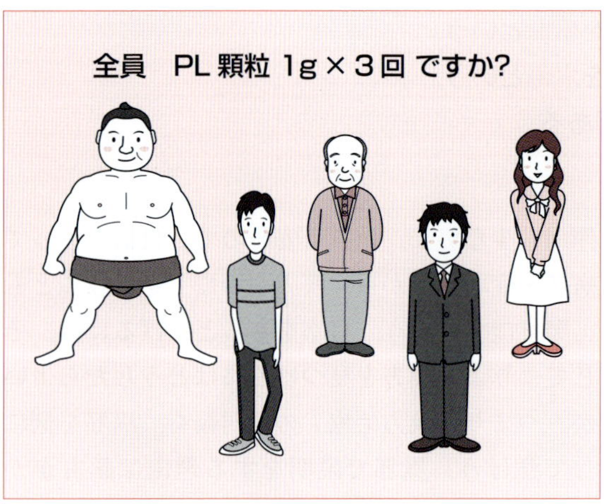

図1　PL顆粒®の処方量について
年齢体重と無関係に一定量？

図1のようにおすもうさんタイプからヒョロヒョロッとした方までいろいろな方がいるのに，みんな処方は同じですかという疑問は，多くの医者は最初は持つけれど，私と同じように忘れてしまうようである．

ところが漢方薬の場合，『傷寒論』という約1800年前に完成した本によると太陽病（風邪は太陽病である．後述）の薬は体力によって異なる．麻黄がたくさん飲める人（がっちり：実証）から，麻黄が全く飲めない人（弱々しい：虚証）まで，上から下に少なくとも9個の漢方薬が記載されている．名前を挙げると，大青竜湯，麻黄湯㉗，葛根湯①，桂枝二越婢一湯，桂麻各半湯，小青竜湯⑲，桂枝加葛根湯，桂枝湯㊺，桂枝加桂湯となっている（**表1**）．

昔の人はなぜこんなに分けたかといえば，いわゆる風邪様の症状（太陽病）をよく観察すると，がっちりタイプの人は熱が出ても汗をかかないということを知っていたからである．がっちりとした人は風邪の初期に汗をかかない．弱々しい人は熱が上がる前にじとーっと汗をかく．中間の人は何となく熱が上がってきて，すぐ汗をかく．そんな違いを昔の人は知っていた．

現在ツムラのパッケージの薬では，麻黄湯㉗と葛根湯①と小青竜湯⑲と桂枝湯㊺がある．大青竜湯を作るには，パッケージでは麻黄湯㉗と越婢加朮湯㉘を足す．桂枝二越婢一湯というのは桂枝湯㊺と越婢加朮湯㉘を2対1で足し，桂麻各半湯というのは桂枝湯㊺と麻黄湯㉗を同量足す．このように，「どんな体格の患者さんに

表1　傷寒論に記載のある太陽病の漢方薬

		自汗		
がっちりタイプ ↑	大青竜湯（麻黄湯＋越婢加朮湯）	−	がっちり	麻黄，杏仁，甘草，桂皮，生姜，大棗，石膏
	麻黄湯	−	がっちり	麻黄，杏仁，甘草，桂枝
	葛根湯	−	がっちり	麻黄，葛根，桂枝，芍薬，甘草，大棗，生姜
	桂枝二越婢一湯（桂枝湯＋越婢加朮湯）	＋		麻黄，石膏，桂枝，芍薬，甘草，大棗，生姜
	桂麻各半湯（桂枝湯＋麻黄湯）	＋		麻黄，桃仁，桂枝，芍薬，甘草，大棗，生姜
	小青竜湯	＋		麻黄，芍薬，乾姜，甘草，桂枝，細辛，五味子，半夏
弱々しいタイプ ↓	桂枝加葛根湯	＋＋	弱々しい	葛根，桂枝，芍薬，甘草，大棗，生姜
	桂枝湯	＋＋	弱々しい	桂枝，芍薬，甘草，大棗，生姜
	桂枝加桂湯	＋＋	弱々しい	桂枝（増量），芍薬，甘草，大棗，生姜

体力により（がっちり～弱々しい）風邪の初期の薬はいろいろである．

（三潴忠道：はじめての漢方診療十五話．医学書院，2005より改変）

も同じ量のPL顆粒®」などという処方よりも，1800年前の処方のほうがはるかに細分化されていた．

表1の上段と中段の6つは麻黄が飲める人用である（今はエキス剤がある麻黄附子細辛湯(127)も風邪に使用している．これは麻黄剤だが，小青竜湯(19)より，虚証用，つまり一番マイルドな麻黄剤として使用している．傷寒論では少陰病の薬として分類されているので**表1**には含めていない）．麻黄が含まれていないエキスの風邪薬としては香蘇散(70)が頻用されている．麻黄が飲めない高齢者や虚弱な若い女性などに愛用してもらっている（900年ぐらい前の宋の時代に書かれた『和剤局方』に登場するのでこれも**表1**に含めていない）．実際，がっちりタイプの処方には麻黄が入っている．桂枝二越婢一湯にも麻黄が入っているし，桂麻各半湯，小青竜湯(19)にも麻黄が入っている．だから，上段3つは麻黄がたくさん飲める人，中段3つは麻黄が普通に飲める人，下段3つは麻黄が全然飲めない人というイメージでよい．下段の3つは麻黄が入っていない．こんなふうに麻黄によって薬を分けている．実証の特徴を多く満たす人は麻黄が飲める可能性が高い．虚証の可能性を多く満たす人は飲めない可能性が高いというだけであり，結論は飲ませてみなければわからない．

このように風邪薬に対し，実証と虚証，体のがっちり～弱々しいの軸が1つできた．

時間経過が2番目に大切

もう1つの軸は，症状の経過という軸である．私はPL顆粒®の場合，患者さんにも自分にも，風邪のひき始めで喉がちくちくっとしてもPL顆粒®，ひいてから1日2日たってもPL顆粒®，4日たっていても1週間たっていても，いつでもPL顆粒®，いつ風邪をひいてもそんな処方をしていたのである．ところが，漢方薬の場合には急性期，亜急性期，慢性期と分けられている．

これが**図2**である．縦軸には，がっちり～弱々しいというのが必ず1本ある．横軸に病気の時期がある（急性期，亜急性期，慢性期）．すると，その二次元のところに病気の時期によって違う漢方薬がみつかる．

ところが，芍薬甘草湯(68)では，がっちり～弱々しいもないし，病気の時期もなかったのはなぜかというと，芍薬甘草湯(68)は全部カバー，つまり，弱々しい人もがっちりした人も全員に有効であるからだ．病気の時期からみても，昨日起こったこむら返りも，10年前から時々起こっているというこむら返りも，すべてカバーしてしまう（**図3**）．しかし，こういう漢方薬はそんなに多くはない．風邪の例のようにいろいろな処方をする漢方薬もある．

そしてキーワードで処方を

次の疑問は，風邪だっていろいろな症状，例えば鼻水が出る風邪，熱が高い風邪，咳も出る風邪があるがどうするかということである．以前はどうしたかというと，まず PL 顆粒®を出し，鼻水が出れば抗アレルギー剤追加，熱が高ければ解熱剤追加，咳が出れば咳止め，PL 顆粒®をベースにこんなことをしていた．

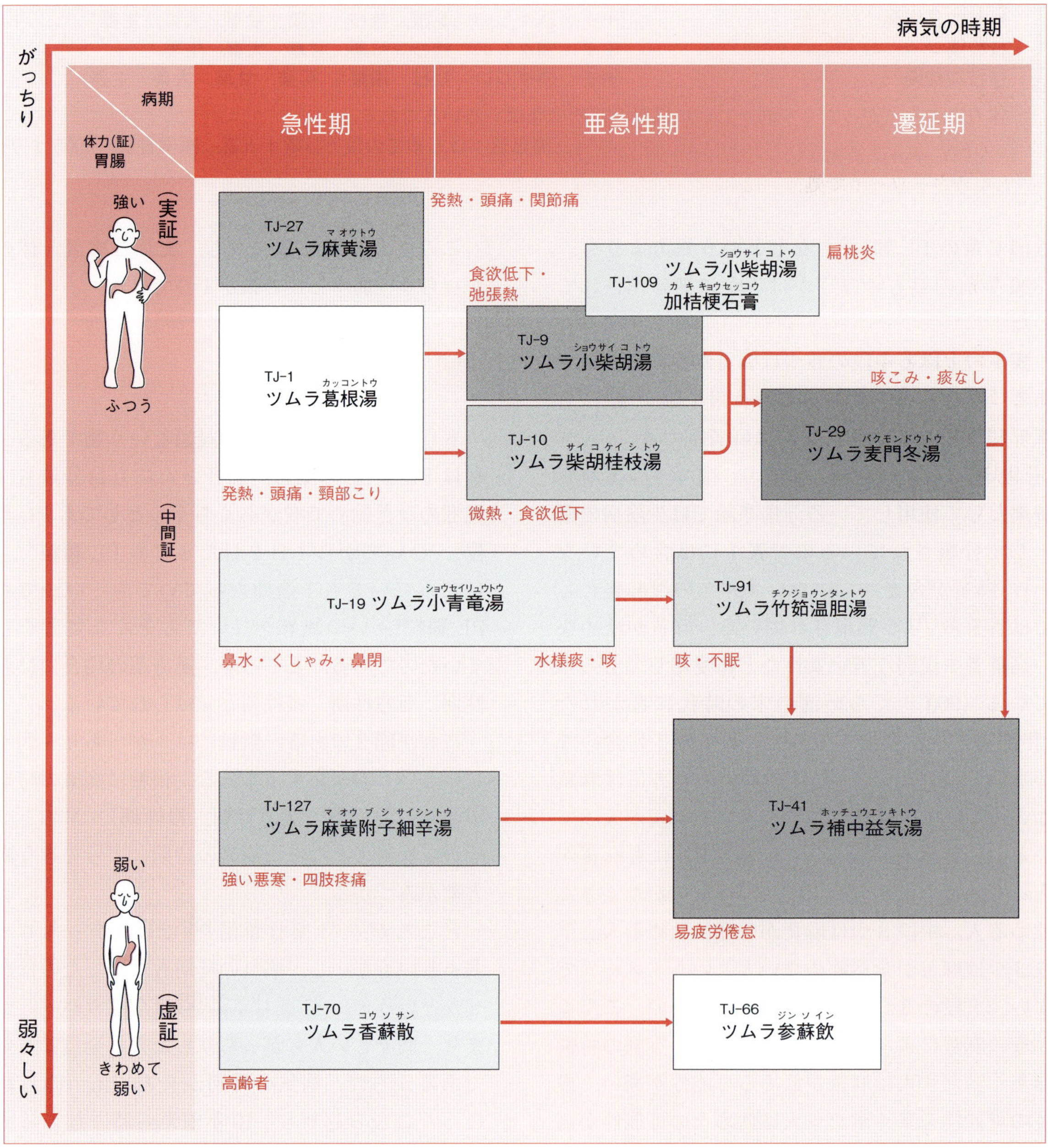

図 2　風邪の処方方法の図
（松田邦夫 監修：漢方治療 ABC シリーズ疾患別漢方処方運用シート．ツムラより改変）

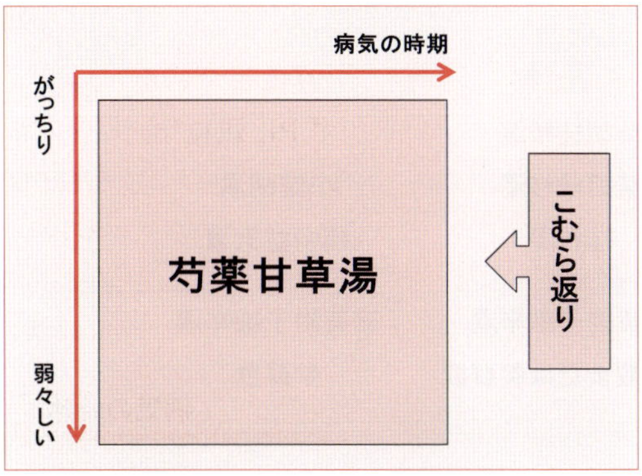

図3　幅広くカバーする漢方薬もある（こむら返りの例）
芍薬甘草湯は横軸と縦軸に関係なく，病名というキーワードで処方可能.

漢方薬は，基本的に1剤で処方するのが原則である．だから，いろいろな症状によってどれを処方するかを決める．いろいろな症状，そういう訴えをこれから述べるが，簡単には，我々がいま臨床で知っているいろいろなキーワードが，第3番目の軸になる．そうすると，縦軸にがっちり～弱々しい（虚実）と，横軸に病気の時期があって，かつ，いろいろなキーワードがその薬のそばに入っているのを見てほしい（**図2**）．例えば小青竜湯⑲は鼻水や鼻閉と記載がある．虚実でみれば，ちょうど中央であるが，少し実証寄りであっても小青竜湯⑲でカバーすることは問題ない．必ずこれという場合にはその処方に決まるが，どっちつかずの場合はより可能性が高そうな処方を自分の経験を基に出していけば，そんなに問題はない．このように漢方薬というのはわかりやすい場合にはあまり問題ないのであるが，どっちかわからないというケースが度々ある．そんなときはより適当と思われる漢方薬を選ぶしかない．風邪の場合は，急性疾患にて上手く当たらないと長引いてしまうので残念な結果となる．しかし，慢性期で今の西洋医学で治らないと言われている患者さんに処方するのであれば，効かない時は次の漢方薬を，それでも効かない時は次の漢方薬を処方すればよいだけである．西洋薬剤で治らないと言われているのなら，可能性があれば患者さんはいくらでもついてきてくれる．

> **POINT**
> **「○○加○○湯」が意味すること**
> 桂枝加葛根湯というのは，桂枝湯㊺に葛根が入っている．葛根湯①に桂枝が入っているのではない．○○加○○湯というのは，湯は手前に付くため，桂枝湯㊺に葛根が入ったものだというように理解してほしい．桂枝加桂湯というのは桂枝湯㊺に，より多く桂枝が入っている．

我が家の風邪用漢方薬

我が家に常備している漢方薬を紹介しよう．我が家は私，妻，母，6歳の娘の4人家族である．基本的に子どもは実証で麻黄をたくさん飲める．年をとってくると，麻黄は飲めなくなってくる．私は少し実証，家内は中間～少し虚証で，母はとても虚証．つまり我が家には上から下に実証から虚証まで並んでいるということである．

そうするとそれぞれの風邪薬は，娘が風邪をひけば麻黄湯㉗，私は葛根湯①，家内は麻黄附子細辛湯(127)で，母は香蘇散(70)を飲む（**表2**）．

数日たつと麻黄湯㉗や葛根湯①の後は柴胡桂枝湯⑩になる．傷寒論には桂麻各半湯と記載があるが，桂枝湯㊺と麻黄湯㉗を半分にして飲むのが面倒なときは柴胡桂枝湯⑩を飲んでいる．麻黄附子細辛湯(127)単独で少し時期がたてば桂枝湯㊺と麻黄附子細辛湯(127)に，慢性期には補中益気湯㊶に麻黄附子細辛湯(127)を加えている．咳がメインとなると小柴胡湯⑨に麻杏甘石湯(55)を加えている．香蘇散(70)のあとは参蘇飲(66)を処方している．（このようなよくある事例に使える「領域別漢方薬治療入門処方」を6時限目に後述するので，ぜひ覚えてほしい．）

表 2　わが家の風邪用漢方薬

	急性期	悪急性期	慢性期
娘――――超実証	麻黄湯	柴胡桂枝湯	―
著者――実証	葛根湯	柴胡桂枝湯	小柴胡湯
妻――――中間～やや虚証	麻黄附子細辛湯	桂枝湯 ＋ 麻黄附子細辛湯	補中益気湯 ＋ 麻黄附子細辛湯
母――――超虚証	香蘇散	香蘇散または参蘇飲	参蘇飲

結局は，人は年をとるにつれて，麻黄湯㉗から葛根湯①になり，いずれ麻黄附子細辛湯(127)，そして香蘇散(70)になっていく．

私の風邪の成功例

では風邪はどう治すか．これは私の典型的な経過であるが，まず，ぞくぞくっとして発熱し，いわゆる「風邪ひいたかな」というイメージになると葛根湯①を飲む．葛根湯①（お湯に溶かして）を飲み，できれば布団に入る．布団に入る理由は，じわーっと汗をかかせるためである．仕事がある時は 1 枚多く着て温かくする．このじわーっと汗をかかせるというのが一番大事で，汗が出るまで葛根湯①を飲む．葛根湯①は 1 日 3 包が基本であるが，6 包ぐらい飲んでも大丈夫である．患者さんには，3～4 時間おきに，汗が出るまで飲むように話をする．しかし，自分や家族の場合には心配ないので，2 時間おきに飲む．じわーっと汗が出ればしめたもの．すぐに良くなる可能性大である．これで終わりにすることが心もとない場合には，柴胡桂枝湯⑩か，桂麻各半湯（桂枝湯㊺と麻黄湯㉗）を飲むと，すっきりする．ともかく，じわーっと汗を出すような状況にすると，元気になって，すっきり治る．

飲み方は，2 時間おきに汗がじんわりと出るまで飲む．たくさん汗をかかせ過ぎたら負けであり，汗が出ないのも負けである．

母の風邪の失敗例

85 歳の母が風邪をひいたときのことである．高熱ではない．高齢者の風邪は麻黄附子細辛湯(127)であるが，高齢者の風邪にも処方が 2 つあり，比較的体力のある高齢者は麻黄附子細辛湯(127)，本当に元気がない高齢者は香蘇散(70)である．そのことを知ってはいたが，とりあえず手持ちの麻黄附子細辛湯(127)を飲ませたところ，汗を多量にかいて 3 回も下着を取り替えた．次の日は「ぐったりして疲れ切った」と本人は言っている．つまりこれは，麻黄附子細辛湯(127)が強すぎたのである．汗をかかせすぎるとこのようになり，かえって抵抗力が弱って，長引いてしまうことになる．この経験から，高齢者の風邪には香蘇散(70)が効果的であることが実感できた．その後は，香蘇散(70)を飲ませているが全く問題ない．もし発熱と悪寒があれば麻黄附子細辛湯(127)が飲める．

娘の風邪の成功例

娘は，高熱であれば何が起こっても麻黄湯㉗を飲ませていれば心配ない．ただ，微熱で鼻水がメインの場合には小青竜湯⑲のほうが効き，下痢などがメインの風邪は五苓散⑰，なんとなくお腹が痛いといえば小建中湯(99)を飲ませていればよくなる．本人は勝手に，調子が悪いとそれを持ってきて飲むので，子供の頃から飲んでいれば全く問題なく飲めるものである．最初はゼリーに混ぜて飲ませたが，今は普通に口を開けてパーッと飲んでいる．

娘が39℃以上の熱を出した．機嫌は悪くない．機嫌が悪い場合は絶対小児科に行ったほうがよいし，とくに患者さんにはそう説明しないと，漢方で頑張ってしまう間違った人がでる．漢方で頑張るのは，機嫌が悪くない場合だけにしてほしい．

汗が出ていないというのは，子供を抱けばすぐわかる（大人の場合はうなじから手を入れてみて，本当に乾いている場合にはスーッと入っていく．何となく汗っぽいときには，少しひっかかる，手にしめり気を感じるなど）．そして，麻黄湯㉗を3分の1包飲ませるが，正確に3分の1包にはなっていない．いい加減で結構である．娘にはもう夜でこれから寝てしまうときなど，麻黄湯㉗を1包そのまま飲ませている．これで1〜2日で風邪は治る．一応，私は幼稚園児は3分の1，小学生は2分の1，中学生以上は大人と同じ量を使用している．

さて，同じ娘の例で3歳の時である．麻黄湯㉗を飲ませても汗が出ないので，2時間後にまた飲ませ，また2時間後に飲ませたが，それでも汗が出ない．普通は出るはずなので「なにか変だな」と思っているうちに，本人は少し楽になったのか，そのまま寝てしまった．私は「ああ，これは失敗だ」と思った．そしてその夜突然，いつもはしない多量のおねしょをし，熱が下がり，次の朝元気に幼稚園に行ったのである．基本的には汗をじわーっとかかせて熱を下げるのであるが，場合によっては多量のお小水や多量の便で熱が下がることがある．

なお，私の子供がインフルエンザ感染と判明し，小児科医に抗ウイルス薬を勧められれば，当然それを使用し，麻黄湯㉗を併用する．

家内の風邪の失敗例

家内が風邪を引いたときのことである．子供の看病に忙しく，漢方薬を飲む時期を逸した．つまりすでに汗をともなう熱があったのだ．家内はやや虚証にて，通常の風邪薬は麻黄附子細辛湯(127)である．ところがすでに汗は出ていたので，急性期は過ぎていると考え，麻黄附子細辛湯(127)＋桂枝湯㊺とした．これは昔からある桂姜棗草黄辛附湯という処方に近いと言われている．ところが，症状はどんどん悪化する．高熱となり関節痛が現れ，インフルエンザ様症状である．恐る恐るインフルエンザの簡易検査をしてみたところ陰性だった．しかしどんどんと症状は悪化していく．そこでタミフル®を処方し，すでに汗があるにもかかわらず麻黄湯㉗を処方した．翌日の簡易検査でインフルエンザA型と判明．汗がすでに出ていたが，高熱と関節痛があり麻黄湯㉗を続行した．2日後には熱も関節痛も大分よくなったが，今度は咳が主症状となり，小柴胡湯⑨と麻杏甘石湯(55)に変更した．そんなことをしているあいだに7日が経過し，緩解した．後手後手を踏んで，今回は残念ながら1日または2日ですっきりと治るという漢方の理想的経過からほど遠い結果となった．漢方医を自負している自分からすれば敗戦である．ところが家内は「結構よかった」と言ってくれた．7日はかかったが何とか子供の面倒も見れたというのだ．以前のように西洋剤だけで押し通したときの，疲れた不快感はなかったと励ましてくれたのである．

漢方薬を処方することによって病気が悪化することを誤治と言う．一方で正しい処方をしていながら一時的に悪化することを瞑眩という．今回は処方医は誤治と思っていたが，患者の家内は結構よかったと思ってくれた経過だった．

風邪の漢方薬治療

風邪の漢方薬は患者さんを診なければ出せず，きちんと出すためには，実証か虚証か（麻黄が飲めそうかどうか）を診ることが必要であるが，実は電話で患者さんに相談されることもある．テレビのディレクターは結構忙しく，電話で「先生，風邪ひいた．でも，とても休めないし仕事を抜けられない．薬を送ってくれ」と頼んでくる．そういう場合，実証でインフルエンザっぽい人とか，麻黄が全然飲めないようなとても虚弱な人は除き，多くの人に効く風邪薬として，桂枝湯㊺と麻黄附子細辛湯(127)を3日ぐらい飲んでもらった後，桂枝湯㊺を補中益気湯㊶に替えて麻黄附子細辛湯(127)と一緒に飲んでもらう．つまり，麻黄附子細辛湯(127)を1週間分，桂枝湯㊺ 3日分，補中益気湯㊶ 4日分ぐらいを送る．

本当の初期に喉がちくちくっと変な感じがするという風邪がある．それは麻黄附子細辛湯(127)だけでよい．しかし，電話で相談されるときはすでにその時期は過ぎていることが多いため，桂枝湯㊺＋麻黄附子細辛湯(127)を2〜3日飲んでもらい，その後補中益気湯㊶＋麻黄附子細辛湯(127)を，患者さんを診なくても電話対応で処方して，感謝されることが多い．

咳がメインで長引き「いや，先生，もう風邪ひいていて咳が止まらない．つらくて，つらくて」という場合には，小柴胡湯⑨と麻杏甘石湯(55)を出して喜ばれている．

大塚先生曰く

病人を診断して病人を治療する

大塚先生が「病気を診るのではなくて病人を診るのです．西洋医学のほうでは病人を診察しまして，これこれの病気であると診断する，言い換えると病人と病気を分けて，病名をつけて，病名によって治療いたします．ところが，漢方では，病人と病気が1つで，病人と病気を区別しない．病人を診断して，病人を治療するわけです．つまり，漢方では，病名よりも個人差というものを非常に重く見ております．同じ病気でも，体質が違えば症状が違う，症状が違えば治療法が変わってくる．同一の病名がついても治療法は，病人それぞれに違うのです．西洋医学では，病名が同じなら治療法はそんなに違いません」と述べている．

葛根湯は風邪に効くの？

さて，葛根湯①は，約1800年前の記述に，「太陽病，項背強几几，無汗悪風，葛根湯主之」と記載されている．「主之（これをつかさどる）」というのは「これで決まり」という意味である．大切なキーワードは「無汗（汗なく）」だ．汗があるとあまり効かない．だから汗が出るまで葛根湯①を飲んで，じわーっと汗が出たら，桂麻各半湯にしなさいと傷寒論には書かれている．

葛根湯①は汗が出たあとではあまり効かないので，通常患者さんに出すことは少ない．医療従事者，家族，自分が一番のターゲットで，葛根湯①のすばらしさを体感できる．よく患者さんは，「漢方飲むかい？」と言うと「私は葛根湯①が効かなかった」と言うが，通常患者さんが葛根湯①を買いに行こうと思うときにはすでに1日2日たっているため，葛根湯①がそんなにてきめんに効くことはない．

漢方では熱を下げるというイメージはない．あえて熱は下げる必要がないのである．ともかくある程度熱が必要で，じわじわーっと汗をかくのがよい．多量に汗をかくと熱が下がるが，次の日にはかえって疲れて治った感じがなく，しかも風邪を引きずりがちになる．じわじわーっと汗を出すというキーワードが，風邪には必要であろう．

繰り返すが，風邪は結局，①縦軸のがっちり〜弱々しいという軸，②横軸の時期，③キーワードの3つで処方する．

つまり風邪の場合，西洋医学ではPL顆粒®を処方するが，それに引き替え漢方では，実証の人は汗はかかない．本当に弱い人は，熱が出る前に汗をかく．そういうことを知り，体質が違えば症状が違うということを含めて治療法を変える．

うさんくさい漢方理論

さて，漢方薬の打率を上げるためにどうするか．

漢方薬も，病名や症状で処方することはできる．いくら打率を上げようと思っても100%になることはない．名医でさえ転方といって，この薬は効かないと思えば，こっちの薬と変える方法をとっており，どれだけの勉強を積んでも打率は最初の1剤で100%とはならない．だから我々も最初から100%は無理なことであるが，でも打率を上げる努力をしたい．

打率は漢方理論に基づいて漢方薬を使うことで上げるのだが，漢方理論をうさんくさく感じる人も多いだろう．はるか昔にできあがった理論ということを考えれば確かにうさんくさい．だが，今の医学で治らない症状や病気を診るとき，西洋医学の引き出しを使って治らないのだから，多少うさんくさくても新しい切り口は魅力である．うさんくさくても効けばいいわけで，効くということについては動物実験と臨床実験（開講前）で述べた通りである．

うさんくさい漢方理論にもいろいろなものがある．いろいろな漢方理論を駆使して，結局は患者さんの今の訴えや症状とそれを治す薬をよい打率で結びつけたい，ただそれだけである．もちろん打率が高いほうがよいのであるが，それでも打率100%にはならない．打率が低くても明日から使ってみてほしい．患者さんには「私が漢方を好きなだけで，まだ名医ではない」と言って，「でもあなたは困っているでしょう．だから漢方薬はたくさんあるし，いつか合う薬は見つかるから，できるかぎり打率が高くなるように出すけれども，1回，2回，効かなくてもちゃんとついてきてね」と，そんな話をすれば西洋医学では治らず困っているため，ついてきてくれる人が多い．

漢方理論と実証・虚証

さて，いかにもうさんくさい漢方理論だが，昔の人の知恵の集積である．処方から有効な病態を見つけていった知恵である．漢方理論としては，

① 虚実（きょじつ）
② 陰陽（いんよう）
③ 寒熱（かんねつ）
④ 六病位（ろくびょうい）
⑤ 表裏（ひょうり）
⑥ 気血水（きけつすい）
⑦ 薬剤から
⑧ 五臓理論（ごぞうりろん）
⑨ 腹診（ふくしん），舌診（ぜっしん），脈診（みゃくしん）

などがある．

大塚先生曰く

漢方にもサイエンスを

大塚先生は「東洋医学の実利主義は治りさえすればよい．治すためには手段を選ばない」と述べている．そのとおりで，そのため「東洋医学では臨床から独立した基礎医学は存在していない」のである．ともかく右と左を結ぶための方便，つまりこの訴えを治すにはこの薬がいいだろうという理論である．大塚先生は「病人にとっては，病気を治してくれる医者が名医であり，その技術が尊いのだ」とこういうことも述べており，ただ，「けれども医学の研究はなぜ治るかの追求が大切である．東洋医学ではいままでなぜ治るかの追究が稀薄であった．これからの研究はこの点に重点が置かれなければいけない」とも指摘している．我々の世代は漢方にサイエンスを取り入れて，しっかりと漢方のすばらしさを科学的に訴える必要があるし，その努力をしなければならない．

大塚先生はいまから30年以上も前にこんなメッセージを送っていたことになる．しかし残念ながら，そこに十分な労力が払われてこなかった．もっとしっかり漢方の魅力を伝えていかないと，漢方やビタミン剤や湿布剤は一緒だから，医療保険から切ってしまえなどという，ある意味間違った認識をされてしまう．

虚実は再度確認すると，実証は麻黄が飲め，虚証は飲めない．これが大切であり，第1のベクトルである（**図4**）．芍薬甘草湯㊳のように虚実に関係なく出せる薬もある．

実証というのは麻黄が飲めるという意味で，つまり消化機能がよいので，当帰も地黄，石膏，いわゆる胃にもたれる生薬を含んだ漢方薬がみんな使える．がっちりしていて，闘病力もある．したがって実証という人は比較的いろいろな漢方薬が使え，本人の闘病力も強いためよく治る．極論すれば漢方薬を使用しなくても治るのかもしれない．そういう人にとっての漢方薬は闘病期間を短くしているのであろう．

次に，虚証の場合であるが，基本的に使用できる漢方薬が少なくなる．麻黄，地黄，石膏，当帰を含む漢方薬は使えない可能性がある．麻黄が飲めなくても当帰は飲めるという人は結構いるが，ともかく消化機能が弱い可能性が高い．こういう場合は，投げられる球（飲める漢方薬）で治療する方法と，漢方的な1つの知恵である「補剤」で補うという治療法とがある．非常に漢方らしい治療法の1つだろうと思う．漢方らしい薬を挙げろと言われれば，補剤と駆瘀血剤という2剤である．補って元気をつけるということは，治る経過がゆっくりであるということで，まず土台を治し，それからゆっくり治そう，だから焦らずにゆっく

MEMO

実証であることが病気のことも

この本では麻黄が飲める状態を「実」と定義している．すると実は虚よりも治療しやすく，健康そうに思えるが「邪実」という言葉も使われる．過ぎた実は取り除こうというもので「瀉法」とも言われている．1つの考え方であるため方便として理解してほしい．

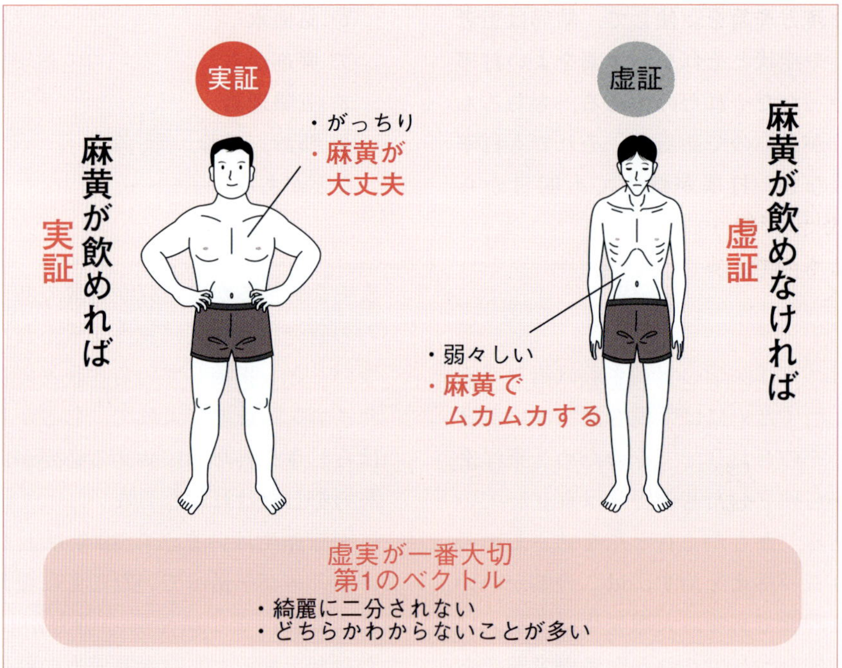

図4　虚実のみかた

虚実は消化機能を示す．麻黄が飲めない人は，当帰，地黄，石膏なども使いにくい．（松田邦夫，稲木一元：体質の鑑別．漢方治療の ABC：日本医師会雑誌臨時増刊号 108(5)：日本医師会 編，1992 より一部引用）

表3　虚実別での治療方法

	実証	虚証
使用できる漢方薬	いろいろな漢方薬が使用可能.	①飲める漢方薬でがんばる. ②将来飲める漢方薬が増えるように補う. ＝補剤を使用
経過	よくなる経過は早い.	よくなる経過はゆっくり. 焦らずに治療する.

り治療する，ということになる（**表3**）.

補剤の例で言うと，例えば，不妊の特効薬である当帰芍薬散㉓には当帰が入っている．当帰はまれに胃がもたれる．通常は平気だけれど，本当に虚証の人は飲めない．当帰芍薬散㉓は少し虚証用の薬で通常の虚証は飲めるのだが，本当に胃腸の弱い人は飲めない．その場合，六君子湯㊸のような薬でまず胃腸を整え，当帰芍薬散㉓を飲めるようにする．

このように，虚証や実証というのは相対的なものであり，実際，当帰芍薬散㉓は，虚証の薬である．これは桂枝茯苓丸㉕に比べると虚証という意味である．しかし当帰芍薬散㉓も飲めない人がいる．それは当帰では胃にもたれ，もっと弱い薬，六君子湯㊸で補うという意味だ．いつも漢方は相対的なもので，実証，虚証も相対的なものと考えるとわかりやすいだろう．

補剤の代表は参耆剤である．朝鮮人参の「参」と黄耆の「耆」，これで参耆剤と言い，これが補剤のなかの大きな括りになっている（**表4**）.

参耆剤は，地黄があるものとないものに分けて考えると理解しやすい．地黄は人によってはこれも胃がもたれる．つまりものすごく虚証の人は飲めない可能性があるので，参耆剤の中でも地黄がある十全大補湯㊽，人参養栄湯(108)，大防風湯(97)というのが飲めないときには，地黄なしの薬にしたほうが飲める可能性が高い．ツムラエキス剤で地黄がない参耆剤は補中益気湯㊶，帰脾湯(65)，加味帰脾湯(137)，半夏白朮天麻湯㊲，清暑益気湯(136)，当帰湯(102)，清心蓮子飲(111)である．

黄耆がなく人参だけの薬では，六君子湯㊸や四君子湯(75)が補剤として分類される．

陰陽・寒熱とはなにか

陰陽とは，今でいう基礎代謝である．病気で考えてみれば，陽というのは甲状腺機能亢進症であり，陰というのは甲状腺機能低下症のイメージがわかりやすい．陰陽はある意味寒熱である（陽は熱，陰は寒い）．後で述べるが，陽の場合には冷やす薬，陰の場合には温める薬が必要になってくる（**表5**）.

表4　参耆剤の例（イメージはユンケル黄帝液）

参耆剤（地黄あり）	
十全大補湯	ユンケル黄帝液の「貧血・体力低下」バージョン
人参養栄湯	ユンケル黄帝液の「肺疾患」バージョン
大防風湯	ユンケル黄帝液の「リウマチ様訴え」バージョン
参耆剤（地黄なし）	
補中益気湯	ユンケル黄帝液の「気力低下」バージョン
半夏白朮天麻湯	ユンケル黄帝液の「めまい・低血圧」バージョン
清暑益気湯	ユンケル黄帝液の「夏ばて」バージョン
当帰湯	ユンケル黄帝液の「胸部の痛み」バージョン
清心蓮子飲	ユンケル黄帝液の「泌尿器科の訴え」バージョン
加味帰脾湯	ユンケル黄帝液の「不眠」バージョン
帰脾湯	同上

表5　陰陽の考え方

●人で例えると，
陽は　子供
陰は　高齢者
●病気で例えると
陽は　甲状腺機能亢進症
陰は　甲状腺機能低下症
●陰陽とは，基礎代謝と考える
陰証の漢方薬は体を温める生薬（附子が代表）を含む．（八味地黄丸，牛車腎気丸，真武湯，麻黄附子細辛湯）

●寒熱を推測する

	自覚症状	顔色	舌苔	口渇	尿の色	便臭
寒	冷える	蒼白	湿潤	少ない	透明	乏しい
熱	ほてる	赤色	乾燥	強い	濃黄色	強い

「陰証は寒が主であり，陽証は熱が主である」
温度計のない時代の概念であるため，体温計の温度とは比例しない．

寒熱　≒　陰陽

●処方から考える

附子剤（温める薬）が有効な状態 ➡ 寒
石膏剤（冷やす薬）が有効な状態 ➡ 熱

冷やす薬：石膏，黄連，知母，黄柏，黄芩，山梔子，大黄，地黄など
温める薬：附子，乾姜，細辛，桂枝，山椒，当帰，川芎など

図5　寒熱とは

次に寒熱について述べる．昔から寒証の自覚症状は冷える，顔色は青い，舌は湿っている，口渇は少ない，尿が透明，便が臭くないなどと言われ，熱証はその反対として考えられている．温度計がない時代になぜこんなことを考えたかというと，漢方の実利主義で，冷やして治る病気を熱証としたのである．反対に温めて治る病気を寒証とした（**図5**）．

したがって，ともかくいろいろな病気があるが，その中には冷やして治る病気も，温めて治る病気もある．そういう病気の多くは，例えば温めて治る病気は自覚症状が冷えている，顔が白い，舌が濡れている，喉が渇かない，そういう病気のことが多いということである．体温計での定義は漢方では全く意味がない．なぜなら例えば38～39℃あっても，悪寒戦慄がして寒いときは毛布をかける．つまりそういう状態というのは寒証で，38℃以上の熱があっても毛布がほしい，温めてほしいという状態があることは誰でも知っている．体温計とは関係なく，温めてよくなる状態が寒，冷やしてよくなる状態が熱というふうに理解をすればわかりやすい．

温める代表的薬は附子（ぶし）や乾姜（かんきょう）である．附子（ぶし）が効けば寒証と理解しよう．石膏（せっこう）や黄連（おうれん）で冷やせばよいのが熱証と理解しよう．後述の漢方薬の使用のしかた，ヒント（p 75）でも述べるが，「お風呂に入って楽になるのかい？」と患者さんに聞いて，「はい，楽になりますよ」と言えば，温める，つまり附子（ぶし）などを含む温める薬を出してみようかなと思えばよい．「お風呂に入ったら，もう湿疹がひどくなって」と言う場合は石膏（せっこう）や黄連（おうれん）などを含む冷やす薬で冷やせばよい，このように漢方の実利主義で効果を試してもらいたい（**図5**）．

六病位（ろくびょうい）とはなにか

六病位（ろくびょうい）は，時間経過のことであり，急性，亜急性，慢性の第2のベクトルを意味する．なぜ「6」がついているかというと，昔は病気の経過を6つに分けて考えられていたことによる．最初は太陽病，少陽病，陽明病になり，それを陽病と呼び，残りを陰病として，太陰病，少陰病，厥陰病と呼ぶ．その6つの経過で進行すると考えられていた．そして太陽病のときには多くは脈が浮いたり，うなじがこわばったり，悪寒がしたりする．このように考えられていた．そして多くの急性疾患が同じような経過をたどり，6つの経過で進むと考え，ある時には慢性疾患にも同じ時間概念を

応用した．

昔は原因がわからないなりに，多くの病気の経過がこうなることが多いと考えられていて，これは現在から顧みれば，腸チフスの経過だろうと言われている．大切なことは，時間経過という考え方である．六病位のそれぞれの特徴は**表6**のように記載されている．最初は太陰病，少陰病，厥陰病をまとめて陰病として理解すれば十分である．

表裏とはなにか

時間経過とは別に，表裏という言葉を使うときがある．病気が表面から内側に進行するという考え方である．六病位でいうところの最初の太陽病は病気の原因が体の表面にあるが，少陽病になると少し体の内側に入り，陽明病では消化管という「裏」に入る，つまり本当に体の内側に入ってしまうと考えていた．

東洋医学，漢方医学は実利主義で，ただただ治すために，処方と症状や訴えを結び，そしてその間を一生懸命理論的につなごうとした．表裏も治すための理論の1つである．これは治すことに意味があり，表証，半表半裏，裏証と言われている（**図6**）．

昔は表証の病気といえば，汗をかかせれば治るものとされていた．つまりインフルエンザとか，風邪はじわーっと汗をかかせればよいということである．そして本当に裏に入ったら，病気は消化管に入っていると考えられ，吐かせるか，下すか，となる．半表半裏は，表でもなく裏でもないので，汗をかかせてもだめだし，下すこともできないから柴胡剤で中和することになる．半表半裏に入った少陽病の病気の多くには柴胡という薬が入っている．柴胡と黄芩という薬が入っている柴胡剤で多くはよくなるという経験の集積があった．

したがって，表から裏に病気が入り，そして熱いほうから寒いほうに行く（急性から慢性に行く）というのは，それぞれに対応していることになる．急性期の病は表で陽病，そして慢性期の病

表6　六病位とは

	六病位	症状	代表処方
陽病	太陽病	脈が浮いて，頭や項が痛く，悪寒がする	桂枝湯 麻黄湯 葛根湯
	少陽病	口が苦く喉が渇き，めまいがする	柴胡剤
	陽命病	（熱があり）腹が張り，便秘する	大承気湯
陰病	太陰病	腹が張り，吐くことがあり，食べたものが下がらず，下痢し，腹が痛くなるが，下剤を使ってはいけない	桂枝加芍薬湯
	少陰病	脈が細く，ただただ寝ている	真武湯 麻黄附子細辛湯 八味地黄丸 牛車腎気丸
	厥陰病	極端に体力がなく，冷たい状態 （私はご臨終の手前と理解している）	茯苓四逆湯 （≒真武湯＋人参湯）

時間経過＝第2のベクトルと考えることが大切．

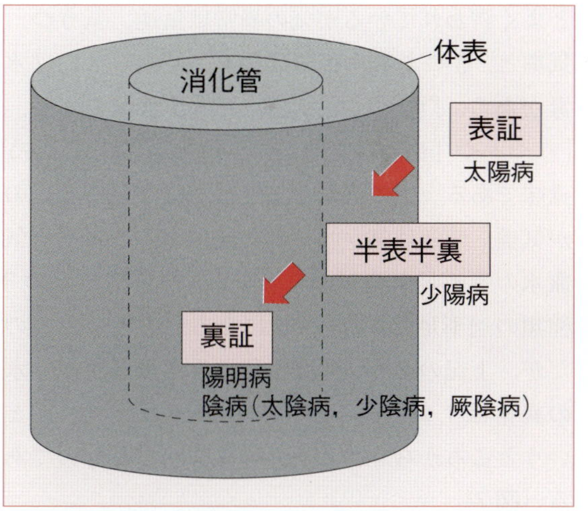

図6　表裏とは何か

病気は表面から内面に進行していくと考えていた．病気の原因が表にあれば発汗．病気の原因が裏にあれば吐下剤．半表半裏は和解剤（柴胡剤）を用いる．

気は裏に入って陰病となる．そのようなことをいろいろと漢方の専門の先生は漢方用語を使って話すが，なかなか簡単には理解できない．初心者はもしも疑問に思っても，わからないことはパスして，わかることだけをいいとこ取りして使っていくと，早く漢方が使えるようになる．

MEMO

下剤の良し悪し

陽明病に対する治療は下すことである．承気湯類で便通をつけるのである．陰病は裏であるが，下すとかえって悪化すると言われている．陰病の基本的薬剤は真武湯㉚（附子を含む温める薬の代表）と考えておくとよい．

気血水とはなにか

重要な漢方理論，気血水について述べる．気，血，水なんて聞いただけでうさんくさくて嫌になるかもしれない．気血水の過不足が病気の原因だとよく言われているが気の異常は気逆，気うつ，気虚と，3つある．血には血虚，瘀血．水には水毒がある．「虚」は足らないという意味であり，「うつ」や「瘀」はたまっている（多い）という意味である．気の過剰が気うつ，気が足らないのが気虚，気逆は気がパーッと頭に上る．本当に気血水の過不足が病気の原因なら，気，血，水の3種類の過不足で，2，2，2になるだろうと思うのだが，上記のように実際は気の異常は3つで，水の異常は1つである．10年前の私は3，2，1というところからうさんくさい感じがしたものである（**図**7）．

実際に気というのが重要であることはいずれ理解できる．なぜなら病気を治すために気血水理論を使うと，けっこう治ることがあるのである．このようなことを言うと怒られるかもしれないが，これは病気を治すための方便と考えてほしい．

3	:	2	:	1
気逆		血虚		水毒
気うつ		瘀血		
気虚				

図7　気血水理論

気血水説は，体の自律神経機能を調え，新陳代謝を活発にし，精神および肉体の面で滞ったところをなくし，全体として調和を回復させるというもの．（松田邦夫，稲木一元：臨床医のための漢方．カレントテラピー，東京，1987を参考に作成）

POINT

気血水は始めから定義しなくてよい

「気」「血」「水」を最初から定義することは不要である．「気逆」「気うつ」「気虚」「血虚」「瘀血」「水毒」のなんとなくの概念に親しめばよい．そして近い将来，自分なりの「気」「血」「水」観を作りあげればよいのである．そしてそれは上達に従って変化してもよいと考える．私は，「気」「血」「水」の定義で足踏みするのは時間の無駄と思っている．

気虚

気虚というのは，元気がない，倦怠感がある，疲れやすい，食欲不振，日中から眠い，ということを言う人，**図**8のような，気合いがなさそうな人のことである．「あの患者さん，軍隊に行けば治るよな」というような人がいるが，そういう人は参耆剤（**表**4），人参，黄耆が入っている薬や，四君子湯㊐75，六君子湯㊸などが有効であることが昔から知られている．あえて気の定義からは入らず，人参，黄耆や四君子湯75が有効な状態が気虚だと考えればよい．これも実利主義である．そうすると「ああいう状態」というイメージをつかむことができる．

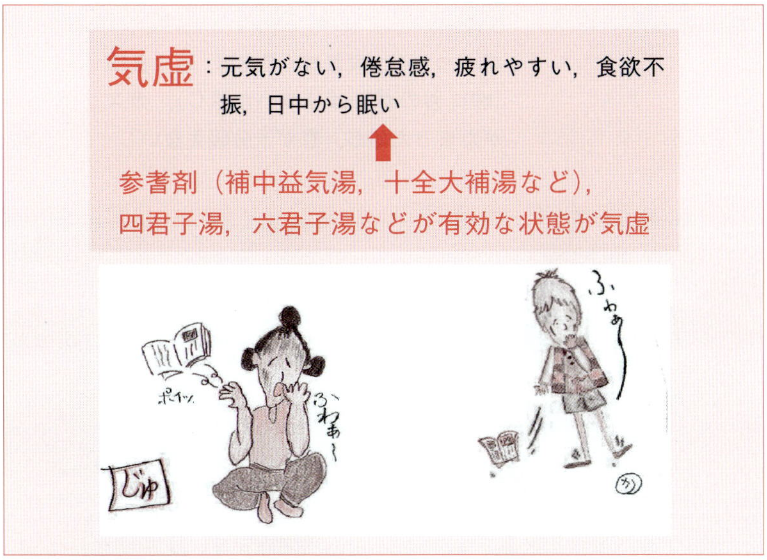
気虚：元気がない，倦怠感，疲れやすい，食欲不振，日中から眠い
参耆剤（補中益気湯，十全大補湯など），
四君子湯，六君子湯などが有効な状態が気虚

図 8　気虚とは
「気合いがなさそう」で補中益気湯が効くことがある状態.

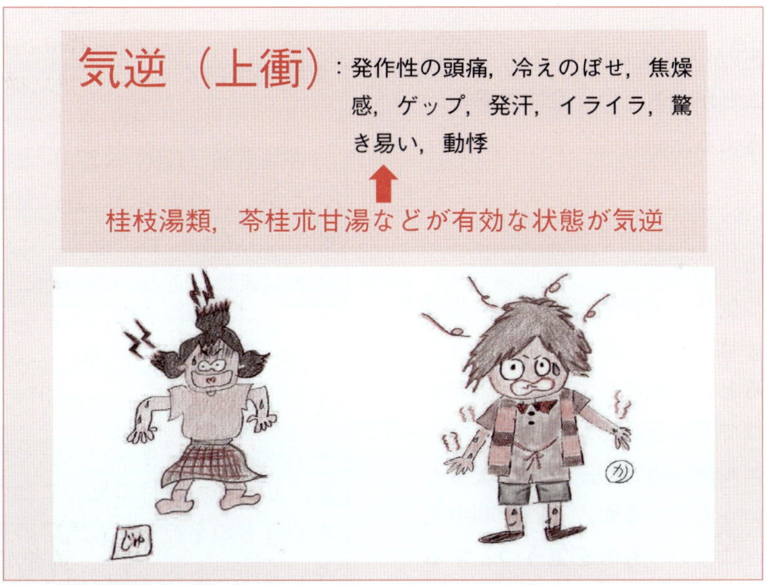
気逆（上衝）：発作性の頭痛，冷えのぼせ，焦燥感，ゲップ，発汗，イライラ，驚き易い，動悸
桂枝湯類，苓桂朮甘湯などが有効な状態が気逆

図 9　気逆（上衝）とは
「ヒステリーのよう」で桂枝湯類が効くことがある状態.

気逆

気逆（別名：上衝）は，発作性の頭痛，冷えやのぼせ，焦躁感，ゲップ，発汗，イライラ，驚きやすいなど．イメージでは，「あの人ヒステリーっぽいよな」という人がいる（**図 9**）．このヒステリーは厳密な意味での医学用語ではなく，日常会話のヒステリーである．そして，そういう

気うつ：抑うつ気分，頭冒感，不安感，咽中炙臠（喉にものがへばりついた感じ），ガスがたまった感じ，息が十分吸えない

↑

半夏厚朴湯，香蘇散，柴朴湯などが有効な状態が気うつ

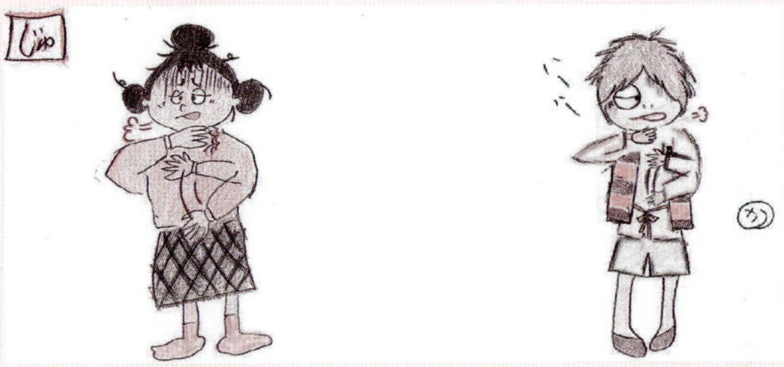

図 10　気うつとは

「気分が晴れないよう」で半夏厚朴湯が効くことがある状態.

人の多くが桂枝湯㊺が入っているものや，苓桂朮甘湯㊴で治ることがあるという意味である．これも実利主義で考える．

気うつ

気うつは，抑うつ気分，頭冒感，不安感，胸脇苦満，腹脹，お腹が張っている，咽中炙臠（あぶった肉が喉にいるという意味）である．患者さんに「自分のことばでどんな感じか言ってみて」と言うと，喉にカエルがいるとか，喉が詰まるとか，気道が狭いという人がいるが，それを咽中炙臠と表現している．こういうものを気うつとする．イメージとしては「息が詰まるような感じの人」，「気分が晴れない感じの人」と理解する（**図 10**）．診察室が何か暗くなってくるような人で，そういう人の多くは，香蘇散⑳や半夏厚朴湯⑯や柴朴湯㊱が効くということ，つまりそういう薬が効く状態を気うつと定義すれば，いろいろとよくわからないものが羅列してあっても納得できる．あえて気の定義を考えなくてもよいのである．

大塚先生曰く

「気」は不要だ～吉益東洞～

吉益東洞（1702～1773）という古方の大家がいたが，この東洞は，目に見えないものは一切相手にしない，目で見ることのできないものは医の対象にならないということを訴えたのである．この時代にこういうことをいったということは，まず素晴らしいことで，見方によっては非常に卓見であり，要するに今日の医学と同じように，実証できないものを否定したわけである．したがって目で見ることのできない「気」というものを否定し，陰陽の気は医者には用のないものである，人の命も目で見ることができないので，医者の関係することではなくて，天の司るところであり，天命であるということを唱えたのであった．

血虚：貧血様症状，皮膚粘膜の乾燥，全身の栄養障害，集中力の低下

- ●症状：生理痛，過少月経，生理不順，かすみ目，全身の冷え，手足のしびれ
- ●随伴症状：不眠，動悸，眩暈
- ●診察：顔色不良，脱毛，羸痩，皮膚の甲錯，筋に攣縮，爪の脆弱化・変形

↑

四物湯類（十全大補湯，芎帰膠艾湯，四物湯，当帰飲子，大防風湯など）が有効な状態が血虚

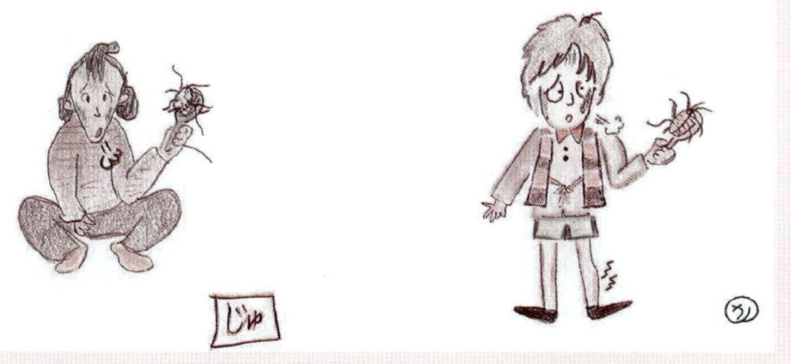

図 11　血虚とは
「栄養失調もどき」で四物湯類が効くことがある状態.

血虚

次に，血について説明する．血の異常には血虚，瘀血の２つある．血虚というのは貧血，貧血様症状，皮膚粘膜および全身の栄養障害などだが，これは，「何か皮膚がかさかさして栄養障害っぽい人」である（**図 11**）．そういう人を血虚と表現して，四物湯類（当帰，芍薬，川芎，地黄が入っているもの）を処方すると治ることが多い．

血虚の症状はたくさんあるがすべて覚える必要はない．四物湯⑦①が効く状態と覚えればよい．経験を積んでいくうちに，自分なりの血虚観が構築される．血の定義を無理にしなくても，血虚という言葉として理解すれば違和感は少ない．

大塚先生曰く

「気」はやはり重要だ～吉益南涯～

吉益東洞の長男の吉益南涯（1750～1813）をはじめ，多くの門人の中に，目に見えぬものは言わないという東洞の説を継承した者は，だれ一人としていなかった．東洞の医学は東洞一代で終わり，東洞の説を継承する人はなく，南涯は「気血水薬徴」という書物を書き，気の重要性を取り上げている．このことは，東洞が，今の言葉でいうと，漢方を学として体系づけようとしたけれども，そこには非常に無理があったために，やはり漢方は術でなければならないとして，門人や跡とりの息子たちも，やはり父の跡，師匠の跡を継ぐことはできなかったのだった．

瘀血

一方，瘀血はある意味定義のしようがないが，非生理的な血液のうっ滞とも言える．これが最初，私はとても理解しにくかった．しかし，実証では桂枝茯苓丸㉕，桃核承気湯(61)，大黄牡丹皮湯㉝などが効く状態．虚証では当帰芍薬散㉓，当帰建中湯(123)，当帰四逆加呉茱萸生姜湯㊳，温経湯(106)，加味逍遙散㉔などが効く状態．こういうふうに頭の中で定義して，**図 12** のような人というイメージになるだろう．瘀血は漢方的な概念で，だから瘀血から入ると嫌になってしまう．ただ単に駆瘀血剤が効く状態だと理解すればよい（**図 12**）．いずれ，自分の瘀血感が構築される．うさんくさいものをうさんくさい理論で形作ることは，ますますうさんくささを増すものと初学者には映りやすいものだ．

駆瘀血剤を使うと，生理痛，月経過多も生理不順も楽になるという意味である．矛盾があってもこうやって考えるとわかりやすくて治せる．現代医学に瘀血なんていう概念はない代わりに，行き詰まったら，駆瘀血剤が有効なことが多い．有効である漢方薬から気血水を理解すれば違和感が少ないのである．

瘀血：

- ●症状　：生理痛，月経過多，生理不順，口乾
- ●随伴症状：頭痛，不眠，嗜眠，精神不穏，耳鳴，冷え症
- ●診察　：色素沈着，皮膚の甲錯，細絡，紫斑，手掌紅斑，口唇・歯肉の暗紫色化，目のくま，顔面の色素沈着，臍傍の圧痛，舌下静脈の拡張

⬆

駆瘀血剤

実証―桂枝茯苓丸，桃核承気湯，大黄牡丹皮湯

虚証―当帰芍薬散，当帰建中湯，当帰四逆加呉茱萸生姜湯，温経湯，加味逍遙散

などが有効な状態が瘀血

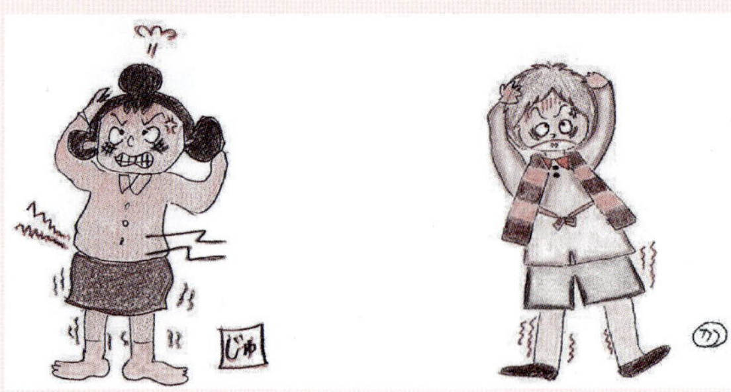

図 12　瘀血とは

「どんな状態でも」駆瘀血剤が効くことがある状態．

水毒

最後に，水毒であるが，なぜ水毒は1個しかないのか．過不足が問題なら，多いと少ないの2つ存在すべきだ．おかしいではないか．しかし，漢方薬から理解すれば納得できる．五苓散⑰は水が多ければ尿を出し，水が体に不足していれば水を保持すると言われている．水の偏りを治すと表現してもよい．五苓散⑰が効く状態を水毒と考えれば，水の異常が1つしかないのも腑におちるであろう（**図13**）．五苓散類を利水剤と考えてもよい．

五苓散⑰が効く状態には，例えば歯痕舌がある．これは，歯のあとが舌の周囲にあることである．もちろん五苓散⑰が効くこともあるが，五苓散⑰が効かない歯痕舌もある．それは当たり前で，五苓散⑰が効くことがある状態というだけで，すべての歯痕舌に五苓散⑰が効くとは言っていないのである．本だけで理解すると漢方は矛盾の宝庫のように思えるが，臨床で実際に漢方薬を使用するときに考えると，その矛盾の意味も何となく理解可能になる（**図13**）．さらに5時限目で説明するが，「怪病は水の変」と言われている．よくわからない，治らない病気は水毒を疑えということである．そうすれば水毒を治療する五苓散⑰類で，乱暴な言い方をすれば，すべての病気が治る可能性もある．

したがって気血水は漢方を使う上ではとてもとても大切である．気が何だ，血が何だ，水が何だと1個1個，初学者のうちは考えないほうがよい．いろいろな先生が気や血や水の定義をしても，そういう捉え方もあるのだ，という視点でついて行こう．水泳で，泳げるようになるまではその理論は考えないのと一緒である．まずは気虚，気逆，

水毒（水滞）：

- 症状　：口渇，尿量の増加・減少，鼻汁，喀痰
- 随伴症状：頭痛，悪心，嘔吐，水瀉性下痢，動悸めまい，耳鳴，全身倦怠感，車酔い，体が重い
- 診察　：浮腫，関節水腫，歯痕舌，胃内停水

⬆

五苓散類 ≒ 利水剤

五苓散，柴苓湯，猪苓湯，小青竜湯，小半夏加茯苓湯，二陳湯，防已黄耆湯，真武湯などが有効な状態が水毒

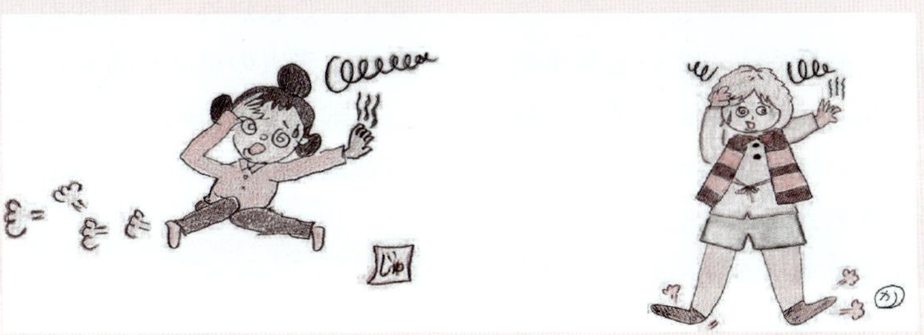

図13　水毒（水滞）とは

「どんな状態でも」五苓散類が効くことがある状態．

気うつ，瘀血，血虚，水毒とそういう概念を理解して，生薬で言うとこんなのが効く症状だ，ということを覚える．

多くの本には気血水の異常からみた対応処方が書かれている．私はそうではなく，「処方から考える気血水」と言いたい．つまり補中益気湯㊶が効く状態が気虚．半夏厚朴湯⑯が効く状態が気うつ．桂枝加竜骨牡蛎湯㉖が効く状態が気逆．十全大補湯㊽が効く状態が血虚．桂枝茯苓丸㉕が効く状態が瘀血．五苓散⑰が効く状態が水毒．そのように理解すれば，いろいろな矛盾が最初はすっきり入ってくる．くれぐれも気は何だ，血は何だ，水は何だということにこだわらず進んでほしい．

大塚先生は「気の解釈は古来議論の多いところであるが，我々臨床家は疾病の診断治療に役立つように，これを理解すればよいのである」と述べている．

薬剤からも漢方薬を考えよう

前述した半表半裏は柴胡剤で中和する（**表**7）．つまり柴胡剤を使うときは，半表半裏であり，少陽病期であり，急性期を過ぎた病気である．そんなときは，多くの場合，肋骨弓下に痛みがあるか，圧痛があるか，何か革のように硬いということも知られている．それは胸脇苦満という言葉で昔の人が理解した現象である．胸脇苦満があれば，少陽病期と考え柴胡剤を使う．柴胡剤はそんな状態に広く効くのだと理解すると，勉強していく上ではわかりやすい．

次は，麻黄剤である．麻黄が入っている麻黄剤は汗を出させる．汗を出させる治療は表証の治療＝太陽病の治療．したがって麻黄剤というのは急性期に使うことが多いとわかる．

石膏は代表的な冷やす薬である．冷やして治るわけだから，熱証に使うと理解する．

附子は温める薬である．温めることが有効な状態で，つまり陰証や寒証に有効と理解する．陰病

表7　薬剤と漢方理論

- ●柴胡剤：胸脇苦満の少陽病に使う
- ●麻黄剤：発汗させる．痛み止め．咳止め．
- ●石膏剤：冷やす薬（熱証）に使う
- ●附子剤：温める薬（寒証）に使う
- ●参耆剤：元気を出す薬（虚証）に使う
- ●補　剤：虚証，陰証，寒証に使う
- ●駆瘀血剤：瘀血に使う
- ●滋潤剤：枯燥（乾いている感じ）に使う

表8　相性のよい漢方薬

柴胡剤		駆瘀血剤
大柴胡湯	＋	桂枝茯苓丸
小柴胡湯	＋	当帰芍薬散

漢方薬を併用するときには，柴胡剤，麻黄剤，参耆剤，附子剤，駆瘀血剤などは基本的に二重投与にならないようにする．一方で柴胡剤と駆瘀血剤のように相性のよいものもある．

（太陰病，少陰病，厥陰病）の代表的処方も附子を含む真武湯㉚である．

参耆剤は人参と黄耆を含むものである補剤の代表で，虚証の人に好んで用いられる．

駆瘀血剤は瘀血を治す薬である．薬で括ってみると，通常，柴胡剤2剤，麻黄剤2剤，参耆剤2剤は使わないことがわかる（**表**8）．したがって，どうしても2剤を使いたいときに，使わないほうがよい組み合わせの判断の助けになる．

しかし，一方，柴胡剤と駆瘀血剤は相性がよく，大柴胡湯⑧と桂枝茯苓丸㉕（実証向きの薬）は効く．小柴胡湯⑨と当帰芍薬散㉓，これも効く．これ以外にも相性のよい組み合わせは多数あり，先人の経験からわかっている．

高齢者に多い乾いているような状態は枯燥と呼ばれ地黄や麦門冬などの滋潤剤が有効だ．

五行説・五臓理論とはなにか

五臓理論を私は深くは知らない．私が漢方を処方する上で五臓理論がなくても処方可能である．

本書を読んでいただければ，明日から絶対に泳げるようになる．つまり，漢方を処方できるようになる．そしてステップアップしていくと，日本漢方ではなくて中国の漢方である中医学に興味を持つ人もいるであろう．中医学を学ぶには五臓理論が基本概念として出てくる．すべてのものを５つに分けた五行説の１つである．

五臓は木，火，土，金，水を，肝，心，脾，肺，腎に当てはめている．出現する肝，心，脾，肺，腎は現代解剖学のものとは異なる．仮想的病理概念から仮想的病理概念を結びつけ，一生懸命症状や訴えと処方を結びつけたものと，中医学に学の浅い私は考えている．

大塚敬節先生は「五行説は理論としてこれを検討すると矛盾に満ちている．それ故に五行説は非科学的であると考えられている．これはもっともなことである．ところが，私は五行説に矛盾があるということが五行説の真面目であって，これを理論として取り扱うことがすでに誤りであると思う．実践は矛盾である．矛盾を離れて実践は考えられない」と述べている．つまり臨床から考えれば，矛盾に満ちているように思える理論に意味が

POINT

実は身近な五行理論？

五行理論は木・火・土・金・水にすべてのものを当てはめたもので，それぞれ右隣のものを生むとした．木は火を生み，火は土を生み，土は金を生み，金は水を生み，水は木を生むとしたのである．これを相生という．相克は１つ飛び越えた向こうのものに勝つ（滅ぼす）とされた．木は土に勝ち，火は金に勝ち，土は水に勝ち，金は木に勝ち，水は火に勝つとしたのである．そして五志として，木・火・土・金・水にそれぞれに怒・喜・思・悲・恐を当てている．

・大塚先生曰く

金元時代を代表とする名医の１人に朱丹渓がいる．ある日，この朱丹渓のところに往診を頼んできた．患者は妙齢の娘であるが，長い間食欲がなく，そのため元気もなく，床につきっきりだという．母親の語るところによると，その娘には恋人があり，その恋人が海外に出かけてなかなか帰国しないので，その恋人のことばかりを「思いつめて」，そのために食べようとしない．いろいろと医者の薬も飲ませてみたが，少しも効かないのです．何とか娘を助けてやってくださいと，母親は哀願する．丹渓は娘の枕頭に座して，丁寧に脈を診，さて，その娘の恋人に関する風聞だといって，娘が怒るようなことをさんざん話してきかせ，さっさと帰ってきた．ところが，その娘は翌日から食欲が出て食べるようになったので，母親は喜びと驚きで，丹渓のところにお礼にきた．丹渓は言った．「怒」は「思」に勝つの応用にすぎませんよと，笑った．今の人たちには，説明をしないとわからないであろう．この丹渓の治療の，「怒」は「思」に勝（克）という思想は，五行説の相生相克の理論の応用である．

・自分の経験

同じことを先日経験した．なんとなく「思い」が晴れない憂うつな状態で帰宅したところ，駐車場の前に他の車が停まっており，自分の車が駐車出来なかった．20分以上も待っても現れないので，近所迷惑と思いながらもクラクションを何回も鳴らし，やっと運転手が現れた．すると謝るのではなく，さんざん他の理由を並べたてて悪態をついてくる．さすがの穏やかな私も腹が立ち，「怒り」を覚えた．そして自宅に戻ると，すっきりと憂うつな思いが晴れていたのだ．こんな経験がみなさんにもないだろうか．

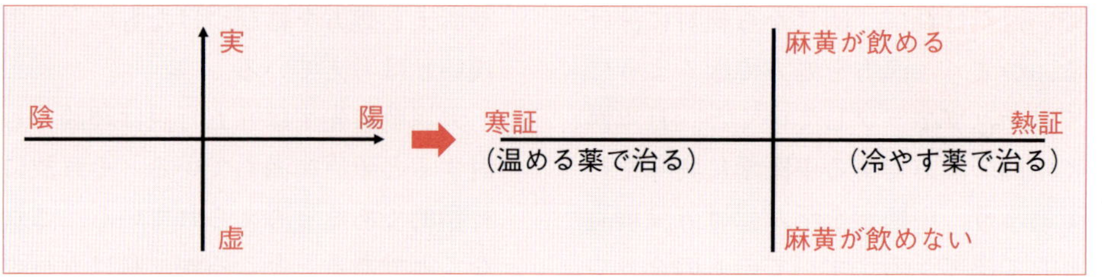

図 14　陰陽虚実の空間の図を理解しやすく

あると考えているのである．使ってみて初めて有用性がわかるのであろう．

陰陽，虚実，気血水のあいまいさ

『臨床医のための漢方』という本で陰陽，虚実，気血水のあいまいさについて書かれている部分を引用する．

「治療上有意義だからというただ1つの理由で，経験的に帰納されたもの．医師の五感に基づいて整理された体系であるから，それほど厳密なものではない．例外だらけの構造である．

このような仮想的用語に基づく分類は，そのひとつひとつの基礎概念が十分に明確でなければ，全体として，いかに精密な体系に見えても砂上の楼閣にすぎず，現実と遊離した言葉の遊びに終わったり，教条主義に陥りやすい」（松田邦夫：臨床医のための漢方．カレントテラピー，東京，1987．より引用）．

言葉の遊びはするなと言っているわけである．ともかく治療に有意義なものだけを使いなさいよという意味で，そしてあいまいであることは決まっている．現代医学で治らないのなら，あいまいでも役に立てばよいではないか，というふうに私は思っている．

大塚先生も「漢方の治療法は大きく分けて『補う』『攻める』『温める』『冷やす』，この4つになると思います．陽のときは冷やす，陰のときは温める，実のときは攻める，虚のときは補うという非常に簡単なようですが，時にはある部分が実，ある部分が虚ということもあります．そういうときは，攻めながら補うというややこしい治療になるんです」と述べている．そうすると漢方理論は陰陽虚実と六病位，気血水で多くが理解可能であることがわかる．陰陽はほぼ寒熱と同じで，虚実は麻黄が飲める度相と考えれば陰陽虚実の空間（**図 14**）もわかりやすい．そして患者さんの訴えや症状を治すために漢方理論を使用し，個々に合わせて方便と思っていいとこ取りをして処方と結びつければよいのである．少々矛盾があることなど目をつぶって，患者さんを治すための実利主義と割り切って腑に落とそう．

日本の漢方と中国の漢方

日本漢方が中国漢方から離れたという話を述べる．江戸時代の前に曲直瀬道三という人が中国に勉強に行った．そして日本に帰ってきて中国の医学を伝えた．そのころの中国の医学は中医学で五臓が主体であった．そのあと後藤艮山，吉益東洞が出てきて，五臓を中心とした中医学をぶっ壊そうと思った．昔々の古方（傷寒論）に帰りなさいよということを言った．

中医学から日本漢方が分かれたのは江戸時代だ．江戸時代で分かれて，そしていま私が述べていることは，日本の伝統医学であるため，将来，中医学を勉強されれば全く違うものに思われるかもしれない．しかし，まず明日から泳げるようになるため，明日からすぐ漢方を処方できるようになるためには，中医学はちょっと置いておいて，日本漢方を勉強したほうが簡単だろうと思う．

4
時限目

さらに漢方薬の打率を上げるには
—腹　診—

- お腹を触ると処方のヒントが得られる.
- 虚実を知るために腹壁の緊張具合を調べよう.
- 胸脇苦満があれば柴胡剤が効果的.
- 心下痞鞕には半夏瀉心湯，人参湯が効果的.
- 大動脈の拍動には，柴胡加竜骨牡蛎湯，桂枝加竜骨牡蛎湯が効く.
- 小腹不仁には八味地黄丸や牛車腎気丸が効果的.
- 小腹硬満は瘀血のメッセージと理解しよう.
- いろいろなお腹や，処方しながら変化するお腹を経験しよう.

まずお腹を触って虚実を知る

腹診で我々がまず知りたいのは，一番大切な虚実である．それぐらい虚実の判断は難しい．結論は麻黄を飲ませればよい．麻黄を飲ませて，飲めれば実証．ちょっと飲ませてもムカムカするなら虚証．そんなイメージでよいが，虚実の判定を麻黄を飲ませずに行いたい，虚実を推定したい．その1つの方法が腹診である．

お腹に弾力があり，十分な皮下脂肪があり，お腹がしっかりしている人は闘病力も強く，麻黄が飲める可能性が高い．だから攻撃的な治療，つまりいろいろな薬が使えて，かつ治るのも早い．極論すれば，薬を使用しなくても自力で闘病できる．漢方薬は闘病期間を短くしているに過ぎない．一方，お腹がヘニョヘニョという人は抵抗力も弱いため，まずは補うということを基本にしたい．

厚みがあり，弾力的で上腹角が鈍角的であれば実証の可能性が高い．鈍角というのは，肋骨弓がなす角度が大きければ大きいほど，何となくがっちりタイプで，ヒョロヒョロという人は角度が急ということである．こういったことは10人でも20人でも30人でもお腹を見ているとすぐわかるようになる．何となくお腹をなでて，本当にこの人はいい弾力があるというのと，ヘニョヘニョとしているというのがすぐわかるようになるので，そういう練習をしてもらいたい．

腹部の名称については，臍より上を大腹，臍から下を小腹という．心下部，これは誤字ではなくて，心の下だということ．そして胸脇というのは肋骨弓下のところである．これくらいは覚えておいてほしい（**図**1）.

大動脈拍動

次に実際にお腹を触る．触る順番は，どこからでもよい．まずお腹を触ると，大動脈拍動が触れる人と触れない人がいる．「それは当たり前だ，痩せていれば触れるだろう，太っていれば触れないだろう」と私も昔は思ったのであるが，ある程度がっちりしていても，触れない人もいれば，触

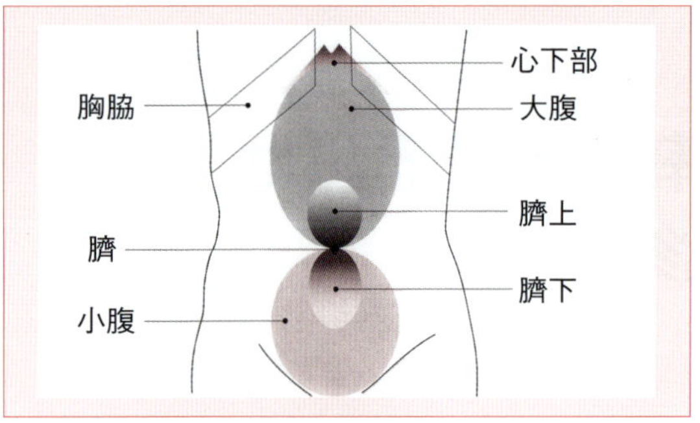

図 1　腹部の漢方的な名称
（松田邦夫，稲本一元：漢方治療の ABC：日本医師会雑誌臨時増刊号 108(5)：日本医師会 編，1992 より）

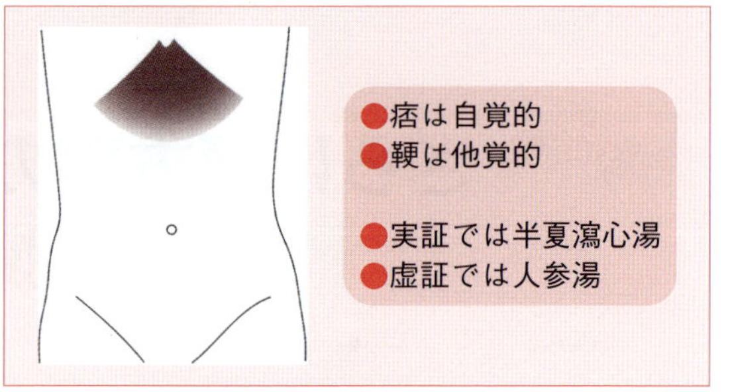

図 2　心下痞鞕のお腹の図
みぞおちのあたりを押すと硬くなっている状態．
（松田邦夫，稲本一元：漢方治療の ABC：日本医師会雑誌臨時増刊号 108(5)：日本医師会 編，1992 より）

れる人もいる．触れた場合は，次の 3 つを考える．

1 つ目は虚証であるということ．元来，虚証というのはお腹がヘニャヘニャとしているため，拍動が伝わりやすい．2 つ目は，実証であったが一時的に虚証になった人．明らかに実証で麻黄が飲めるほうに入っているのに，なんでこんな人でお腹に拍動が触れるんだろう，というときがある．そういう人は，一時的に虚証であるとも言える．3 つ目は神経質な人である．

では，触れたらどうするか．実証タイプの人で，がっちりしているのにお腹に動脈拍動が触れれば，そのメッセージだけで柴胡加竜骨牡蛎湯⑫という薬が効くことが多い．虚証には桂枝加竜骨牡蛎湯㉖である．柴胡加竜骨牡蛎湯⑫というのは，年配の重役タイプ．いろいろな立場の責任ある方で，そしてちょっと太っていて，メタボリックシンドロームっぽくて，血圧が高くて，お腹を触るとドキドキドキドキしている．そんな方に，「最近ご苦労が多いですか，ストレスが多いですか」という話をすると，「はい，先生，おっしゃるとおりです，なんでわかるんですか」という話をする．「じゃあ，漢方薬をあげようか」と言って，柴胡加竜骨牡蛎湯⑫を出すと，それこそ不思議なことにドキドキが 1ヵ月，2ヵ月，3ヵ月と出しているうちに明らかに弱くなることがある．患者さんに聞いてみると，「あれを飲んでから，だいぶ落ち着いてきた」という経験をする．このように動脈拍動はストレスの 1 つの現れと考えると，柴胡加竜骨牡蛎湯⑫がターゲットになることがある．

心下痞鞕

通常，お腹を触ってみると，ある程度柔らかい．しかし，心下痞鞕と言って，みぞおちが硬い場合がある（**図 2**）．硬いという字は石がついているが，石のように硬いのではなく，革へんの如く革のように硬い．なめし革を触っているようなイメージを持ってもらうと，実際に硬い人に当たれば 1 回でわかる．みぞおちが硬いというメッセージだけで体ががっちりしていれば半夏瀉心湯⑭を出すといろいろなものがよくなる．とても効く胃薬と言って出すのだが，頭痛，肩こり，イライラ，便通，食欲などいろいろなものがよくなったと喜ばれることがある．

一方，虚証っぽい，そして心下痞鞕であれば人参湯㉜というメッセージである．つまりこれはお腹の所見のいろいろなメッセージの中の 1 つでこういう所見があったら，この薬が効くという本当に実利主義のたまものである．理由は残念ながらまだわかっていない．

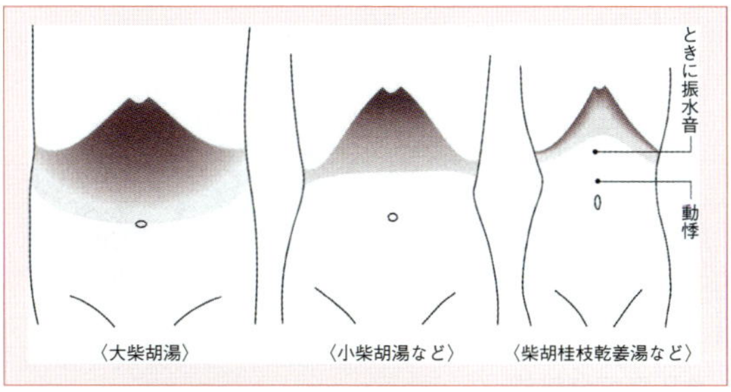

図 3-1　胸脇苦満のお腹の図
肋骨弓下が硬い．圧痛がある．
(松田邦夫，稲本一元：漢方治療の ABC：日本医師会雑誌臨時増刊号 108(5)：日本医師会編，1992 より)

胸脇苦満

柴胡剤を使う適応である．柴胡剤というのは半表半裏，少陽病期という，急性期の病気ではなく，慢性的な長い病気のときに用いる．実証の人で，**図 3-1** の左のように全体に硬い方は大柴胡湯⑧，真ん中の人は小柴胡湯⑨，右のように本当に弱々しい人は，胸脇苦満の程度も軽いが柴胡桂枝乾姜湯⑪が効果的というメッセージである．

したがって胸脇苦満があるだけで柴胡剤の適応となる．びっくりするぐらいそれで効果の出ることがある．つまり胸脇苦満というメッセージだけで柴胡剤を出すヒントと考えてよい．**図 3-2** では，虚実に合わせた漢方薬を示した．上から順に実証用から虚証用へ，大柴胡湯⑧，柴胡加竜骨牡蛎湯⑫，四逆散㉟，小柴胡湯⑨，柴胡桂枝湯⑩，柴胡桂枝乾姜湯⑪と順に移っていく．

> **POINT**
> **胸脇苦満には柴胡剤**
> 小柴胡湯⑨は六病位で少陽病に使用する典型的薬剤である．六病位は急性発熱性疾患の経過を述べたもので先人は慢性病にも応用している．だから亜急世期～慢性期に胸脇苦満があれば柴胡剤を用いており，そして治療の上でうまく治ることが多いのである．

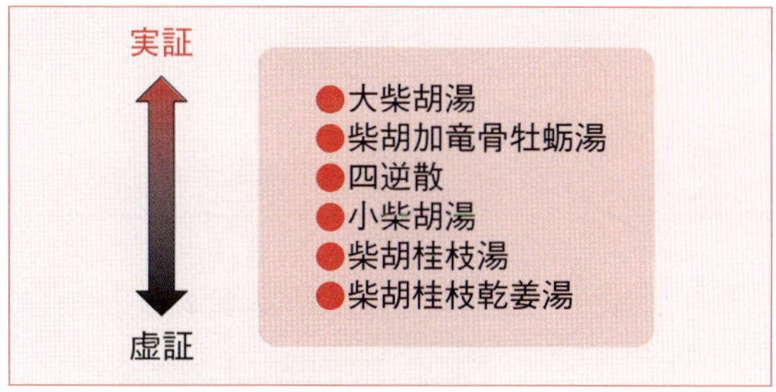

図 3-2　胸脇苦満に効く漢方薬
柴胡剤には虚実により多くのラインナップがある．

> **POINT**
> **よく似ている半夏瀉心湯と小柴胡湯**
> 半夏瀉心湯⑭と小柴胡湯⑨は兄弟のようなものである．胸脇苦満には小柴胡湯，心下痞鞕には半夏瀉心湯⑭だが，肋骨弓下とみぞおちは隣同士だ．半夏瀉心湯⑭は黄連，黄芩，人参，半夏，甘草，大棗，乾姜の 7 種の構成生薬だが，黄連を柴胡に，乾姜を生姜に変えたものが小柴胡湯⑨である．

腹直筋攣急

お腹を触っているとまれに，虚弱体質の子供，女性などで腹直筋がピーンと触れることがある．腹直筋は左右 2 本あるため 2 本棒とも呼ばれるが，上から下まで触れる場合は小建中湯⑲，黄耆建中湯⑱を出すと虚弱体質が治ってくる．1 回これを経験すると，絶対忘れない．元気になるとそのカチカチがなくなってくる．ぜひどこかで虚弱体質のお子さんや若い女性を診て，小建中湯⑲を出すことがあれば，2 週間，4 週間おきに毎回お腹を触ると，ああ，お腹の所見はこんなに変わるのか，ということを体験してほしい．この腹直筋の攣急は腹皮拘急とも呼ばれる．

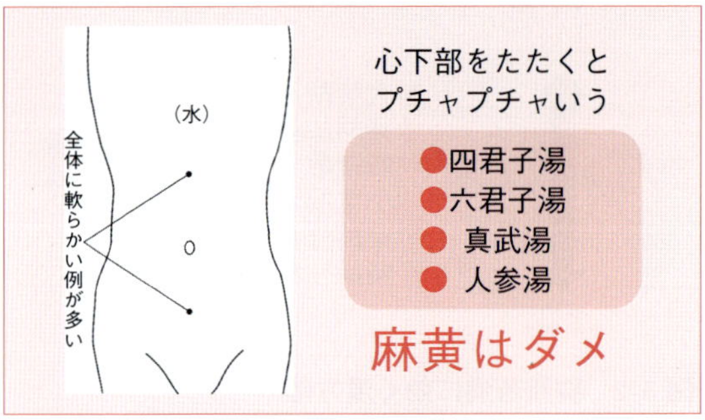

図 4　心下振水音のするお腹の図
胃がプチャプチャする．振水音があれば麻黄剤は駄目．
（松田邦夫，稲本一元：漢方治療の ABC：日本医師会雑誌臨時増刊号 108(5)：日本医師会 編，1992 より）

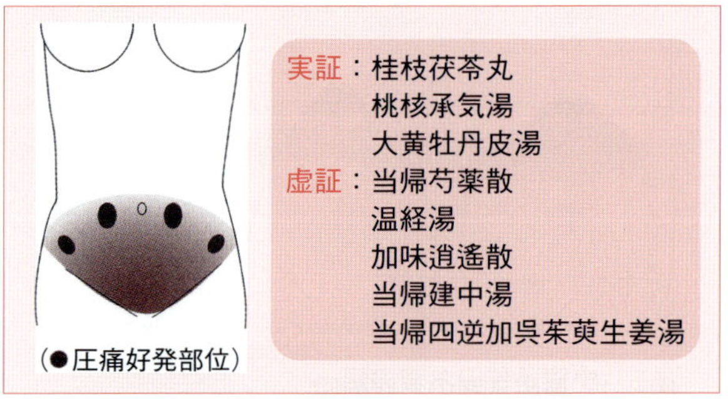

図 5　小腹硬満のお腹の図
瘀血の 1 つ．腸骨上窩と臍の線上を押すと抵抗がある．
（松田邦夫，稲本一元：漢方治療の ABC：日本医師会雑誌臨時増刊号 108(5)：日本医師会 編，1992 より）

心下振水音

胃の上をポンポンポーンとたたくと，胃の中の水がチャプチャプとかピチャピチャと音がする．水を飲んですぐは誰でも音がするのは当たり前だが，15〜30 分もすれば普通はしない．こういう音がするときには，虚証の証拠（麻黄が飲めない）でもある（**図 4**）．通常，腹診のときは膝をまっすぐにさせるが，心下振水音のときだけは膝を曲げる（これは我々が西洋医学で習った腹診とは異なる）．虚証の所見であるため，麻黄は使用禁止．胃がチャプチャプ，ポチャポチャしていれば，四君子湯(75)，六君子湯㊸，真武湯㉚，人参湯㉜などを出すと効果がみられる．それよりも振水音があれば，麻黄剤は駄目というサインである．

小腹硬満

小腹硬満はとても大事である．大切な瘀血の所見である．駆瘀血剤で治る症状や所見を瘀血と考えると腑に落ちる．瘀血の腹診上の所見は，簡単に言うと，お腹を触って，臍と上前腸骨棘と 3 分の 1，3 分の 1，合計左右 4 点（その 1 つは虫垂炎のマックバーニー点）を押して何か痛い，違和感があるというときは，瘀血と考えて駆瘀血剤を出すと体全体がよくなることがある．本当に非論理的な気もするが，昔からの経験である（**図 5**）．

実証では桂枝茯苓丸㉕，桃核承気湯(61)，大黄牡丹皮湯㉝．虚証では当帰芍薬散㉓，当帰四逆加呉茱萸生姜湯㊳，温経湯(106)，加味逍遙散㉔などが効いたりする．マックバーニー点を押して痛いときに効くということは虫垂炎にも効く．虫垂炎も昔は瘀血であると考えられていたため虫垂炎も駆瘀血剤を出して治したはずである．もちろん我々のような外科医が登場する前は虫垂炎も漢方で治していた．大黄牡丹皮湯㉝が一番の薬である．虫垂炎のマックバーニー点相当のところの痛みがあれば瘀血と考え大黄牡丹皮湯㉝を出して，うまくいけば治って，うまくいかないと腹膜炎になって死んだという過去の歴史がある．

小腹硬満と同じように腹診，瘀血のサインと言われるものに小腹急結がある．これはとくに桃核承気湯(61)を用いる目標で，左下腹部の皮膚表面を指でこすると強い痛みを患者さんが訴えるものである．

小腹不仁

臍から下，ちょうど恥骨と臍の間に手刀を入れ

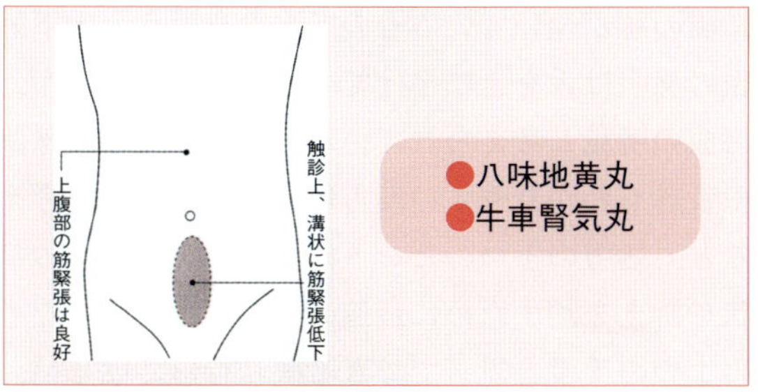

図 6　小腹不仁のお腹の図
臍下正中が軟らかい.
（松田邦夫，稲本一元：漢方治療の ABC：日本医師会雑誌臨時増刊号 108(5)：日本医師会 編，1992 より）

ると，ヒューッとけっこう奥まで入る．これもいろいろな人の小腹不仁を探していると，「あっ，この人，こんなに手刀が入るんだ」ということがわかる（**図 6**）．そういう場合には八味地黄丸⑦を出すとよい．60 歳を超えた男性を触っていると 10 人に何人かはあるので，ぜひ触ってみて欲しい．また腹部正中芯と言ってお腹を触ると，Linea alba が皮膚から触ることがあり，これも八味地黄丸⑦を処方するサインである．

腹診まとめ

お腹の所見＋実証と虚証で，次のように薬が出せる．

実証で大動脈拍動があれば柴胡加竜骨牡蛎湯⑫．虚証であれば桂枝加竜骨牡蛎湯㉖．心下痞鞕，みぞおちが革のように硬ければ半夏瀉心湯⑭か，虚証であれば人参湯㉜．小腹不仁は臍から下に手刀を入れるとピューッと入っていってしまう場合は八味地黄丸⑦，牛車腎気丸(107)である．胸脇苦満は肋骨弓下の圧痛で，柴胡剤の適応，少陽病期，半表半裏となる．自分なりに理解して柴胡剤を出す 1 つの目安にしてほしい．小腹硬満は瘀血の所見であるため，駆瘀血剤を出す．以上を**表 1** にまとめた．

腹診は漢方診療の一部であるため，患者さんに話を聞いて，まず横になってもらう．通常，この人にはこの薬を出そうと思って寝てもらうのであるが，多くは「おお，やっぱり腹診前に思っていたとおりだ，やっぱりそうか」という所見がほとんどであるが，場合によって「全然違う，こんな薬もいいのかな」と思ったりすることもある．いろいろな薬で困っている場合に，お腹の所見によってやっぱりこっちかなと思ったりすることもある．

とにかく腹診は役に立つ．腹診をしなくても，打率が低くなる可能性があるだけで，絶対にしなければいけないわけではない．実際，薬剤師の先生は腹診はできないわけで薬剤師の先生で本当に漢方に精通している先生はけっこう打率がよい．そういう先生は腹診を補うぐらいの他の質問などをして処方をするのであろう．しかし医師はお腹を触れることができるため，ぜひ触って打率を上げたほうがよいと思われる．

表 1　腹診から処方できる薬の一覧表

	実証 ⟷	虚証
大動脈拍動	柴胡加竜骨牡蛎湯	桂枝加竜骨牡蛎湯
心下痞鞕	半夏瀉心湯	人参湯
小腹不仁	八味地黄丸 牛車腎気丸	
胸脇苦満	大柴胡湯　小柴胡湯	柴胡桂枝乾姜湯
小腹硬満	桂枝茯苓丸	当帰芍薬散

大塚先生曰く
腹診の重要性を唱えたのは？

東洞の言葉として，「腹は生あるの本，故に百病はこれに根ざす．これをもって，病を診するには，必ず腹を候う」というのがあり，一般には，これを東洞の発見のように考えているが，東洞よりずっと以前に曲直瀬玄朔が，「百腹図説」の序で，慶長七年に，「腹は生あるの本，百病はこれに根ざす．因って図説を表すなり」とあり，東洞の説は，これにヒントを得たのではあるまいかと考えている．

私が行っている脈や舌の診察

漢方の診察で，舌を診て，脈を診て，お腹を診ている．私の脈診は「浮か沈か」，「緊か弱か」，「数か遅か」を診る程度だ．まず自分の右（左）手で，自分の左（右）手首の橈骨動脈の脈を診る．そして人差し指・中指・薬指の3指と親指で手首を掴む．そして，人差し指・中指・薬指を橈骨動脈の上にのせる．この指のあて方が患者さんを診るときと同じである．そして，軽く触れたり，だんだんと力を入れて深く押したりして脈を診る．ちなみに，人差し指の脈を寸口の脈，中指の脈を関上の脈，薬指の脈を尺中の脈と呼ぶ．そしてこの3つの脈全体を広義の寸口の脈とも呼ぶ．軽く指をあてても感じる脈を「浮」と言い，強く深く押して感じる脈を「沈」と言う．そして力強く指を押し返す脈を「緊」，指を押し返す力が弱い脈を「弱」と呼ぶ．時計がない時代，脈拍数は呼吸と較べていた．医師の1呼吸で6回以上の患者さんの脈を「数」，4回以下を「遅」と呼んだそうだ．

脈も治療と結びつかなければ漢方では意味がない，治療と結びつくからこそ脈を診るのである．あえて乱暴な言い方をすれば，「浮は表証，沈は裏証」，「緊は実証，弱は虚証」，「数は熱証，遅は寒証」の可能性が高い指標と思って私は脈を診ている．もちろん，脈診を診断の参考にしているが，いつまで経っても自信は持てない．しかし，経験と修練を積むためにたくさんの患者さんの脈を触っている．脈診は急性疾患の参考に，腹診は慢性疾患の参考になどと言われるが，高齢の母の脈を診ていると日々変化する脈がわかる．元気がよいときはやはり脈に緊張感があり，元気のないときは弱い．

一方で，舌でいろいろと詳細がわかるベテランの先生もいるが，私は舌に苔があるか，歯痕舌があるか，そして舌下静脈の怒張などを診ている．白い苔がある場合は少陽病を疑い，比較的経過の長い病気があるのではと疑う．歯痕舌は舌の外縁に歯の跡がついているもので水毒を疑う．舌下静脈の怒張は舌を上に挙げてもらって観察するが，瘀血の所見と考えられている．このように，脈診や舌診もわかりやすい漢方理論と結びつけて考えると，処方の1つのヒントになる．患者さんの症状や訴えを治すために最適の処方を選択するための1つの手段と思ってできる限り行って欲しい．

初心者がなぜ腹診や脈診や舌診をするのか

それは別に診断するためではなく，わからないから勉強するためである．結局，お腹を触って，「ああ，よくなる人はこんなふうにお腹が変わるんだ．いろいろなお腹がある」と理解する．脈も然り，舌も然りである．したがって最初はそういう所見から診察をしようと思わなくてよい．漢方診察の1つとして脈診，腹診，舌診がある．だからこそ，いろいろな舌，脈，お腹があることをまず知る．そして薬を出し，それが変わっていくことに気づく．それで最初は十分だろう．50人も70人も外来に患者さんが来るような忙しいときにはお腹を触る必要はない．しかし，漢方を上達させたいと思えばできるだけ1人でも多くの方のお腹を触ったほうがやはり上手になるであろう．

腹診は絶対か

では，お腹を触ればすべてがわかるのか．大塚先生は「私も30数年前に湯本先生に診ていただいた時から，右に胸脇苦満があるといわれていた．そしてこの胸脇苦満が今に至るまで厳然として存在している．もしも，この胸脇苦満を目標にとって，薬方を選定するならば，私はいつも柴胡剤を用いなければならなかった筈である．ところが多くの場合，この陳旧性の胸脇苦満を目標とせず，麻黄湯㉗，葛根湯①，八味地黄丸⑦，大建中湯(100)，人参湯㉜，半夏瀉心湯⑭，呉茱萸湯㉛などを私は用いた．そして奏功したのである」と述べている．

「してみると，腹診に際しては古くからある腹証と，新しく現れた腹証とを弁別しなければならない．この弁別に際しては，患者さんの主訴や脈診が重大な拠り所となる．いかなる場合でも，腹証だけで，薬方を決定してはならない．胸脇苦満(きょうきょうくまん)があるからといって，それだけで柴胡剤(さいこざい)の証だと決めてしまうことは危険極まりないことである」と大塚先生は述べている．

当たり前だと思うが，腹診は1つの目安と思って参考にしてほしい．大塚先生はずっと胸脇苦満(きょうきょうくまん)だったそうであるが，柴胡剤(さいこざい)を飲んでいないことのほうが多い．大塚先生のこの言葉は肝に銘じたほうがよいと私は思っている．

私の理想とする漢方診察

理想とするというのは時間が許せばこういう診察を行いたいと思っているものである．しかし，西洋医学的治療を含めて多数の患者さんが来院するときには，他の患者をさらに長時間待たせてまで理想とする診察は出来ないのである．みなさんの診療のなかで上手に漢方薬を使用し，そのための診察の参考にして頂きたい．

まず，入室してくる姿勢や覇気，顔色，歩く速度などすべてから醸し出される雰囲気を観察することが大切だ．椅子への座り方もまた参考になる．お話はゆっくり聴いてあげたい．しかし，漢方薬の処方に必要な情報を引き出すのが漢方診察であり，処方と全く無関係な世間話をしても意味がない．世間話をしながら患者さんとの距離を縮める方法が必要なときもあるがほどほどにしている．「何か困ったことはありますか」とも尋ねるし，「今は何が困っているのですか」とも再確認する．必要な情報を患者さんが話しやすいようにすることが大切だ．その話の中からキーワードを拾い上げ，患者さんの訴えを出来る限り1剤で解決できるような処方を探すのだ．エキス剤は画一化されているので，1剤という建前は十分にわかっていても2剤，まれに3剤となることもある．

そして，体を診る．まず，頭を右に足を左にベッドに横になってもらう．西洋医学的診察も行いたいときは通常通り頭が左でも問題ない．脈は出来れば両手を診てほしい．それはわかっていても診察者に近い左の脈のみのことも多い．そして，口を開けてもらい，舌を出してもらって，その後に舌下静脈の怒張を見るために舌の先端を持ち上げてもらう．そして腹診だ．お腹を出してもらって，まず虚実を知るために全体を優しく触る．その後，腹直筋の攣急(れんきゅう)，大動脈拍動，心下痞鞕(しんかひこう)，胸脇苦満(きょうきょうくまん)を診て，そして瘀血を調べるために臍と上前腸骨棘を結んだ線上を数ヵ所押して調べる．小腹不仁(しょうふくふじん)は臍と恥骨の間の緊張低下だ．ここまでは膝を伸ばしての診察だ．最後に膝を曲げてもらって，胃のあたりを指で叩き，心下振水音の有無を調べる．この順番は私の順番で，こだわらなくてもよいし，忘れたら戻ればいい．また再確認したいときも再度行えばいい．何分ぐらい腹診はするのだろうと昔は疑問であったが，私の場合今は1分前後である．大塚敬節先生の腹診も手短かであったそうだ．漫然と長く行うより，集中してしっかり短時間に診察することがよいのであろう．できれば血圧を測ってあげたいが，時間がないときは省略している．つぎに足のむくみをみて，背中に手を添えてあげながら患者さんに起きてもらう．これで終了だ．

診察時間（入室から退室まで）は1人5分ぐらいと思っている．10分以上，場合によっては30分をかけて話を聴いてあげると，再診のときにまたそれ以上の時間の診察を求められる．こんな患者さんはいくら聴いてあげても満足しない．「あなたとの付き合いは長くなるから，今後ぼつぼつちゃんと話を聞いてあげるから」と言うことにしている．現代西洋医学で治らない訴えや症状を対象としているので，患者さんと適切な漢方薬を気長に探していくと思って，一生懸命診察はするが，あまり力まずに，医師と患者の関係を構築していけばよいと思っている．

5 時限目

漢方処方で困るとき

- 漢方治療の建前は1剤ですべてが治ること.
- いろいろな訴えで困れば，まず治してほしいものから．優先順位をつける.
- その日に，処方できるのが漢方薬のよいところ.
- 漢方薬を処方しながら，薬に診断させることも.
- 処方に迷ったら①—お腹の所見から柴胡剤や駆瘀血剤，八味地黄丸などを処方—
- 処方に迷ったら②—疲れをキーワードに補中益気湯を処方—
  —食欲不振をキーワードに六君子湯を処方—
  —心身症っぽいをキーワードに柴胡桂枝湯を処方—
  —ともかく柴胡桂枝湯を2週間試す—
- 処方に迷ったら③—実証には大柴胡湯＋桂枝茯苓丸を処方—
  —虚証には小柴胡湯＋当帰芍薬散を処方—
- 処方に迷ったら④—水毒と考えて五苓散類を処方をする—
- 処方に迷ったら⑤—気うつと考えて半夏厚朴湯や香蘇散を処方—
- 処方に迷ったら⑥—小柴胡湯や真武湯を処方—
- いろいろ試しても治らないとき，虚実を間違えていないかを疑う.

こういう場合にはこんな処方，こんなときにはこんな処方という組み合わせはたくさんある．経験を積むと，いろいろな患者さんに漢方を試してどんどん上手になっていく．その足がかりとして，まずは私の領域別漢方薬治療入門処方を使って欲しい．しかし漢方の処方に迷うケースがいくつかある（**表**1）．1つ目は，病名，症状から処方を決めていくのに，どうしても1つに決まらない場合（風邪にもいろいろな病名があって，縦軸，横軸，キーワードと考えたが，どれがよいかわからないような場合）である．2つ目は患者さんがいろいろな病気を訴えるため，1個ずつに対応して処方が出てきたが，1つに絞れない．漢方はあまりたくさん出しても効かなくなることがあるが，どうしても1つに絞れない場合．3つ目は，いろいろ習ったけれど，やっぱりわからないという場合．4つ目は出したけれど効かない，どうしようという場合．これは非常に困る．

表1　漢方処方で困るとき

① 病名・症状投与から漢方薬がいくつか出てきて，1つに決められない.
② 多数の病名投与でたくさんの処方が出てきて，1つに絞れない.
③ 処方が全く思いつかない.
④ 漢方薬が効かない.

① がっしり（実証）～弱々しい（虚証）
② 時間軸（急性期～慢性期）
③ キーワード

上記などを参照に，より当たりそうな漢方薬を
「えい，やー」と選ぶ
↓
効かなければ次を使用．

図 1　どちらか悩んで決められないとき

●前立腺肥大があるから，牛車腎気丸
●逆流性食道炎があるから，六君子湯
●腰痛があるから，疎経活血湯
●メタボがあるから，防風通聖散
●頭痛があるから，釣藤散
↓
~~以上を全部食前に飲んでもらう．~~

図 2　1 人の患者さんがいろいろ訴えるとき
病名にて投薬も可能だが，病名投与ですべて処方することは困る．漢方の有効性が低下する．

どちらか悩むとき

風邪などの場合で，縦軸，横軸，キーワードの出し方はわかったが，例えば麻黄湯㉗と葛根湯①どっちかわからない．葛根湯①と麻黄附子細辛湯(127)どっちかわからない．一生懸命考えてわからなければ，とりあえず「えい，やー」で出す．風邪の場合は急性期疾患であるのでできれば正しい処方を出したいが，著者自身でも後手後手に回ることもある．一生懸命考えた後は「えい，やー」と処方しよう（**図 1**）．一方，経過が長く困っている患者さんには，いろいろと漢方を使用すればよい．例えば腰痛など近所の先生によく診てもらってもまだ痛い．もうちょっと治してもらいたい．そういう場合は，腰痛は八味地黄丸⑦だったり，疎経活血湯㊾だったり，当帰四逆加呉茱萸生姜湯㊳だったりする．それらのうちどの漢方薬を出したらよいかわからなければ，「えい，やー」で出してほしい．4 週後，今度はこっちを出す，また今度はこっちを出す，3ヵ月後に「今までどれが一番いいの」と聞いて，一番効くものをその後しばらく出す，という方法でも大丈夫である．ともかく漢方薬は基本的に副作用がそんなにないのでどんどん試してほしい．

病名投与で漢方薬が多数でてきて決められない

多数の病名で 1 個に絞れない場合も困ることが多い．西洋医学は血圧が高ければ降圧剤，糖尿病には糖尿病の薬，脂質代謝異常があればその薬，骨粗鬆症の薬，数が増えていっても 1 個の効力はそれほど変わらない．ところが漢方薬は前述のように足して効かなくなることがあるため，できれば 1 剤がよい．名医になればなるほど 1 剤で治る．

例えば患者さんが「先生，前立腺肥大で夜中におしっこにしょっちゅう行く」と言えば，「じゃあ，牛車腎気丸(107)か」となる．「私は胃もたれがあるんだ」と言えば，「じゃあ，六君子湯㊸かな」，「腰痛がある」と言えば，「疎経活血湯㊾だ」，「先生，メタボで痩せたいんだ」と言えば，「防風通聖散㊷にしよう」，「朝から頭痛がある」と言えば，「釣藤散㊼」．しかし「じゃあ，これ 5 つ全部飲め」というのは駄目ということである（**図 2**）．その場合には，全体を診て患者さんに，「あなたは今どれが一番困っていますか」と聞き，一番困っているものから 1 個 1 個治していく．つまり 1 剤ずつ処方するのがよい．

処方が全く思いつかない①

さて，処方が全く思いつかない場合である．「明日から漢方薬を出せる」と言われてもわからない．まず最初，思いつかなければ，4 時限目でお話ししたお腹の所見に立ち返り，お腹の所見から漢方薬が処方できることがある．胸脇苦満があれば柴胡剤．小腹鞕満があれば駆瘀血剤．小

> 頭を真っ白にしてお腹の所見から考えよう
>
> ⬇
>
> ●腹診所見で漢方薬が処方可能.
>
> ●他にどんな訴えがあろうとなかろうと，腹診のみでも漢方を処方でき，そして有効なことも少なからずある.

図 3　処方が全く思いつかない①
腹診のみでも処方が可能である.

腹不仁があれば八味地黄丸⑦. いろいろなキーワードから出せる. 腹診のみで処方ができることもある（**図 3**）.

処方が全く思いつかない②

それでも思いつかない. 後述の領域別漢方薬治療入門処方でもわからない. 本当に困ったら，患者さんに好きなことを言ってもらえば，その中に元気がないとか，胃がもたれるとか，消化器症状を訴えるとか，心身症っぽいなどキーワードが出てくるためそれを利用する.「元気がない」と訴えたときには，どんな病気であっても補中益気湯㊶を出せば症状が治る可能性がある. 本人が「食欲がない，胃がもたれる」，そんな訴えを言ったときには，どんな病気であっても六君子湯㊸を出せばよい可能性がある. この人，心身症っぽいなと感じたら，どんな訴えがあっても柴胡桂枝湯⑩を出せば効く可能性がある. 極端な言い方だがこれでまずまず臨床でやっていける（**図 4**）.

補中益気湯㊶は漢方の歴史の中では比較的新しい薬であるため，傷寒論には入っていない. とくにキーワードとして，手足がだるい，疲れやすい，食後眠くなるという場合は，補中益気湯㊶を使うと結構いろいろな訴えが治る. これは虚証用の小柴胡湯⑨と言われている. 小柴胡湯⑨というのは柴胡剤であり，柴胡剤というのは，半表半裏の薬. 少陽病の薬でもある. いろいろな訴えを言う人は急性期ではない場合が多く，慢性的な経過があるため，ほぼ少陽病となる. よって小柴胡湯⑨，その中でも虚証と思ったら，補中益気湯㊶を出すとけっこう効くことがある.

六君子湯㊸はこれも漢方の歴史の中では比較的新しい薬であるが，食欲がないときに出してほしい.

柴胡桂枝湯⑩は傷寒論の時代からあり，小柴胡湯⑨と桂枝湯㊺を合わせたものである. したがってこれは最後，なんとなく心身症っぽいと思ったときに消化器症状であろうが，頭痛であろうが，しびれであろうが，いろいろなものが柴胡桂枝湯⑩で治る.

また，処方が思いつかないときのもう 1 つの切り口は，食欲，便通，睡眠を整えることである. 患者さん自身からとくに訴えてこないという場合は，こちらから食欲はどうだ，便通はどうだ，睡眠はどうだと質問してほしい. そのうち 1 個でも何か，「いやー，実は食欲がない」「いやー，便秘だ」「いやー，眠れない」と言った場合には，その処方を出せばよい（**図 4**）. メインの症状はどんな訴えでもよい.「食欲がない」と言えば，補中益気湯㊶か六君子湯㊸を出す. 便秘には麻子仁丸(126)や桂枝加芍薬大黄湯(134)を出す. 煎じ薬では大黄を加えるが，エキス剤では就寝前に麻子仁丸(126)を出せばよい. 不眠には加味帰脾湯(137). 加味帰脾湯(137)は不思議なことに毎食前に出せばよい. これは睡眠剤と異なり，日中眠くならない. 飲んでいるだけで夜に眠れるようになる.

症例 1

38 歳女性，医療従事者. 13 歳前後から頑固な便秘となる. そのほかは元気. 現在までいろいろな薬を試したが効かない. 漢方外来が出来たので試しに来てみたという. 桂枝加芍薬大黄湯(134)を出した. 2 週間後に受診をすると，「こんなに気持ちがよい便が出るのは 25 年ぶりだ」「気持ちもハッピーになって，体も軽く，本当によかった. 便を出すだけでこんなに快調になるならもっと早く試すんだった」と言っていた．ちなみに本人は本当に元気になって，山ほど桂枝加芍薬大黄湯(134)を持って青年海外協力隊に行ってしまった．

透析患者は便秘しているケースが多いため，麻子仁丸(126)などで便秘を治すとよい．便秘を治すだけで本当に気分が晴れ，食欲も出て気分がよくなる．これは西洋剤ではあまり体感できないことである．漢方薬で便秘が治ると便秘以外のほかの症状が楽になったということが多い．麻子仁丸(126)は1日3包でも4包でも出せるのでたくさん出してよい．透析患者か精神科疾患で向精神薬を飲んでいる患者さんに便秘は多い．

それでも，やはり思いつかないというときがあり，結局，一生懸命考えても思いつかない．でも何とかしなければならない．わからないときはどんな病気でもとりあえず黙って柴胡桂枝湯⑩を2週間出す．それで2週間の間に適応処方を考えるのだが2週間後に，「いや先生，あれけっこう効いたよ」というケースが実はわりとある．本当に困れば，決め撃ちで柴胡桂枝湯⑩を出す．これが最後にあるから絶対に明日から漢方薬を出すことができる．一生懸命考えてわからない場合には柴胡桂枝湯⑩．これは本当に万能薬だから出してみてほしい（**図**4）．

以下をキーワードに考える

●元気もないとき　➡補中益気湯
●胃もたれも訴えるとき　➡六君子湯
●心身症の傾向もあるとき➡柴胡桂枝湯

⬇

それでも思いつかないときは
食欲，便通，睡眠が問題なくなるように
漢方を処方

⬇

それでも思いつかないときは
ともかく柴胡桂枝湯を処方

図4　処方が全く思いつかない②
一生懸命考えても思いつかなければともかく柴胡桂枝湯を処方する．

症例2

48歳男性，わけのわからない腹痛を訴える．1年半前から右下腹部に変な痛みがある．虫垂炎もどきのようである（虫垂炎の手術済）．がっちりしている．大柴胡湯⑧と桂枝茯苓丸㉕を投与してみたが，効かない．それで柴胡桂枝湯⑩を出してみたところ，これが効いた．数週間ですっきり元気になった．いまから思うと何となく心身症っぽいなと思っている．このように出してもよいのである．

結論は，患者さんに何か言われるが処方が思いつかない．そこで何でも言ってくれと言って，患者さんが元気がないと言えば，補中益気湯㊶．食欲に関しては六君子湯㊸．心身症っぽかったら柴胡桂枝湯⑩．それでも思いつかなければ食欲，便通，睡眠であり，これが治ると同時にいろいろな病気がよくなる．それでもわからなければ最後は柴胡桂枝湯⑩を出す．

処方が全く思いつかない③

そして**図**5，これは大塚敬節先生の師匠である湯本求真先生による．実証では大柴胡湯⑧と桂枝茯苓丸㉕．虚証では小柴胡湯⑨と当帰芍薬散㉓．それをどんな病気に対しても出すという方法でもけっこう効く．湯本先生は「瘀血は隠れている」と言っている．そんなことを言ったら何が何だかわからないが，漢方は実利主義で単に患者さんを治したいだけなので，瘀血は隠れていると言われたら，ただ単にそう覚えればよい．つまり瘀血の所見がなくても，別にお腹を押しても痛くない，舌下静脈，怒脹がない，いわゆる瘀血の所見が全くない．そのようなときもこれを出し

実証では　大柴胡湯　＋　桂枝茯苓丸
虚証では　小柴胡湯　＋　当帰芍薬散

●「瘀血は隠れている」

図5　処方が全く思いつかない③
柴胡剤＋駆瘀血剤を考慮する.

てよいという意味である. 実証の患者さんで一生懸命考えてもわからなければ, 大柴胡湯⑧と桂枝茯苓丸㉕. 虚証であれば, 小柴胡湯⑨と当帰芍薬散㉓を出して, 2〜4週間, 様子をみるという方法である.

症例3

21歳女性, わけのわからない腹痛を訴える. 長期間右下腹部の変な痛みがあり, 虫垂炎のようであるが, とくに炎症所見もない, CTでも異常がない. 婦人科の先生も何もないと言っているので,「そうか, 何か右下腹部が痛いから, それは瘀血だよな」と考え, それに加えてヒョロヒョロとした人であったため, 小柴胡湯⑨＋当帰芍薬散㉓を結局よくわからずに出してみたが, 1ヵ月後によくなり, 2ヵ月後にはほぼ正常になった.

処方が全く思いつかない④

次は利水剤を使って処方する方法だ. 昔から「怪病は水の変」と言われている. よくわからない病気は利水剤を使えというわけである. つまり五苓散⑰などで治ることがあるという意味である (**図6**). 水毒にはいろいろな病気があるのがわかる (p55, 3時限目参照). こんな病気が水毒かと思うような病気が入っている. でもそれは, 五苓散⑰などで効くことがあるという意味なので, もしもいろいろな薬を試しても治らない場合には, 五苓散⑰に類する薬を出すと効くことがあるという1つのメッセージである.

「怪病は水の変」と言われている
↓
難治性疾患は水毒を疑う
↓
五苓散などの利水剤で治ることがある

図6　処方が全く思いつかない④
水毒と考えて利水剤を処方する.

処方が全く思いつかない⑤

処方が思いつかなければ香蘇散(70)や半夏厚朴湯⑯などを出すとけっこう効く. 気うつの人がけっこう多いという意味である. つまり気うつが隠れているという意味で, ともかく香蘇散(70)や半夏厚朴湯⑯なども1つの切り札として処方すれば効くことがある (**図7**).

処方が全く思いつかない⑥

六病位で考えると太陰病, 少陰病, 厥陰病は陰病というひと括りとして太陽病, 少陽病, 陽明病, 陰病となる. 処方で困る時はすでに他の処方が試されていることが多いので太陽病ではない. また熱があって腹が張る陽明病もまれである. そうすると少陽病, または陰病となる. 少陽病の代表処方は柴胡剤で小柴胡湯⑨などである. 陰病の代表処方は真武湯㉚だ. よって小柴胡湯⑨か真武湯㉚を使ってみるという方法もある (**図8**). 真武湯㉚は陰証用の葛根湯①とも言われる. 真武湯㉚は利水剤でもある.

漢方薬が効かない

漢方薬が効かない場合, まず考えられることは, 虚実を間違えていないかということである. 虚実は一見簡単にみえるが, それが案外簡単ではない. わからないときには虚実を間違えていないか, と

●難治性疾患で，香蘇散や半夏厚朴湯などが有効なことがある．
●六君子湯や柴胡桂枝湯にも抗不安作用あり．

図7　処方が全く思いつかない⑤
気の病気と考えて処方する．

●少陽病　➡小柴胡湯（柴胡剤）
●陰病全般➡真武湯（附子剤）

図8　処方が全く思いつかない⑥
六病位の知恵を使う．

虚実を間違えていないか？

●虚実はとてもむずかしい．
●虚と実の症状が混在しているときは，まず虚の治療をする．
●虚の人に急性疾患が起これば実の治療を行う．（例：体の弱い人がインフルエンザにかかったときなど，1日は麻黄剤が飲める）

図9　いろいろ漢方薬を試したが効かないとき

いうことが昔の本にはどの本にも書かれている．つまり，絶対麻黄を飲めないだろうと思う人が飲めたり，逆に飲めるだろうと思った人が飲めなかったりするという意味で，それだけで処方する薬が全く違ってくる（**図9**）．

どんな年寄りでもインフルエンザにかかれば1日目は麻黄が飲めることがある．強い横綱だって負けが込んでお家騒動があって，何かがあれば麻黄を飲めないかもしれない．そういうイメージである．

大塚先生曰く「私は，風邪にかかるとたいてい麻黄湯㉗でよくなる（つまり実証ということだ）．葛根湯①を飲むとどうもよくない．4，5年前まではよく葛根湯①を用いたが，どうも経過ははかばかしくなかった．よく考えてみると，葛根湯①の証ではなくて，麻黄湯㉗の証ということを知った」とのこと．大塚先生のような漢方の大家の先生が自分の漢方薬も，実は葛根湯①をしばらく飲んでいて，今になり麻黄湯㉗だとわかったと述べている．それぐらい難しいようである．

そして，麻黄湯㉗は体のしっかりとした，おすもうさんのような人が飲むというイメージのある薬であるが，大塚先生の体重が何 kg あったかというと，「私は徴兵検査のときに 11 貫 600 匁（43.5 kg）であった．これが私の最高体重である．現在は 10 貫匁（37.5 kg）である．それが何年か続いている．ペンと聴診器を持てればよいのだ．これ以上の体力は不要である」と述べている．

このような体格の大塚先生がなぜ麻黄を飲めるのか．麻黄でしか治らない人が 37 kg なのである．これくらい虚実はわからない．虚実がわからないときは虚証と考えて処方するほうが安全である．しかし虚証の人に実証用の薬を出しても突然死んだりはしない．多くはムカムカ，ドキドキが生じる程度である．本人がつらいと訴えているのに，それを薬によるものだと疑わないで漫然と投薬を続けることが一番危険である．開講前で述べた私の臨床研究で，下肢静脈瘤や深部静脈血栓症の人に「漢方薬治療」として虚実を考慮せず桂枝茯苓丸㉕を処方したが，明らかな副作用はなかった．漢方診療を行えば明らかに当帰芍薬散㉓と思われる人も当然含まれていた．

6
時限目

お話の進め方と領域別漢方薬治療入門処方

- 漢方を知って,「何か困ることはありますか」と尋ねよう.
- 漢方薬にはいろいろな薬があるから, いろいろと試してみよう.
- 1日3回, 出来ればお湯に溶かして食前に飲んで欲しい.
- 西洋薬剤は併用してよい.
- 患者さんに希望を持たせよう. 決して「今の医学では治らない」とは言わない.
- 機嫌の悪い子供は小児科の専門医に診せる.
- 本当の精神疾患は精神科の専門医に診せる.
- 漢方は補助輪. 西洋医学で上手く治らないときはどんどん試そう.
- 患者さんと一緒に, 最適な処方を探す努力をする.

何か困ることはありますか

私はいつも「何か困ったことはありませんか」と聞いている. 漢方を試したいために, 困ったことがあると言ってほしいといつも思っているのである. 患者さんはそんなことをほかの開業医の先生や病院で聞かれたことはないために, 多くの人は最初はなにも言わない.「何か困ったことはないの」と何回か聞いているうちに,「先生に言っていいかわからないけれど, 実は泌尿器科の疾患で」とか,「実は婦人科系」とか, 実は……ということを次第にたくさん言ってくれるようになる.

そのときに,「漢方でよかったら, 試してみる?」と言うようにしている.「私は漢方なんか要らない」と言われたら,「じゃあ, 私では駄目だ」となる.「漢方で治るんですか」と聞かれれば,「4人中3人ぐらいはいずれ治る」と言えばよいし, もし聞かれなくても,「4人中3人は」と言っておいたほうがよい. 100%, すべて治る

●実際の漢方処方の進め方の例

「何か困ったことはありますか?」

「漢方薬でよかったら試してみますか」

「7～8割の方は効くと言ってくれますよ」

「でも僕は漢方の大御所ではないので, いろいろと試すことになるかもしれません」

図1 漢方診療の進め方1

と言ったら，かえって自分にとって負担になる．「4人中3人ぐらい，いいと言ってくれますよ」と，胸を張って言ってほしい．

私は正直に「僕は漢方の大御所ではないから，最初から当たることはないかもしれない．でも，いろいろな薬があるから，一生懸命試していいですか」と言うと，多くの人が「いい」と言ってくれる（**図1**）．困ったことがあるから相談しているのであり，基本的に最初から効くなんて患者さんは思っていない．「こんなことを聞いていいかしら」「困っているのよ」と思っているわけだから，ちゃんとそう言ってあげると，患者さんも1回効かなくても，4回ぐらいまではいろいろと薬を変えてもそんなに怒らない．

患者さんから話を聞き出す

このときのポイントは自分のことばで症状について言ってもらうことである．自分のことばで言えというと，「私は採血をしたら悪玉コレステロールが高くて，血圧も高くて」と，勝手に病気を作る人がいる．それはいわゆる健診とか，いまの現代医学によって病気が作られているのである．そうではなく「自分のことばで困っていることを言ってください」とお願いする．病名を言われても，こちらが出そうと思っている漢方は病名がない時代の知恵だから，病名はほどほどにして（1～2個ならよいが），出来るだけ自分のことばにしてもらう．そう言うと，患者さんは最初は面食らうものの，そのうちに確かに食欲がないとか，いろいろなことを言い出すようになる．わからない場合には，便秘をするか，食欲はあるか，眠れるか．まずそれをどこかで聞く．そうするとそのうちの1個が駄目であれば，それを治せば他の症状も治ることがあるので処方の参考になる．

ほかに方法の1つとして，患者さんがいろいろなことを言っているときに，「その症状，お風呂に入ったらどうなるの」と聞くことである．お風呂に入って，温まってよくなる，これはいわゆる寒証．温める薬を出せばよい．温まって悪くなる病気は冷やせばよい．春夏秋冬で分けるならば，夏に悪くなるのは冷やし，冬に悪くなるのは温め

●こんな風に訊ねましょう

「何が困りますか？」
「なんでも自分のことばで言ってください」

「食べられますか？　よく眠れますか？　お通じはどう？」
（最後はこれらを治せばいいな……）

「長い入浴は苦手ですか？」
（入浴できない人は虚証）

「冷やすと症状は楽になりますか？」（熱証）
「温めると症状は楽になりますか？」（寒証）

いろいろと処方が思いつく．それを決定するために，
「ではお腹を拝見していいですか？」
「漢方ではお腹の診察が大切なんですよ」　　と聞く．

図2　漢方診療の進め方2

MEMO
虚証のヒント
・熱い風呂，長い入浴が苦手.
・西洋薬の下剤でお腹が痛くなる.
・ダイエットで一食抜いても気力がなくなる.
・漢方薬でドキドキしたことがある.
・下痢気味で便秘はつらい.

ればよい．そのようなイメージでよい．また，虚証の人は熱いお風呂が苦手である（**図 2**）.

腹診の進め方

患者さんからいろいろな話を聞いて，そのうちおもむろに「お腹を診ていいですか」と聞く．突然お腹を見せろと言うと患者さんはびっくりするため，「漢方ではお腹を診るといろいろなことがわかるんだよ．恥ずかしくない範囲でお腹を診せてね」と言う．そうすると，けっこうな人が喜んで見せてくれる．腹診では，特別な所見はないかを探る．目安として，心下部が硬いか，肋骨弓下が硬いか，動脈拍動が触れるか，あとは瘀血の圧痛があるか，小腹不仁（しょうふくふじん）があるか．そのようなことを調べればよい．最後は膝を曲げてもらって，ポンポンとお腹の上を押してチャプチャプと音がすれば，麻黄剤（まおうざい）は駄目だ．そんなイメージで診てもらえればよい．それでだいたい薬が決まる.

上手な薬の飲み方

飲み方の指導は「1 日 3 回，飲んでくださいね」，これが大切である．「出来れば食前に」「出来ればお湯に溶かして」，このように言わないと，患者さんは単に「食前に飲め」だけでは飲まなくなる．忘れてしまったり，「食前なんか飲めない」と言って飲まない．「1 日 3 回飲んでくださいね」と言えばよい．もっと詳しく説明するときには「薬局に行って薬をもらうと，薬をくれる薬剤師

●漢方処方の飲み方の説明

「1 日 3 回飲んでくださいね」
「出来れば食前に」
「出来ればお湯に溶かして」

「西洋薬はそのまま続けて飲んでくださいね」
漢方薬の素晴らしさ——西洋薬の邪魔はしない.
「他で漢方薬はもらってないですよね」
漢方薬同士は要注意.

図 3　漢方診療の進め方 3

の先生は食前と言うかもしれないけど，そのときはそちらを聞いてあげて，漢方薬は食後に飲んでもいいよ」とか，「ともかくいつ飲んでもらっても飲まないよりはよいので，出来たら食前，だめなら食後で」，ともっと親切に説明しておきたい.

そしてぜひとも「西洋薬はそのまま飲んでいいですよ．決して漢方薬は邪魔をしないから，西洋薬は勝手にやめないでちゃんと飲むんですよ」と念を押してほしい．1 つだけ注意することは「他の病院から漢方をもらってないの？」と必ず聞くこと．つまり他で処方された漢方薬とダブって飲んでしまうと，漢方薬は効かなくなることがある．したがって漢方薬が他で処方されていないか，という点はチェックが必要である（**図 3**）.

漢方薬もどきのような薬が通販などで売られているが，その点もチェックしたほうがよい．私は比較的高い漢方薬もどきを飲んでいる人には，「それを信じているのならそれを飲んで，もしも漢方薬を飲むなら，そっちはやめたほうがいいのではないの」と正直に言うようにしている．通販の薬には何が入っているかわからないからである.

次に副作用も説明しておくようにしている．患者さんには「一番安全な薬剤の 1 つだよ」「食べ物ぐらいの危険性はありますよ」という話をしている．実際，食中毒で死ぬ可能性も 2 万人に 1 人ぐらいであり，同じようなものである．麻黄（まおう）が飲めるか，下痢をしないか，その点は気にするが，

その他はとくに問題はない．麻黄(まおう)や附子(ぶし)を出すときは，体に合うか心配な場合や初めて麻黄(まおう)をトライする場合などは，「服用してドキドキしたらやめてね」と言っておく．処方箋に書ければ，ドキドキすれば中止と書いておけばよい．前立腺肥大がひどい場合は，麻黄(まおう)にはエフェドリンが含まれているから，たくさん飲んだら尿閉になるし，眠れなくなることがあるという人も時々いるが，基本はドキドキだけ注意すればよいと思われる．不安定狭心症や高度の高血圧には処方しない．生八つ橋のアレルギーがある方，あのにおいがだめという人も桂枝(けいし)が飲めないため，制限がでてくる．

薬の量と再診までの期間

では一体どれくらいの期間処方すればよいのか．急性期の風邪の場合，麻黄湯(まおうとう)㉗や葛根湯(かっこんとう)①の勝負は1日である．慢性的な疾患では，2～4週間で再診が基本となる．「出来たら2週間」と言っておく．「2週後に来てください．これはあなたにまれな副作用がないかを確かめるためですよ」と言う．「先生，来られないよ」という方には「4週間でいいです」と言う．「何かあったらやめるか，電話してくださいね」と言っておけば済む．だいたい4週間飲んでうんともすんとも楽になっていなければ，効かない．少しでも楽になっていれば，飲み続けてもらうとけっこう効く（**図4**）．

2～4週間後の再診のときに何をするか．まず，「飲んでみてどうでしたか」とぜひ聞いてほしい．つまり味をどう感じたかを聞いてほしいのだ．漢方薬は出来たらお湯に溶かして飲むともっと効く．それが飲めたかどうかが大事なのだ．別においしくなくてもよい．「あんな苦いのはだめだ」と言う人はあまり効かない．苦くても「先生，飲めるよ」と言う人はけっこう効く．

このことについてはまだ医学的な証拠ははっきりしていないが，薬味と言って，香りがよいもの，味がよいもの，嫌でないものは断然効くという印象を持っている．大塚先生も「薬を煎じていると非常にいい香りがするという患者さんがいるので，こういう人にはその薬が合っているんです．反対に，煎じているときからにおいが嫌だという人には効かない」と述べている．味も同じで，飲んでおいしかったという人はよく効いているという．したがって患者さんが「苦くて，苦くて飲めない」と言うときには基本的に効かないため，漢方薬を変えたほうがよいと思われる．

患者さんに希望を持ってもらう

患者さんに希望を持たせることも大切である．「いろいろな先生にかかって治らないのですね．僕でよかったら治してあげるよ．でも僕は漢方しか知恵がないよ．一生懸命処方していくからしば

●漢方処方の経過観察

2週間から4週間で再診．
- 悪くなっていれば中止．
- よくなっていれば続行．
- 変わらない場合は適宜．

「2週間後に来てください．薬が効くにはもう少しかかりますが，まれな副作用がないかを確かめたいので」

「無理なら4週後でいいですよ．何かあれば中止してくださいね」

図4　漢方診療の進め方4

●患者さんに希望を持たせる
「いろいろな先生にかかって治らないのですね．僕でよかったら，漢方薬でよかったら，一生懸命処方しますから，ついてきてくださいね」

図5　漢方診療の進め方5

らくはついてきてくれますか」と言うと，けっこうな人がついてきてくれて，4人中3人ぐらい，「先生のところに来てよかった」と言ってくれる（**図5**）．

聴覚細胞が死んでいる難聴は，漢方では治らないが，大塚先生はよく難聴の患者さんが来たとき，「先生，治りますか」と聞かれると，「難しいね」と言ったそうである．それを患者さんは治ると理解している．大塚先生は治らないと言っている．言葉の遊びになるが，患者さんに希望を持たせるという意味では，悪くない表現方法であろう．

大塚先生は「漢方では，『あなたの病気は治りません』ということを言ってはなりません．このごろのお医者さんは，あなたの病気は一生治りませんということを平気で申しますが，『あなたの病気はまだ私の手には負えません．ですから，もっと上手な人に診てもらってください』と言うのが正しいのであって，その人が治せないから，治らないというのは，漢方の立場では言えないということであります」と述べている．

私も4回ぐらい処方を変えて，治らない場合には違う先生の違う見立てで治してもらうことを勧めている．「あなたの病気は治りません」というのは，私は決して言ってはいけないことだと思っている．

漢方外来における問診票の使い方

表1は愛誠病院の漢方外来の問診票である．本当は全部口頭で確認してもよいが，問診票のほうが楽である．患者さんも待っている間に，けっこう時間があって書いてくれるため，いろいろなことを書いてもらっている．まず体重と身長．筋肉質な人は基本的には実証であり，ヒョロヒョロしたタイプは虚証である．ドラえもんに登場するキャラクターの中で実証はジャイアンだけで，ヒョロヒョロののび太は虚証だし，水太りのドラえもんも虚証である．体重だけではわからない．

いままでに飲んだ漢方については，漢方好きな人はいろいろな漢方薬を飲んでおり，参考になる．しかし，飲ませ方（お湯に溶かしていない場合もある），飲んでいる時期，体の具合も違うため，参考程度にして，「先生，これ，前に効かなかったよ」と言われても，自信があれば，「飲んでくれ」と言う．生理で悪化することもあるというのもキーワードで，生理で悪化する湿疹，頭痛，腰痛，もちろん生理痛でもよいが，それはみんな当帰芍薬散(とうきしゃくやくさん)㉓で効く可能性がある．ぜひ生理で悪化ということを聞いたら，そしてほかの薬が思いつかなければ，当帰芍薬散(とうきしゃくやくさん)㉓を出してあげよう．

上手に睡眠，食欲，便がどういう状態か，患者

MEMO

どのくらいで治りますか？

患者さんに「どのくらいで治りますか？」と聞かれることがある．通常は現代西洋医学で治らない患者さんに補完医療として漢方を処方しているときであるので，「今まで現代医学で治らなかったのだからすぐに治ることは少ない」と話す．しかし希望は大切なので「少しでもよくなるように頑張ろう」と励ましている．「治る」と言うと患者さんは完全な治癒を想像する．だから，わたしは「よくなる」といつも言っている．大塚先生はそんな患者さんには病気になった期間の半分かかると言ったそうだ．

さんから微妙な悩みを聞き分けてほしい．これに問題があれば，それを治すだけでいろいろな症状がなくなるだろう．

問診票から漢方薬治療を行える

性欲がない，自殺をしたいなど，最初に面と向かって言いにくいことなどを含めたいろいろな訴えは，問診票に書いてもらうとよい．○をつけるだけでもよい．そうすると患者さんは書いてくれる．山ほど○をつける人というのは，それだけでも病気っぽいし，全然○がないという人も，それだけで１つの目安になる．

どんなことを聞き，どう考えるかというと，例えば「疲れやすい」という項目があるが，そこに○があれば補中益気湯㊶を出す．気分が憂うつになるというところに○があれば，香蘇散⑳という軽い抗うつ作用のある漢方薬が効く．イライラというキーワードには抑肝散㊹，女神散㊸，加味逍遙散㉔．汗をかきやすい人はだいたい虚証の人に多いため，黄耆が入った防已黄耆湯⑳や黄耆建中湯(98)を出す．寝汗には補中益気湯㊶と防已黄耆湯⑳．このようにキーワードでもけっこう出せる．頭痛，早朝の頭痛には釣藤散㊼で，片頭痛には呉茱萸湯㉛．耳鳴り，これは治りにくいが，牛車腎気丸(107)や八味地黄丸⑦で効くこともある．めまいは苓桂朮甘湯㊴が第一選択で，のぼせには黄連解毒湯⑮．立ちくらみは半夏白朮天麻湯㊲．１個の○であっても，少なくとも何か１つは薬は思いつくだろう．

目が疲れる人には補中益気湯㊶．クマができやすい，これは瘀血の１つなので駆瘀血剤．くしゃみ，鼻水には小青竜湯⑲．鼻出血には黄連解毒湯⑮．喉の痛みには桔梗湯(138)．喉がつかえるなら咽中炙臠と考え，半夏厚朴湯⑯を出す．喉が渇く人には白虎加人参湯㉞．このようにいろいろなキーワードに応じて薬を処方できる．このように，**表**１のような問診票があると，診療が楽になる．

ちなみに自殺をしたいと思うことがある，ここに本気で○をしていれば絶対に診てはいけない．上手に精神科に依頼しなければならない．

漢方は使わなければ上手にならない．ともかく明日から試しに初めて泳いでみる感じで漢方をどんどん処方してみてほしい．少なくとも安く，そして重篤な副作用がない．患者さんが困っていなければ出す必要はないのであり，困っていれば，ぜひ「漢方でいいかい，出そうね」と言って，どんどん経験してほしい．そうすればどんどん打率が上がっていく．４回も５回も処方を変えてみてあたらない場合には，「僕には治せない」と正直に言えばよいのである．

MEMO

患者さんが飲む漢方を指定してきたら

最近はインターネットが普及し，患者さんがこれを飲みたいと言うことがある．その漢方薬が特別に外れているものでないときは，私は患者さんの希望を聞いて，希望通りのものを2～4週間処方する．患者さんの勉強通りに有効なこともあるし，やはり無効なこともある．でも聞いてあげてからこちらの処方を勧めないと，嫌々飲んだのではやはりコンプライアンスも悪く，あまり効かない印象を持っている．

MEMO

修　治

漢方薬は生薬の組み合わせだ．使用できるものは何でも薬として試したはずである．また同じ植物でもその根や皮や種などなど，さまざまな部分を利用したはずだ．そして，同じ生薬でもその効果を高めるための調製加工法に工夫をした．それを修治と呼ぶ．傷寒論では甘草は炙る，麻黄は節を去る，桂枝は周皮を除去するなどが記載されている．修治附子とは熱処理により附子の毒性を減弱したものである．

表1　愛誠病院の漢方外来の問診票

氏名

年齢　　職業　　　　身長　　　体重

家族構成

一番なおしたいこと

いつから始まりどのような状態ですか

今までにかかった大きな病気は

アレルギー　　　薬　　　　食べ物

他の病院に通院している方に　　病院名　　　病名

今までに服用した漢方薬は

月経状況　　　初経（　　）才　　閉経（　　）才
（女性のみ）　順・不順　　　　　月経痛はなし・軽い・激しい
　　　　　　　分娩（　　）回

＜問診票＞

以下当てはまるものを○，特にひどいものを◎で囲んでください．

食欲………よい　　普通　　ない
睡眠………よい　　眠れない（寝付きが悪い・途中で目が覚める）
　　　　　よく夢を見る
小便………1日（　　）回位　　夜間に（　　）回位
大便………1日（　　）回位　　硬い・普通・軟い・下痢

疲れやすい　気分が憂うつになる　ものわすれをする　イライラする
汗をかきやすい　寝汗をかく　頭痛　頭重　耳鳴　難聴　めまい
のぼせる　立ちくらみ　目が疲れる　目のクマができやすい　くしゃみ
鼻汁　鼻づまり　鼻血　のどの痛み　のどがつかえる　のどが渇く
水分をよくとる　口の中が乾燥する　唇が渇く　咳　痰　息切れ
動悸　胸痛　口が苦い　生唾がでる　ゲップ　胸やけ
みぞおちがつかえる　嘔気　嘔吐　乗り物酔い　腹痛　腹が張る
腹が鳴る　ガスが良く出る　性欲の減退　皮膚がかさかさする
皮膚のかゆみ　しもやけができる　足に力が入らない　足がふらつく
手がこわばる　自殺したいと思うことがある

その他特に気になることを記載してください

こる　　（首　肩　背中　腰　その他　　　）
痛む　　（手　足　肩　膝　腰　その他　　）
しびれる（手　足　その他　　　　　　　　）
ふるえる（手　足　その他　　　　　　　　）
冷える　（手　足　腰　全身　その他　　　）
ほてる　（顔　手　足　その他　　　　　　）
むくむ　（顔　手　足　その他　　　　　　）

好きな飲食物………甘いもの　塩辛いもの　辛いもの　酸っぱいもの
　　　　　　　　　油っこいもの　冷たいもの　温かいもの　肉　魚
　　　　　　　　　野菜　海藻　卵　乳製品　菓子　炭酸飲料
たばこ………………吸ったことがない　ある（　　）本/1日　（　　）年

●領域別漢方薬治療入門処方の使用のしかた●

- 自分の専門領域以外も学ぼう．患者さんは何でも訴える．
- まず，覚えておくと明日から処方出来るものが並んでいる．
- キーワードで処方出来る．ほとんどが「漢方薬治療」である．
- 虚実は大切．実証は麻黄剤が飲めること．体調や時間で虚実も変化する．
- 筋肉の急な痛みには芍薬甘草湯．
- 疲れを訴えれば，どんな症状にも補中益気湯を 2 週間．
- 食欲不振を訴えれば，どんな症状にも六君子湯を 2 週間．
- 心身症っぽいときや，思いつかないときはともかく柴胡桂枝湯を 2 週間．
- 最初は 1 剤を処方することが建前．
- その日に漢方薬を処方して，薬に診断させよう．
- 患者さんと有効な漢方薬を探していこう．

ここまで読んだら，準備は万全である．これから説明する領域別漢方薬治療入門処方を理解するためにここまで勉強していただいた．いよいよ領域別漢方薬治療入門処方を説明したい．各領域でまず覚えておくと明日から臨床で使用できる処方を解説していく．ご自身の専門領域はもちろん，ご自身の専門でない領域でもぜひ明日から診療に使用してほしい．「困ったことはありませんか？」と尋ねると，ご自身の専門領域以外の症状を訴えることが多いのである．そして現代西洋医学で治らない訴えであるのだから，ぜひ漢方薬を使用してほしい．キーワードから処方する「漢方薬治療」がほとんどだが，虚実は大切である．この本では麻黄が飲める人を実証としているが，虚実は体調や時期，年齢で変化していく．筋肉の急激な収縮やけいれんによる痛みにはどの領域にも芍薬甘草湯(68)．また，処方が思いつかないときには，補中益気湯㊶，六君子湯㊸，柴胡桂枝湯⑩をまず 2 週間処方しよう．疲れを訴えればどんな症状にも補中益気湯㊶，食欲不振を訴えればどんな症状にも六君子湯㊸，なんとなく心身症っぽい，またはどれも思いつかないときはともかく柴胡桂枝湯⑩を処方しよう．その間に他に

MEMO

証は 1 つか？

葛根湯証とは葛根湯①が効く状態ということだ．「……葛根湯主之」は『葛根湯之を主（つかさど）る』と読み，葛根湯①で決まりという意味である．では，ある病状に証は 1 つなのだろうか．つまり 1 剤のみが有効なのか．私はそんなことはないと考えている．名医の頻用処方は同じではない．病気の分布はそんなに変化がないだろうから．それぞれの名医によって使用する処方は異なると考えるのが自然である．つまり，ある病気に○○○証は複数あってよいと思うし，漢方がいろいろな訴えや病気に有効であるのだから，当然のようにも思える．

MEMO

持病と急な病気，どちらを治すべきか

先表後裏は表の病気，つまり急性期の病気を最初に治して，あとで持病を治す．つまり私の場合には，大柴胡湯⑧と桂枝茯苓丸㉕を飲んでいるが，風邪をひいたらそれをやめて風邪薬を飲むということである．

よい処方がないかを検討してほしい．漢方薬を一包飲んで死亡することなどない．お話の進め方はこの時限で説明した通りである．そして西洋医学とは異なる特性や利点はすでに説明している．そして，漢方薬はあえて生薬を足し合わせて効果を増強し，副作用を減らし，新しい効果を探していった歴史であることを再確認してほしい．人体実験を通して漢方薬が効く状態を探していった歴史と考えたほうが腑に落ちることも思い出してほしい．出来る限り一剤で処方するのが建前だが，しかし，画一化された（生薬を増減できない）エキス剤では，どうしても1剤では足りず，2つまたは3つのエキス剤が処方されることもある．そのときは建前を知りつつ複数を処方しよう．とくに慢性病で，訴えが多いときなどは複数処方となることは少なからずあるのだ．ともかく処方してほしい．治すために処方してあげてほしい．ターゲットは現代西洋医学で満足できていない患者さんや治らない症状である．どんどんと「何か困ることはありますか」と尋ねて，「漢方薬でよかったら処方しますよ」と投げかけよう．

大塚先生曰く

饗庭道庵の「百万口訣集」から補中益気湯の適応について意訳解説

- 第一が手足の倦怠である．手足がだるいのがこの処方を用いる第一の目標である．
- 第二が語言軽微である．言葉がかすかで弱いという意味で，口でもそもそ言って聞き取りにくい患者がある．大きな声で元気でしゃべるのとは反対である．語言軽微は陽気の虚である．またこのような患者は息切れがして，そのために声がほそぼそとなっているものもある．この2つとも補中益気湯の目標である．
- 第三は，眼精無力である．これは眼にいきおいがないことである．この眼精無力は生きた病人に相対して，はじめて診断のつくものである．眼精無力を診察するには，病人に向かって眼を見張り，にらませているうちに，はじめの中は瞳のしまりがしゃんとしているが，しばらくすると眼の見張りがなくなり，だらんとなって，黒まなこが下へ下がるように見える．これが補中益気湯を用いる目標である．
- 第四が口中に白沫を生ずである．白沫は白い泡．食事をするときに，食物をかむと牛のように口に泡沫がたつ．これを口中に白沫を生ずといって，補中益気湯を用いる目標である．
- 第五が，口に滋味を失うである．滋味はうま味で，これがないので砂をかんでいるようである．
- 第六が口渇があって，熱湯を好むである．のどが渇いても，冷たいものを嫌って熱いものを飲みたがる．
- 第七が臍のあたりで動悸がする．補中益気湯という処方をつくった李東垣の『脾胃論』に，臍中にあたって築々然として動悸のするのは，脾胃（消化力）の虚であると述べている．
- 第八が脈散大にして力なしである．脈にしまりがなく，大きくて弱いのである．陽気の弱である．

●呼吸器疾患に効く漢方薬●

まず試したい処方

- 葛根湯① ：麻黄剤，汗なし，頭痛，発熱，首のこり
- 麻黄湯㉗ ：麻黄剤，汗なし，関節痛，高熱（＝インフルエンザ）
- 小青竜湯⑲ ：麻黄剤，鼻水，くしゃみ，鼻閉，冷え，花粉症
- 麻黄附子細辛湯(127)：麻黄剤だがやさしい，咽頭痛（喉がチクッとする痛み）
- 香蘇散(70) ：高齢者の風邪，麻黄が使えない人の風邪
- 麦門冬湯㉙ ：乾性の咳，潤いが足りないときに（感染性の咳には無効）
- 麻杏甘石湯(55) ：麻黄剤，咳（＋小柴胡湯も），感染性の咳にも有効
- 清肺湯(90) ：長引いた痰・咳，痰の多い気管支拡張症
- 柴朴湯(96) ：喘息（半夏厚朴湯⑯は咽頭喉頭異常感に）

上記で効かないときの処方

- 補中益気湯㊶：上記で処方が決まらず元気もないとき，風邪の長引いたとき，痰の少ない気管支拡張症
- 六君子湯㊸ ：上記で処方が決まらず胃もたれもあるとき
- 柴胡桂枝湯⑩ ：上記で処方が決まらず心身症の傾向もあるとき，急性期を過ぎた風邪

風　邪

体格が中等度以上で，風邪の初期で，汗が出ていないときは葛根湯①．ちなみに，葛根湯①は風邪以外に乱暴な言い方をすれば急性疾患に何でも効く．

関節痛もあり高熱もあり，インフルエンザ様症状が認められるときは麻黄湯㉗が効く．通常はがっちりタイプ用だが，日頃は虚弱でも，このような症状の際には，始めの１日程度は麻黄湯㉗が飲めることがある．生薬の麻黄が入っているため，喘息も治まり，運動器疾患の痛みも楽になる．じわーっと汗が出てくれば柴胡桂枝湯⑩に．

鼻水が主症状の風邪には，小青竜湯⑲．これも麻黄剤のため，あまり虚弱な人ではムカムカ，ドキドキする．そんな人には苓甘姜味辛夏仁湯(119)だ．そのほか花粉症にも有効である．

喉がチクッとする風邪に対しては，麻黄附子細辛湯(127)がよい．年齢やがっちり具合を問わず有効だ．麻黄剤の中では一番マイルドなので，お年寄りでも比較的体力がある方の風邪にもよい．しかし，やはり麻黄剤なので，体力が弱っているお年寄りには不向きである．

そんな，お年寄りで体力がない方には香蘇散(70)．これには麻黄は含まれていないため，安心して使用出来るが，麻黄が使用出来る患者さんに香蘇散(70)を用いたのでは，１日ですっきりとなる爽快感は得られない．虚実がわからないときは，まず香蘇散(70)を処方すれば安全だ．

空咳には麦門冬湯㉙が効く．喉がからからして咳が止まらないときに有効だ．喉に潤いをあたえる薬である．

咳/気管支拡張症/ぜんそく

感染症にともなう咳には麻杏甘石湯(55)が有効．風邪などをこじらせて，咳が続く場合には小柴胡湯⑨と一緒に麻杏甘石湯(55)を投与する．

気管支拡張症などで痰が多いときは，清肺湯(90)が有効だ．

喘息には柴朴湯(96)が効く．もちろん西洋薬剤の治療が最優先だが，発作の頻度が減って，かつ西洋薬剤の使用量が減少する．神秘湯(85)は柴胡と麻黄が含まれていて喘息に有効である．

どんな訴えにも

その他，気管支拡張症や，喘息，風邪などで疲れ切ってしまったときなどは補中益気湯㊶が有効だ．呼吸器疾患でも，食欲不振が主症状となれば六君子湯㊸，心身症っぽいような呼吸器の訴えには柴胡桂枝湯⑩が有効なことがある．

慢性的な訴えで，処方がよくわからないときは，柴胡桂枝湯⑩を２週間投与して様子をみながら，その間に勉強したり，誰かと相談して次の処方を決めるとよい．

MEMO

漢方は何にでも効く可能性がある

乱暴な言い方をすれば漢方は何にでも効く可能性がある．昔の漢方医，和田東郭も「漢方は自由にとりすえるべきこと也．是は脱肛の薬是は下血の薬としては面白からず．たとえばすり鉢に灰を入れれば火鉢にもなり，また土を入れれば植木鉢にもなり，水を入れれば水鉢にもなり，真倒さにすれば踏段にもなる．漢方もかくの如く考え工夫すべし．」と言っている．

また，葛根湯医者という落語の枕話がある．来る患者みんなに葛根湯を飲ませる医者の話だ．古今亭志ん朝の代脈の枕話では，

『お前どうしたんだ？　どっか悪いのか？
頭痛くてしょうがない．
それは頭痛だ．葛根湯お飲み．
おなか痛くてしょうがない．
それは腹痛だ．葛根湯お飲み．
足が痛くてしょうがない．
それは足痛だ．葛根湯お飲み．
それでお前はどうした．
あっしは兄貴についてきた付き添いです．
それは退屈だね．葛根湯お上がり．』

という話だ．藪医者の代名詞のように扱われるが，漢方の真髄を知っていた医者かもしれないと，私は思う．

POINT

- 滋陰至宝湯(92)は，清肺湯(90)の虚証に使用．
- 滋陰降火湯(93)は，麦門冬湯㉙もどきで，夜布団に入ると咳き込むもの．
- 咳で困れば，麦門冬湯㉙＋麻杏甘石湯(55)も効果あり．
- 長引けば，小青竜湯⑲＋小柴胡湯⑨，麦門冬湯㉙＋小柴胡湯⑨，麻杏甘石湯(55)＋小柴胡湯⑨も考慮．
- 気分で悪化するときは柴朴湯(96)が効くことも．
- 風邪になりたくないという人で，受験生などには小柴胡湯⑨，やや虚証には補中益気湯㊶を．
- 気温の変化でむせるように咳き込むときは，麦門冬湯㉙．
- 麦門冬湯㉙は効くのは早いが１時間で効かなくなる．初日は，１時間おきでも投与可能．２日分を１日で与えてもいい．麦門冬湯㉙のみで咳が止まらないときは，小柴胡湯⑨と混ぜる．

●消化器疾患に効く漢方薬●

まず試したい処方

- 半夏瀉心湯⑭：実証向き胃薬，ゴロゴロ下痢（腹中雷鳴），胃もたれ，口内炎
- 安中散⑤：虚証向き胃薬
- 人参湯㉜：さらに虚証の胃薬（唾液が出る），軟便下痢
- 桂枝加芍薬湯(60)：シクシクキューの腹痛，過敏性腸症候群
- 桂枝加芍薬大黄湯(134)：便秘型過敏性腸症候群，（若い人の）ころころ便秘
- 大建中湯(100)：サブイレウス，真武湯㉚・人参湯㉜が無効の下痢に
- 真武湯㉚：虚証の（水様性）下痢，慢性下痢
- 麻子仁丸(126)：（老人の）便秘

筋肉のけいれんや急激な痛みのあるときの処方

- 芍薬甘草湯(68)：急激な腹痛，激しい下痢，しゃっくり

上記で効かないときの処方

- 補中益気湯㊶：上記で処方が決まらず元気もないとき
- 六君子湯㊸：上記で処方が決まらず胃もたれもあるとき，食欲不振，逆流性食道炎
- 柴胡桂枝湯⑩：上記で処方が決まらず心身症もともなう消化器疾患に，原因不明の腹痛

胃の不調

胃のもたれや心下部の違和感などがあれば半夏瀉心湯⑭．虚弱でなければ使用可能だ．私は，薬局などで売っている胃薬の高級品だと説明している．高級品という理由は，消化器症状はもちろんスカッと治るが，生薬のセットである漢方薬なので，消化器症状以外の訴えが結構楽になるのだ．H_2ブロッカーやPPIなどを飲んでいるような人で，半夏瀉心湯⑭を併用することはとてもよいと思う．またゴロゴロ下痢にも有効である．それを先人は腹中雷鳴と呼んだ．単純な食後の胃もたれや口内炎にも有効だ．

すこし虚弱な方の胃薬は安中散⑤がよい．半夏瀉心湯⑭では強すぎるかなと思うときは安中散⑤が安心だ．市販の漢方胃腸薬の多くに含まれている．明らかに虚弱な方には，胃薬としては人参湯㉜．口角から唾が出ているような方で，臨床をしていると結構思い当たると思う．人参湯㉜は西洋剤で無効な下痢にも有効である．

腹　痛

シクシクキューとなる腹痛には桂枝加芍薬湯(60)だ．これが頻回となれば，過敏性腸症候群という西洋医学的診断名に近くなるが，その状態にも桂枝加芍薬湯(60)は特効薬である．過敏性腸症候群では桂枝加芍薬湯(60)を出して，そして西洋薬剤を追加投与するのがよいと思う．

便秘/下痢

過敏性腸症候群でも便秘が主な訴えのときは，桂枝加芍薬大黄湯(134)が有効である．桂枝加芍薬大黄湯(134)は下剤としても使用可能だ．実証タイプの下剤である桃核承気湯(61)，大承気湯(133)，調胃承気湯(74)などでは，下剤の効果がでるとともに腹痛を訴える人がいる．そんなときには桂枝加芍薬大黄湯(134)から始めると患者さんを不安にさせない．

お年寄りや虚弱な患者さんの便秘には麻子仁丸(126)がよい．作用がマイルドだ．構成生薬も多く，耐性ができにくい．抗精神病薬を多数内服していたり，透析中の患者さんは，頑固な便秘であることが多い．麻子仁丸(126)を1日1～4包投与してあげると，お腹が痛くなることなく，すっきりと便が出る．虚実がはっきりしないときは，虚証と思って投薬することが安心で，便秘の場合でもまず麻子仁丸(126)がファーストチョイスとなる．

サブイレウスには大建中湯(100)が効く．年に何回かイレウスで入院する患者さんなどには有効だ．入院の頻度が減るか，入院するようなイレウスにはならなくなる．手術後から大建中湯(100)を投与することで，将来のイレウス防止になればすばらしいことで，現在研究中である．

下痢には真武湯(30)だ．真武湯(30)で無効なときは人参湯(32)．それでも無効なときは真武湯(30)と人参湯(32)を一緒に処方，それでも無効なときは大建中湯(100)が有効なことがある．下痢では薬の量を減らした方が有効なこともある．用量依存性を追求する西洋薬剤では考えられないことである．西洋剤で無効な下痢は上記の処方でもすぐに効かないこともあるが，漢方では気力が出た，元気が出たと喜ばれ，次第に下痢も治っていくことが多い．実証の下痢には半夏瀉心湯(14)が有効だ．

急激な腹痛・下痢

その他，急激な腹痛や下痢には芍薬甘草湯(68)が有効なことがある．

どんな訴えにも

消化器疾患が主症状でも元気がなければ補中益気湯(41)が，食欲不振や逆流性食道炎には六君子湯(43)が有効．心身症っぽい消化器の訴えや腹痛には柴胡桂枝湯(10)が著効することがある．

POINT

真武湯(30)の熱服

エキス製剤は高級インスタントコーヒーのようなものでお湯に溶かして飲むのが有効と思っている．とくに風邪の時などは温かいお湯に溶かして飲んでほしい（温服）．真武湯(30)を下痢に使用するときはアツアツにすることが効果をより高めることもある．アツアツなので，これは熱服と言ってフーフーしながら飲むといった感じである．一方で，黄連解毒湯(15)や小半夏加茯苓湯(21)，桔梗湯(138)などは冷やして飲む（冷服）．桔梗湯(138)は冷やしたものをうがいしながら飲み込む．

MEMO

数が足りていない？

実は六君子湯(43)は8つ，四君子湯(75)は6つの生薬からなる．生姜と大棗が数に含まれていない．これは，昔は生姜と大棗は家庭に食用として常備されていたため，処方の数に含まれていないからだと言われている．

MEMO

「青竜」の示すものは？

青竜は中国の神話に出てくる四神の1つで東方を守護する神．麻黄の色の青さから青竜と名付けられた．よって，青竜は麻黄のことを指す．

●循環器疾患に効く漢方薬●

まず試したい処方

- 炙甘草湯(64)　：動悸，不整脈
- 黄連解毒湯⑮　：実証の高血圧，赤ら顔
- 釣藤散㊼　：年寄りのめまい，高血圧，早朝の頭痛
- 柴胡加竜骨牡蛎湯⑫：イライラで高血圧，ストレス高血圧
- 防風通聖散(62)　：重役太り，太鼓腹（大柴胡湯⑧も有効）
- 半夏白朮天麻湯㊲：虚証のめまい，起立性調節障害
- 真武湯㉚　：めまい，冷え

上記で効かないときの処方

- 補中益気湯㊶：上記で処方が決まらず元気もないとき
- 六君子湯㊸　：上記で処方が決まらず胃もたれもあるとき
- 柴胡桂枝湯⑩　：上記で処方が決まらず心身症の傾向もあるとき

まず重要なのは，本物の循環器疾患には漢方の出番はないということ．循環器内科の先生にお任せしよう．「何か困ったことはないの？」と聞くと，「動悸がして……」と言われることがある．「それなら循環器内科で診てもらうんだよ」と促すと，「循環器内科では診てもらって，ホルター心電図や心エコーでは異常がなく，薬は不要と言われた」とむしろがっかりしている患者さんがいる．こんなときこそ補完医療の漢方の出番である．

動悸/高血圧

西洋医学的に異常がない動悸には，炙甘草湯(64)が有効だ．昔の抗不整脈薬だが，現代医療が進歩した今日，まず西洋剤を用いるのは当然だ．

高血圧で顔が赤い人，眼が充血している人には黄連解毒湯⑮が効く．もちろん西洋薬剤優先だが，黄連解毒湯⑮を飲むと，降圧剤の量が減ったり，顔の赤みが薄らいだりする．また，イライラは結構治まる．

お年寄りの早朝高血圧には，釣藤散㊼を出している．もちろん降圧剤の代わりにはならないが，まれに釣藤散㊼で降圧剤が不要となることもあるのだ．

猛烈社員で仕事が忙しく，ストレスが多い，そして高血圧という患者さんには，柴胡加竜骨牡蛎湯⑫が有効だ．高血圧になったばかりであれば柴胡加竜骨牡蛎湯⑫の内服だけで，血圧が正常化することもある．高血圧は，まず降圧剤の内服の前に運動と食事制限が大切だ．それと平行して，柴胡加竜骨牡蛎湯⑫を飲めば効果は増すだろう．ある程度頑張っても血圧が下がらないときは，もちろん西洋薬剤の内服を始めること．

重役太りで血圧が高いときなどは，防風通聖散(62)が有効なこともある．胸脇苦満が著明であれば大柴胡湯⑧だ．しかし，まずは運動や食生活の節制をすることが大切だ．漢方薬を飲んで，そして無茶しようというのは本末転倒である．

低血圧/めまい/冷え症

いわゆる低血圧には，漢方は有効だ．朝礼で倒れるような虚弱児，朝が苦手な華奢な女性などで，低血圧であるときには，半夏白朮天麻湯㊲が有効だ．西洋薬剤には，血圧を安全に上げる薬はないので，まず漢方薬を試すべきだと思う．半夏白朮天麻湯㊲は人耆剤であるのでユンケル黄帝液の低血圧バージョンと覚えてもいい．

めまいと冷え症があれば，真武湯㉚が有効だ．真武湯㉚は附子剤で温める薬なので，老人には著効する．

どんな訴えにも

その他，循環器疾患が主訴で，疲れているときは補中益気湯㊶を処方すると，訴えのある循環器症状が軽快することがある．循環器疾患が主訴で，食欲不振があるときは，六君子湯㊸を処方すると，訴えのある循環器症状が軽快することがある．心身症っぽい循環器の訴えには柴胡桂枝湯⑩が著効することがある．西洋医学がない昔は，不整脈には炙甘草湯(64)，心不全には木防已湯㊱，狭心症には当帰湯(102)などが用いられたと思われる．西洋医学が進歩した現在，そちらが優先であることは当然である．

MEMO

発展し，三派に分かれた日本漢方

室町中期に田代三喜が明より帰朝し，中国医学の模倣から日本漢方が独自の発展を遂げていく．徳川時代に至って，漢方は大きく後世派，古方派，折衷派の三派に分かれた．後世派とは田代三喜の弟子である曲直瀬道三とその後継者たちである．一方で，「傷寒論」の古に帰ることを主唱したのは名古屋玄医で，その後，後藤艮山，香川修徳，山脇東洋，松原一閑斉の４人が「古方の四大家」と言われたが，古方派で最も大きな影響を与えたのは吉益東洞である．吉益東洞は「万病一毒説」を唱え，毒をさることが万病を治す根本だとして，激しい作用のある薬を用いて病を攻撃した．攻める治療法で実証向きの治療である．一方後世派は補剤を多用したのである．双方を取り入れた折衷派には和田東郭，浅田宗伯などがいる（付録⑦参照）．

MEMO

玄武湯から改名

真武湯㉚はもともと玄武湯といわれていたが，亡くなった中国宋代の皇帝の名を避けるために真武湯㉚と名称が改変された．玄武は北方を守護する中国伝説上の黒い亀であり，附子が黒いことから玄武の名が冠せられたものとされている．

MEMO

生ショウガを入れる

葛根湯①や麻黄湯㉗は生ショウガを入れて，つまり生姜湯にエキス剤を溶かした方が効きがよいことを経験する．呉茱萸湯㉛や小半夏加茯苓湯㉑には大塚先生も生ショウガを入れることを勧めていたそうだ．半夏瀉心湯⑭，六君子湯㊸なども生姜湯と一緒にするとさらに効果が増すと思われている．ぜひ試してほしい．

●泌尿器疾患に効く漢方薬●

まず試したい処方

- 牛車腎気丸(107)（八味地黄丸⑦）：下半身の衰えに，高齢男性はまずこれ，前立腺肥大，膀胱炎，夜間の頻尿，精力減退，くしゃみで尿漏れ，腰痛，しびれ
- 竜胆瀉肝湯(76)：実証の泌尿器症状，陰部の湿疹
- 清心蓮子飲(111)：虚証の泌尿器症状，牛車腎気丸(107)がもたれるとき
- 猪苓湯㊵：急性膀胱炎，尿管結石（＋芍薬甘草湯(68)）
- 猪苓湯合四物湯(112)：再発性無菌性膀胱炎，顕微鏡的血尿

筋肉のけいれんや急激な痛みのあるときの処方

- 芍薬甘草湯(68)：尿管結石の激痛，透析中の筋肉痛，こむら返り

上記で効かないときの処方

- 補中益気湯㊶：上記で処方が決まらず元気もないとき，男性不妊
- 六君子湯㊸：上記で処方が決まらず胃もたれもあるとき
- 柴胡桂枝湯⑩：上記で処方が決まらず心身症の傾向もあるとき

泌尿器疾患を専門としない先生方には縁遠いと思われるかもしれないが，実は多くの患者さんが悩んでいる．「何か困っていることはないの？」と尋ねるとけっこう相談される．

下半身の衰え

いわゆる「下半身の衰え」には牛車腎気丸(107)だ．精力減退，インポテンツ，夜間の頻尿，集中力の低下，下肢の筋肉の衰え，歩行距離が短くなる，下肢がしびれる，足の裏の違和感などなど，多彩な訴えが，牛車腎気丸(107)で治ることがある．最初から治ると言ういろいろと不満を言われるので，今よりもよくなると言ったほうが安心である．そして，ある程度の期間内服してもらうと，いろいろな症状がよくなる．とくにインポテンツだけを治したいと言ってくる患者さんは要注意だ．すぐに治ることはあまりない．一方で，いろいろな症状と一緒にインポテンツも治ると，とても幸せだと蕩々と楽しい話をしてくれることもある．牛車腎気丸(107)は，ある程度のがっちりした人からある程度の弱々しい人まで幅広く使用可能だ．牛車腎気丸(107)から車前子と牛膝を抜いたものが八味地黄丸⑦なので，こちらでもほぼ同じ効果が期待できる．

患者さんがとてもがっちりしているときは竜胆瀉肝湯(76)が有効だ．これは陰部の湿疹にも効く．

患者さんがあまりにも弱々しく，地黄が入っている牛車腎気丸(107)や八味地黄丸⑦では，ムカムカが心配だと思われるときは，清心蓮子飲(111)を勧めてみる．清心蓮子飲(111)は人耆剤でユンケル黄帝液の泌尿器症状バージョンと理解すればいい．字の如く，心を静めるトランキライザー様の作用もある．

膀胱炎/尿管結石

膀胱炎には猪苓湯㊵．しかし，抗生物質を投与すること．尿管結石には芍薬甘草湯(68)と猪苓湯㊵を一緒に投与すると排石の頻度が高いと言われている．抗生物質のない昔は猪苓湯㊵だけで頑張ったが，現在では抗生物質を投与すれば，通常すぐによくなることが多い．尿管結石の激痛は芍薬甘草湯(68)が著効することがある．

問題は遷延する膀胱炎症状である．抗生物質を飲んでずいぶんとよくなった，そして尿にバイ菌もいなくなった．しかし頻尿，残尿感が続いているという訴えだ．こんなときは猪苓湯合四物湯(112)を用いよう．しばらく飲んでいると，残尿感症状が軽くなる．

POINT

合方と加方

合方とは漢方薬と漢方薬を足し合わせることで，加方とは漢方薬と生薬を足し合わせることである．2つの漢方薬を足し合わせるときに，もしもダブっている生薬があるときには，煎じ薬では多いほうの分量を採用するが，エキス剤では単純に2種類の漢方薬を処方することになるのでダブっている生薬は単純に足し算となってしまう．過量投与が心配な甘草などは要注意となる．では，猪苓湯合四物湯エキスと，猪苓湯エキス＋四物湯エキスを処方したものは同じだろうか．5種の生薬からなる猪苓湯と4種の生薬からなる四物湯で，かつダブっている生薬はないから2つは全く同じに見える．しかし，猪苓湯合四物湯は9種類を一緒に煎じたもののエキス剤だが，猪苓湯エキス＋四物湯エキスはそれぞれ別々に煎じたもののエキスを合わせたものである．煎じる過程が大切であれば，むしろ猪苓湯合四物湯エキスと猪苓湯エキス＋四物湯エキスは別物となる．

激痛・こむら返り

透析中の筋肉痛やこむら返りに芍薬甘草湯(68)が有効なことがある．

どんな訴えにも

その他，泌尿器科疾患がメインの訴えでも，疲労感をともなうときは補中益気湯㊶で泌尿器の訴えが軽快することがある．補中益気湯㊶は男性不妊にも効果ありと言われている．精子が疲れていると思えばわかりやすい．泌尿器科疾患がメインの訴えでも，食欲不振をともなえば，六君子湯㊸で訴える泌尿器疾患が楽になることがある．心身症っぽい泌尿器の訴えには柴胡桂枝湯⑩が有効なことがあるので，困ったら柴胡桂枝湯⑩を処方してみるとよい．

MEMO

メモを持ってくる人

こんな人は加味逍遙散㉔かなと思いながら診察をする．メモはすぐに奪い取ってこちらが読む，読んだ振りをするのが大切で，患者さんに読ませると膨大な時間がかかる．メモは奪い取って，コピーをしてカルテに貼っている．それがお互いの満足感に繋がる．

MEMO

日本漢方の量

日常で使用しているエキス剤の量は，韓国や中国のものに比べると数分の1～10分の1だそうだ．生薬が高価で輸入品であったため，先人が一生懸命有効な最低量を探した結果とも言われている．また，日本は高温多湿で甘草によるむくみの頻度が大陸より高く，そこで甘草の量を減らしていった結果とも言われている．

●精神・神経疾患に効く漢方薬●

まず試したい処方

- 加味逍遥散㉔：更年期障害もどき，くよくよ，イライラ
- 女神散(67)：同じことをいつまでも繰り返す，実証
- 抑肝散(54)：認知症の周辺症状，不眠，怒りっぽい，生理前のイライラ
- 柴胡加竜骨牡蛎湯⑫：実証のイライラ
- 半夏厚朴湯⑯：喉のつかえ感（咽中炙臠），（経過が長いときは柴朴湯(96)）
- 呉茱萸湯㉛：片頭痛
- 釣藤散㊼：早朝の頭痛，脳血管障害，軽いうつ（香蘇散(70)も）
- 半夏白朮天麻湯㊲：虚証のめまい
- 加味帰脾湯(137)：老人の不眠

上記で効かないときの処方

- 補中益気湯㊶：上記で処方が決まらず元気もないとき
- 六君子湯㊸：上記で処方が決まらず胃もたれもあるとき
- 柴胡桂枝湯⑩：上記で処方が決まらず心身症の傾向もあるとき

まずはじめに，本物の精神神経疾患は当然，精神科や心療内科の先生にお任せする．我々が対応するのは，あくまで精神神経疾患もどきである．

更年期障害

日常用語での「更年期障害っぽい症状」には，加味逍遥散㉔を使用．「更年期障害っぽい」とは閉経前後と無関係でよい．20代〜70代ぐらいまでで，男性でもよい．くよくよ，イライラ，不安がつのり，自分で病気をいつも探しているような人である．まずこれを与え，そして無効なときに次の処方を考える．それぐらいよく効く可能性が高い．

来るたびにいろいろな訴えを話す，病気を探しに行っているのではないかと思うくらいいろいろな訴えを投げてくる，やっと診察室から出てもすぐまた戻って来る．そんな患者さんにも加味逍遥散㉔．加味逍遥散㉔の次に控えるのは女神散(67)．いつもいつも同じ訴えをする人は，私の印象では，有閑マダムぽっくて，なんとなく目がつり上がり，そしてテンションが高く，同じ訴えを繰り返す人といった感じだ．でも，そんなイメージとは全く異なっていても結果，女神散(67)が有効なことがある．最後は試してみるしかない．男性にも有効なことがある．

イライラ

怒りっぽい人には抑肝散(54)．癇癪の肝を抑えるといった感じだ．子供をいつも叱りつけているような母親，怒りっぽい症状を呈する認知症の患者さんなどに効く．生理の前にイライラが高ぶって怒りっぽくなる人にも有効だ．認知症でアリセプト®を内服しているお年寄りに，私は抑肝散(54)を処方している．結構，介護している家族に喜ば

れている．

ストレスでイライラ，これには柴胡加竜骨牡蛎湯⑫がよい．体ばかり大きくて気持ちの小さいノミの心臓のような人にも柴胡加竜骨牡蛎湯⑫は有効だ．

喉に何かある

「自分のことばで症状を言ってください」と促すと，いろいろなことを話してくれる．そのなかに，喉に変なものがいるとか，気道が狭いように感じて息がしにくいとか言う人がいる．不思議なほど，こんなことを訴える人が多い．昔の人はこれを，炙った肉が喉にいる（咽中炙臠）といってみたり，梅の種が喉にいる（梅核気）と呼んでいた．これらは，半夏厚朴湯⑯が有効である可能性が高いというメッセージだ．ぜひ，こんな訴えの患者さんには試してほしい．慢性的なときには小柴胡湯⑨が加わった，柴朴湯(96)が有効だ．

片頭痛

片頭痛には呉茱萸湯㉛．これは決め撃ちだ．片頭痛の西洋医学的特効薬はトリプタン製剤だが，これは高価だ．トリプタンが不要となる人は５人に１人ぐらいだが，残りの人でもトリプタン製剤の服用頻度が減る．トリプタンは非常に高価なので，それだけでも結構喜ばれる．ぜひ試してあげてほしい．苦くて飲めないというような人には処方しなくてよい．効いている人は，相当苦くても本人がその有効性を自覚しているので，薬をくれという．苦い程度で飲まない人はその程度の訴えなのだ．おいしいという人にはまず有効だ．

不　眠

不眠には加味帰脾湯(137)を出している．就寝前に出すこともあるが，毎食前に出すこともある．西洋医学的入眠剤とは異なり，毎食前にこれを飲んでも昼間眠くなることはない．加味帰脾湯(137)を飲んで，西洋医学的入眠剤が不要になることは実は少なく，多くの人は加味帰脾湯(137)と入眠剤を両方飲んでいる．これは，通常，西洋医学的入眠剤よりも漢方薬の導入の方が後になることが多く，併用後も西洋医学的入眠剤による依存性が残るためと考えられる．

そのほか，初老期の軽いうつ症状には釣藤散㊼が有効なことがある．虚証のめまいは，半夏白朮天麻湯㊲が有効だ．

どんな訴えにも

どんな精神疾患でも疲れると訴えたときは補中益気湯㊶が有効なことがある．どんな精神疾患でも食欲不振を訴えたときには六君子湯㊸が有効なことがある．心身症もどきには柴胡桂枝湯⑩が結構有効だ．どれも抗不安作用がある．

MEMO

君臣佐使

漢方は複数の生薬の組み合わせで成立しているが，その中で中心生薬を君薬，君薬の作用を補助し強める生薬を臣薬，君臣薬の効能を調節する生薬を佐薬，生薬の調和や服薬を助けるものを使薬と呼んでいる．本当に君薬であれば，一味抜きの実験を行って効果がなくなることを試せばよい．煎じ薬であれば簡単に行える臨床研究である．抜いて効果が無くなるものが君薬で，抜いても効果に差がないのが使薬であろう．そうすると君臣佐使も治す対象によって変化するとも考えられる．

●運動器疾患に効く漢方薬●

まず試したい処方

- 牛車腎気丸(107)：下肢のしびれ，足底の違和感，腰痛，むくみ
- 防已黄耆湯⑳：膝関節症，水太り（無効時は越婢加朮湯㉘と併用で）
- 越婢加朮湯㉘：麻黄剤，痛み止め
- 桂枝加朮附湯⑱：麻黄を含まない痛み止め
- 疎経活血湯(53)：腰痛，膝痛
- 当帰四逆加呉茱萸生姜湯㊳：下肢の痛み，冷感，腰痛，膝痛，しもやけ
- 大防風湯(97)：年寄りや虚証の関節痛，リウマチ

筋肉のけいれんや急激な痛みのあるときの処方

- 芍薬甘草湯(68)：ぎっくり腰，こむら返り

上記で効かないときの処方

- 補中益気湯㊶：上記で処方が決まらず元気もないとき
- 六君子湯㊸：上記で処方が決まらず胃もたれもあるとき
- 柴胡桂枝湯⑩：上記で処方が決まらず心身症の傾向もあるとき

腰　痛

腰痛の多くは坐骨神経痛もどきを合併している．腰も痛いし，下肢もびりびりするなどである．こんなときには，牛車腎気丸(107)がファーストチョイスだ．牛車腎気丸(107)には地黄が入っているので，飲んでムカムカするときには食後に飲んでもらう．もっとよくなりたいと言うときには附子末を加えていく．

腰痛で冷えも訴えるときは当帰四逆加呉茱萸生姜湯㊳を処方する．冷えがあるから動脈閉塞症を合併していることも考えられるが，動脈閉塞による下肢痛にも，実は当帰四逆加呉茱萸生姜湯㊳は有効である（p 20，1 時限目参照）．

腰痛を訴えて，しびれ，冷えは少なく，膝が痛いなどと訴えるときは疎経活血湯(53)を処方する．腰痛であれば，牛車腎気丸(107)か，当帰四逆加呉茱萸生姜湯㊳か，疎経活血湯(53)をまず出すのだが，乱暴な言い方をすれば，よくわからなければそれぞれを 1ヵ月ずつ処方し，3 つの内のどれが 1 番効きましたかと尋ねて，1 番効いた薬剤を気長に投与すると，けっこうよくなる．西洋医学で限界と思っていた症状だから，そんな処方の方法でも患者さんはついてきてくれる．

膝の痛み

通常は膝関節症のことが多い．典型は，中年以降の色白で肥満体型のご婦人．絞れば水がしたたりそうで，よく汗をかいているイメージだ．まず，防已黄耆湯⑳を処方する．防已黄耆湯⑳で，膝の痛みがなくなることは少ないが，まず防已黄耆湯⑳を出す．そしてもっと治りたいと訴えると

きに越婢加朮湯㉘を加える．越婢加朮湯㉘は麻黄が入っているので，ムカムカ，ドキドキすることがある．色白の肥満体型のご婦人は通常は虚証だから，麻黄が胃に障る．そこでまず，防已黄耆湯⑳を出して，次に，おそるおそる越婢加朮湯㉘を加えるのだ．慎重に行く場合には，越婢加朮湯㉘の半分を朝夕に，そして増量して毎食前に各1包などとすると，結構よくなる．

いろいろな痛み

越婢加朮湯㉘のような麻黄剤は，漢方薬の痛み止めだ．西洋薬剤の痛み止めであるボルタレン®，ロキソニン®などではよくならない痛み，または，楽にはなったがまだ残っている違和感，そんな状態に越婢加朮湯㉘は有効だ．NSAIDsとは作用機序が違うので，当然と言えば当然の結果だろうか．マラソンランナーやテニスプレーヤーでNSAIDsでは痛みが残り競技が出来なかった人が，越婢加朮湯㉘で競技を完遂できたことがある．なお，越婢加朮湯㉘を含めた麻黄剤はエフェドリンを当然含むのでドーピングにひっかかる．トッププレーヤーに投与するときは要注意だ．

薏苡仁湯(52)も麻黄を含む痛み止めで関節リウマチに大塚先生は頻用したそうだ．

麻黄が胃に障る人の痛み止めは，桂枝加朮附湯⑱だ．麻黄が入っていない分，切れ味はいまいちだが，じわーっと効いてくる．西洋薬剤の痛み止めやプレドニゾロンが減量出来ることをしばしば経験できる．

お年寄りで，リウマチ様症状で，華奢な感じの人には大防風湯(97)が有効だ．参耆剤なので，ユンケル黄帝液のリウマチバージョン．元気も付けてくれる．リウマチの関節痛も上記の漢方薬で結構楽になる．しかし，症状をマスクしてしまい，レミケード®などの生物学的製剤の投与が遅れ，関節破壊を招いたのでは意味がない．西洋薬剤の補完医療であることを忘れないようにしよう．

ぎっくり腰

ぎっくり腰などの突然の激痛には芍薬甘草湯(68)が著効する．

どんな訴えにも

そのほか，整形外科的な訴えがメインでも，疲労感をともなえば，補中益気湯㊶の投与で治ることもある．整形外科的な訴えがメインでも，食欲不振をともなえば，六君子湯㊸の投与で治ることもある．整形外科的な訴えがメインでも，心身症っぽければ，柴胡桂枝湯⑩の投与で治ることもある．

POINT

葛根加朮附湯合桂枝茯苓丸

首から肩にはじまり上肢に痛みが走ることを訴える患者さんは多い．西洋医学的病名はいろいろだが整形外科的治療を受けているが満足出来ない患者さんである．むち打ち症もどきもその1つ．そんなときは葛根加朮附湯合桂枝茯苓丸を使用している．ツムラのエキス剤で作るには，葛根湯①と桂枝加朮附湯⑱に桂枝茯苓丸㉕を加える．そうするとエキス剤が3包となってしまう．1剤で治すことを建前にしているが残念ながらこういうことも臨床では生じる．この処方で諦めていた痛みが取れた人が少なからずいる．

●婦人の疾患に効く漢方薬●

まず試したい処方

- 加味逍遙散㉔：更年期障害もどき
- 当帰芍薬散㉓：虚証の婦人病, 不妊症, 妊娠中も, 生理で悪化する症状に
- 桂枝茯苓丸㉕：実証の婦人病
- 当帰四逆加呉茱萸生姜湯㊳：冷え症
- 芎帰膠艾湯(77)：月経過多
- 桂枝湯㊺：妊娠時の風邪（咳には麦門冬湯㉙）
- 小半夏加茯苓湯㉑：つわり

筋肉のけいれんや急激な痛みのあるときの処方

- 芍薬甘草湯(68)：激しい生理痛

上記で効かないときの処方

- 補中益気湯㊶：上記で処方が決まらず元気もないとき
- 六君子湯㊸：上記で処方が決まらず胃もたれもあるとき
- 柴胡桂枝湯⑩：上記で処方が決まらず心身症の傾向もあるとき

婦人科疾患は，実は多くの方が悩んでいる．しょうがないと思って，訴えないだけなのだ．ひどい生理痛にしても，しょうがないものと受け入れているのである．ぜひ，「何か困っていることはありませんか」と聞いて，治してあげてほしい．使用する薬は駆瘀血剤が中心である．

妊婦は陰証，虚証，気うつ，瘀血，血虚，水毒が多い．

更年期障害

まず，更年期障害もどきは，加味逍遙散㉔．いろいろなことを訴えいつも病気を探している人に投与する．もどきとは閉経前後とは無関係で20代〜70代ぐらいまで．無効時は女神散(67)を試みる．

婦人科疾患全般

婦人科疾患で処方が思いつかなければ，当帰芍薬散㉓を処方すればけっこう当たる．それぐらい当帰芍薬散㉓は有効である．とくに生理や妊娠で悪化する症状は当帰芍薬散㉓．生理痛，ニキビ，便秘，イライラ，静脈炎，冷えなどが生理で悪化すれば，当帰芍薬散㉓を処方してみよう．当帰芍薬散㉓は不妊症で困って，子供が欲しい人にも有効である．しかし，現代の不妊治療は格段の進歩を遂げている．年齢的に時間がない場合には，ぜひ西洋医学的治療を優先してほしい．もちろん，その間に当帰芍薬散㉓を内服していて全く問題ない．流産癖のあるご婦人，産後の肥立ちの悪いご婦人にもお産のあとの腰痛にも，当帰芍薬散㉓は有効である．

当帰芍薬散㉓の典型は竹久夢二の絵に出てくるようなご婦人と説明されることが多い．それよりも明らかにがっちりタイプであれば，桂枝茯苓丸㉕を処方しよう．

月経過多

月経過多には芎帰膠艾湯(77)が有効だ．下半身の出血に有効な薬で，痔の出血，血尿にも有効である．月経過多は子宮がんが原因のこともあるので，対象となるのは，「婦人科で診察済み，子宮筋腫による月経過多で，閉経までなんとか頑張りたい．閉経すれば子宮筋腫は小さくなるため，手術はしなくて済む」，こんなご婦人である．

冷え症

ご婦人の冷え症には，当帰芍薬散㉓，桂枝茯苓丸㉕，加味逍遥散㉔も有効だが，冷え症だけであれば，当帰四逆加呉茱萸生姜湯㊳も有効だ．

妊娠中の場合

妊娠中に漢方薬を投与するときは，西洋薬剤よりも有効性が上回るときに限るべきだが，西洋薬剤よりは漢方薬のほうが私は安全と思っている．妊娠中に風邪を引けば，桂枝湯㊺を用いるし，咳には麦門冬湯㉙，つわりには小半夏加茯苓湯㉑が有効なことがある．ただし，重症の妊娠中毒症によるつわりなどでは当然入院が必要である．漢方単独での対処には限界がある．

生理痛

激しい生理痛には芍薬甘草湯(68)が著効する．

どんな訴えにも

婦人科の訴えでも，疲れを訴えれば補中益気湯㊶を試してみよう．食欲不振を訴えれば六君子湯㊸を試してほしい．そして心身症っぽい症状があれば柴胡桂枝湯⑩も有効である．

POINT

五感を越えた診察と移精変気

『皇后陛下難産の話』

昭和天皇の皇后陛下（香淳皇后）の第 3 回目のご出産の時，難産であった．専門医が集まってもどうしても生まれないので田口*が呼ばれた．田口は，使いの侍従に，「まず天皇陛下にお目にかかりたい」と云って陛下にお会いして耳打ちをした．そこで陛下は渡り廊下を渡って産殿近くに行かれて，大きな声で「お産はまだか．出来ればもう一人女の子がほしいものだ」と云われ，振り返って，「田口，あれで良かったかな」と云われ，先生は，「ああ，結構でございまいした」と答えた．その直後，内親王をご誕生になり，母子ともに無事であった．この話を聞いた父は，先生の行動の真意を問うた．先生は，答えて，「あの方は女子ばかり続いて生んでおられる．また女の子だったらどうしようかと思い悩んでいると，出そうで出ない，産まれそうで産まれない．それを安心させるのは他人ではなく，天皇陛下の一声が一番効き目があると考えた」と答えられた．ちなみに次のお産は皇太子で今の天皇である．ここに五感を越えた漢方の診察と移精変気の治療を見ることができる．後にこの話を私が大塚敬節にしたとき，大塚は「名医だね……」と嘆息した．

（松田邦夫先生　第 51 回東洋医学会学術総会特別講演より）

＊ 田口健次郎（1890～1952）

松田邦夫先生のお父上である松田権六翁（人間国宝）のご友人．

●高齢者の疾患に効く漢方薬●

まず試したい処方

- 牛車腎気丸(107)：下半身の弱りに，筋力低下，しびれ，頻尿，冷え，精力減退
  （八味地黄丸⑦）
- 釣藤散㊼：脳循環改善剤，軽いうつ，早朝頭痛，めまい
- 防已黄耆湯⑳：変形性膝関節症，水太り
- 香蘇散(70)：風邪，軽いうつ
- 参蘇飲(66)：同上．香蘇散(70)ですっきり治らないとき
- 麻子仁丸(126)：便秘（大建中湯(100)の併用も）
- 真武湯㉚：めまい，低血圧・手足の冷え・下痢，ご臨終間際に人参湯㉜と併用で
- 抑肝散(54)：認知症の周辺症状の緩和に

筋肉のけいれんや急激な痛みのあるときの処方

- 芍薬甘草湯(68)：ぎっくり腰，急な胃痛，尿管結石

上記で効かないときの処方

- 補中益気湯㊶：上記で処方が決まらず元気もないとき，寝汗
- 六君子湯㊸：上記で処方が決まらず胃もたれもあるとき
- 柴胡桂枝湯⑩：上記で処方が決まらず心身症の傾向もあるとき

高齢者は，陰証，虚証，枯燥（潤いがないこと），血虚，腎虚（八味地黄丸⑦や牛車腎気丸(107)が有効な状態とまず理解しよう），と考えられる．高齢者はいろいろとご不満を持っている．老化を簡単に受け入れられないことも一因だ．話をするときに，老化とうまくお付き合いするということを伝えると，いろいろな訴えが軽くなることも経験する．漢方薬で20代の若さを取り戻すのは無理にしても，今よりもよくなることは多々ある．漢方はお年寄りにはとてもよい薬だ．

下半身の衰え

歳を取ると下半身が衰える．下肢の筋力低下，しびれ，冷え，夜間の頻尿，精力減退，やる気の消失などなどは，牛車腎気丸(107)で軽くなる．すべてがよくなることはまれである．内服の目標を，「治すこと」ではなく，「軽くすること」にするとお互いが楽になる．

頭痛・めまい

老人の早朝頭痛やめまいには釣藤散㊼が有効である．めまいの第1選択は苓桂朮甘湯㊴だが高齢者にはこちらを処方したい．

膝　痛

中年以降の女性で，色白で太っていて膝が痛いときは防已黄耆湯⑳が効く．より効かすにはお

そるおそる越婢加朮湯㉘などの麻黄剤を加える．

風　邪

元気ならば麻黄附子細辛湯(127)，弱々しいお年寄りには香蘇散(70)を処方．お年寄りの場合，1日2日ですっかり治ることは若い頃に較べて少ないが，少し長引けば，参蘇飲(66)に変更する．悪寒・発熱があれば麻黄附子細辛湯(127)が，インフルエンザ様症状となれば，麻黄湯㉗が始めの1日ぐらいは飲めるし，適応となる．

便　秘

便秘には麻子仁丸(126)，腹痛もなく気持ちよく便が出る．1日数包まで増量可．大建中湯(100)を併用した方が，気持ちよいという人もいる．

POINT

附子を加える

附子末は生薬単独でも温める効果や鎮痛・強心・利尿効果がある．高齢者向きの薬には附子を含んでいるものが多く，真武湯㉚，牛車腎気丸(107)，八味地黄丸⑦，麻黄附子細辛湯(127)，大防風湯(97)，桂枝加朮附湯⑱などに含まれている．これらの効果を増すために附子末を加え増量することもできる．また，附子が含まれていない漢方薬に附子末を加えて効果を増すことも出来る．附子は子供では適応になることが少なく，高齢者ではむしろ頻用される．大人で運動器疾患に関係する痛みや帯状疱疹後の痛み，冷え症などにも附子を加えたほうが著効することがある．ドキドキ感や舌のしびれなどを生じることがあり，1日量を1gぐらいから始めて様子を見ながら増量するのが安全である．また，私はドキドキすれば中止と患者さんにも指導し，処方箋にも記載している．

認知症

認知症の周辺症状の改善には抑肝散(54)を試そう．感情の爆発がおさまるので介護のしやすい，比較的おだやかなお年寄りに変身する．

その他

高齢者の訴えで処方がよくわからないときは真武湯㉚だ．真武湯㉚は附子剤であり，体を温める．冷えて陰証の高齢者には特効薬だ．どんな訴えもこれで治る可能性がある．ご臨終間際にも真武湯㉚だ．人参湯㉜を加えてもよい．最後まで「比較的元気」でいられるようだ．

どんな訴えにも

元気がないときには補中益気湯㊶，食欲がなければ六君子湯㊸，心身症っぽいときは柴胡桂枝湯⑩も有効なことがある．

大塚先生曰く

みんなに六君子湯や補中益気湯を処方

戸田旭山（1696～1769）は和田東郭も一時学んだことがある大阪の医師である．ある日，少年が医を学びたいと戸田旭山を訪ねた．その理由は，7人の家族を養うためだという．そこで戸田旭山は「もし病人が来たら，六君子湯とか補中益気湯とかの滋養温補の薬を与えるようにせよ」と諭した．その言にしたがって郷里に帰り，教えられた通りの術を行ったところ，大いにはやるようになった．

小児の疾患に効く漢方薬

まず試したい処方

- 五苓散（ごれいさん）⑰：胃腸炎，嘔吐，下痢，暑気あたり，頭痛，乗り物酔い
- 小建中湯（しょうけんちゅうとう）(99)：腹痛，虚弱児に，おねしょ
- 麻黄湯（まおうとう）㉗：風邪，汗なし，高熱，インフルエンザ
- 麻杏甘石湯（まきょうかんせきとう）(55)：咳（五虎湯（ごことう）(95)のほうがおいしい）
- 小青竜湯（しょうせいりゅうとう）⑲：鼻水，花粉症，鼻炎
- 半夏白朮天麻湯（はんげびゃくじゅつてんまとう）㊲：めまい，起立性調節障害，乗り物酔い
- 小柴胡湯加桔梗石膏（しょうさいことうかききょうせっこう）(109)：繰り返す扁桃炎

筋肉のけいれんや急激な痛みのあるときの処方

- 芍薬甘草湯（しゃくやくかんぞうとう）(68)：急激な腹痛，夜泣きの第一選択

上記で効かないときの処方

- 補中益気湯（ほちゅうえっきとう）㊶：上記で処方が決まらず元気もないとき，虚弱児
- 六君子湯（りっくんしとう）㊸：上記で処方が決まらず胃もたれもあるとき，食が細い
- 柴胡桂枝湯（さいこけいしとう）⑩：上記で処方が決まらず心身症の傾向もあるとき，おねしょ

小児は重篤な場合や機嫌が悪い場合は，必ず小児科受診を勧めること．機嫌がよければ，漢方の出番だ．家族にもぜひ試してみてほしい．自宅に置いておく漢方薬は，麻黄湯（まおうとう）㉗，小建中湯（しょうけんちゅうとう）(99)，五苓散（ごれいさん）⑰で十分である．附子剤と瘀血剤の使用頻度は少ない．小児は水毒が多く，よって五苓散（ごれいさん）⑰が頻用される．

熱

小児の熱は，よほど虚弱児でなければ，麻黄湯（まおうとう）㉗だ．通常子供の熱は汗が出ない．汗が出るまで，麻黄湯（まおうとう）㉗を3分の1〜2分の1包飲ませる．2日分を1日で飲んでもらっても大丈夫なので，数時間おきに汗が出るまで内服させて問題ない．汗が出れば，それでおしまい．もしもほかの漢方を内服させたいときは，柴胡桂枝湯（さいこけいしとう）⑩がよい．

腹　痛

腹痛は小建中湯（しょうけんちゅうとう）(99)を与えている．また，虚弱児にも小建中湯（しょうけんちゅうとう）(99)は効く．

前記以外は基本的に全部五苓散（ごれいさん）⑰で対処可能だ．胃腸炎，嘔吐，下痢，暑気あたり，頭痛，乗り物酔いに有効．胃腸にくる風邪にも有効である．そのため，麻黄湯（まおうとう）㉗，小建中湯（しょうけんちゅうとう）(99)，五苓散（ごれいさん）⑰があれば，多くの場合小児疾患には対処可能である．

小児の便秘には小柴胡湯（しょうさいことう）⑨が有効だ．

そのほかの症状

咳には，大人同様，麻杏甘石湯（まきょうかんせきとう）(55)が有効だが，桑白皮（そうはくひ）が加わった五虎湯（ごことう）(95)の方が子供にはおいしい．風邪や気管支炎などにともなう咳には，小柴胡湯（しょうさいことう）⑨を加えた方が有効だ．鼻風邪には麻（ま）

黄湯㉗でも対処可能だが，花粉症を含めて，小青竜湯⑲があればそれがベスト．繰り返す扁桃炎には，小柴胡湯加桔梗石膏(109)が有効．朝礼で倒れるような子供は半夏白朮天麻湯㊲を処方．大切なことは，早起きして朝ご飯をしっかり食べ，排便を済ませて「行ってきまーす」と学校に行くようにすれば，通常は朝礼で倒れたりしない．

夜泣き・急激な腰痛

急激な腹痛には芍薬甘草湯(68)が有効である．

ちなみに，芍薬甘草湯(68)は夜泣きにもよい．夜泣きには甘麦大棗湯(72)や抑肝散(54)も使用される．

どんな訴えにも

元気がない子供に，補中益気湯㊶が著効することもある．ただし虚弱児には小建中湯(99)がまずファーストチョイスである．食欲不振を訴えれば六君子湯㊸も有効．子供でも心身症っぽい訴えでは，柴胡桂枝湯⑩も処方の候補に挙がる．

POINT

五苓散について

五苓散⑰の使用目標は古典では「口渇，尿不利」である．口が渇いて，おしっこが出ない状態だ．これは西洋医学を学んだ者からすれば脱水である．少なくとも血管内脱水と思う．私はどうもこれが理解できなかった．なんでこんなときに利尿薬もどきの五苓散⑰を使用するのだろうと．五苓散⑰は水毒に対する薬で，水毒は水のアンバランスつまり血管外に水が多く，血管内には少ないのではないかと今は考えている．それを治すのである．二日酔いなどで顔がむくんでいるのに，尿量が少ない，そして喉が渇くということは経験する．それを示していると思っている．西洋薬剤の利尿剤であるラシックス®とは全く異なる．よって利水剤と言われる．結論は治療に有益であればよいのである．さて，子供で吐いても吐いても水をほしがるときがある．そんなときは五苓散⑰なのだが，吐いてしまうので飲ませて意味があるのだろうか．実は全部吐くわけではないので，胃に残っている五苓散⑰で有効だそうだ．吐いても五苓散⑰を飲ませればよいのである．一方で，肛門から五苓散⑰を注入しても有効だそうだ．これは，私には経験がない．

MEMO

実証用と虚証用

「○○の裏処方は□□」などと言われる．本当はこれを飲ませたいが，それよりも虚証なのでこちら，という意味だ．右に例を挙げる．

麻黄附子細辛湯(127)は一番やさしい麻黄剤と表現されるが，実は麻黄が4g入っている．小青竜湯⑲の3gより多いのだ．これは漢方薬は生薬の足し算であるため，1つの生薬の多い少ないでは一概に判断できないことを物語っている．セットとして覚えてほしい．

- 麻黄湯㉗ ➡麻黄附子細辛湯(127)
- 小青竜湯⑲ ➡苓甘姜味辛夏仁湯(119)
- 清肺湯(90) ➡滋陰至宝湯(92)
- 柴胡加竜骨牡蛎湯⑫ ➡桂枝加龍骨牡蛎湯㉖
- 女神散(67) ➡加味逍遥散㉔
- 竜胆瀉肝湯(76) ➡牛車腎気丸(107)（八味地黄丸⑦）➡清心蓮子飲(111)
- 半夏瀉心湯⑭ ➡安中散⑤ ➡人参湯㉜
- 小柴胡湯⑨ ➡補中益気湯㊶
- 桂枝茯苓丸㉕ ➡当帰芍薬散㉓

●皮膚疾患に効く漢方薬●

まず試したい処方

- 十味敗毒湯⑥：湿疹・蕁麻疹の第一選択，小丘疹，浸出液少ない
- 温清飲57：皮膚乾燥，熱感，かゆい，消風散22無効例，冬悪化，日光皮膚炎
- 消風散22：じくじくした湿疹，温清飲57無効例，夏悪化
- 黄連解毒湯15：赤みの強い湿疹，アトピー
- 白虎加人参湯34：かゆみの強い湿疹
- 荊芥連翹湯50：慢性で温清飲57無効時に，アトピー，体質改善
- 桂枝茯苓丸加薏苡仁125：手荒れ，青いにきび（赤いにきび＝清上防風湯58，白いにきび＝当帰芍薬散23）
- 茵蔯蒿湯135：蕁麻疹（無効時は十味敗毒湯⑥と併用）
- 治頭瘡一方59：頭部の湿疹，頭部が顕著な全身湿疹，アトピー
- 当帰四逆加呉茱萸生姜湯38：しもやけ
- 紫雲膏：塗り薬の万能薬

上記で効かないときの処方

- 補中益気湯41：上記で処方が決まらず元気もないとき，疲れで悪化するとき
- 六君子湯43：上記で処方が決まらず胃もたれもあるとき
- 柴胡桂枝湯⑩：上記で処方が決まらず心身症の傾向もあるとき

皮膚科疾患はあまり縁がないようだが，患者さんにけっこう相談される．皮膚科に数軒かかったけれども治らない湿疹という訴えがわりと多いのだ．西洋医学では限界なのだろうから，漢方の出番となる．そして，半分以上の人が治る．西洋薬剤は当然続行する．

まず便秘を治すこと

すべての皮膚疾患で大切なことは，便秘を治すことだ．必ず毎日1回便があるようにする．もしも可能であれば，日に数回便を出したほうが効果的だ．そして，西洋医学で治らない湿疹の患者さんにまず処方するのは十味敗毒湯⑥．十味敗毒湯⑥の典型的な皮疹は，膨隆疹でてっぺんに化膿創があるものだが，まずはどんな湿疹にも，十味敗毒湯⑥を2〜4週間処方しよう．

十味敗毒湯⑥が無効なとき

十味敗毒湯⑥で無効なときは，温清飲(57)か消風散㉒を処方する．温清飲(57)は冬に悪化，皮膚が乾燥傾向であるときに有効．消風散㉒は夏に悪化，またはじくじくした湿疹に基本的に有効．しかし，これもあくまでも有効な可能性が高いということで，まずは試してみる．そして，消風散㉒が無効であれば温清飲(57)を，温清飲(57)が無効であれば消風散㉒を使用．さらに，十味敗毒湯⑥，消風散㉒，温清飲(57)が無効なときは，荊芥連翹湯㊿などが有効なことがある．温清飲(57)は日光皮膚炎にも有効だ．

痒みをともなうとき

痒みが強いときは，黄連解毒湯⑮．黄連解毒湯⑮に四物湯(71)が入れば温清飲(57)だが，温清飲(57)ではなく黄連解毒湯⑮を用いる．漢方薬は足されると効果が減弱することを示すよい例だ．黄連解毒湯⑮は通常の漢方薬とは異なり，冷やして飲む．本当に苦いが，治ることがわかれば，5歳の女の子でもちゃんと飲む．痒みには白虎加人参湯㉞も有効だ．石膏で冷やすのだが，黄連解毒湯⑮で無効な時は試してみよう．

ニキビ

青いニキビには，桂枝茯苓丸加薏苡仁(125)を処方している．手荒れにも有効だ．手荒れには温経湯(106)も有効だ．若く元気な女性の化膿をともなったような赤いニキビには清上防風湯(58)，ヒョロヒョロっとした色白の女性の白いニキビには当帰芍薬散㉓といわれている．便秘が大敵であることはニキビでも同様だ．

蕁麻疹/その他

蕁麻疹にも十味敗毒湯⑥は第一選択である．次に茵蔯蒿湯(135)も使用される．

湿疹も頭に限局，または頭がとくにひどい湿疹には，治頭瘡一方(59)が有効なことがある．子供などは，顔や頭にすごい湿疹が生じることがあるため，ぜひ試してみよう．

そのほか，しもやけには，当帰四逆加呉茱萸生姜湯㊳が有効．

精神的なストレスで悪化する皮膚疾患には柴胡桂枝湯⑩が有効なことがある．

漢方の塗り薬

塗り薬では，紫雲膏が保険適応とされている．これは，火傷，切り傷，湿疹，吹き出物，痔，瘭疽，あかぎれなど何にでも効く万能塗り薬だ．プレドニゾロンは入っていないため，安心してどこにでも，何度でも塗れる．ただし，薬は紫色をしている．薄く延ばすと紫色は消えるが，延ばさないと下着やシーツが紫色となるので注意が必要である．

どんな訴えにも

疲れで生じる蕁麻疹に補中益気湯㊶が有効なことがある．食欲不振を六君子湯㊸で治して，蕁麻疹や湿疹の頻度が低下することもある．

●がん医療に使用する漢方薬●

まず試したい処方

- 半夏瀉心湯⑭ ：抗がん剤（イリノテカン）による下痢
- 牛車腎気丸(107) ：抗がん剤による神経障害（＋附子）
- 柴苓湯(114) ：抗がん剤や手術によるリンパ浮腫
- 桔梗湯(138) ：口内炎（冷やしてうがいしながら飲み込む）
- 十全大補湯㊽ ：貧血をともなうとき
- 人参養栄湯(108) ：肺がん，呼吸器症状，肺転移
- 真武湯㉚＋人参湯㉜ ：終末期に（≒茯苓四逆湯）

筋肉のけいれんや急激な痛みのあるときの処方

- 芍薬甘草湯(68) ：抗がん剤による筋肉痛

- 補中益気湯㊶ ：ともかくがんの患者さんに
- 六君子湯㊸ ：食欲がないときに
- 柴胡桂枝湯⑩ ：心因性の訴えに

抗がん剤の副作用

抗がん剤による副作用で，下痢に半夏瀉心湯⑭，しびれに牛車腎気丸(107)，リンパ浮腫に柴苓湯(114)，口内炎に桔梗湯(138)，筋肉痛に芍薬甘草湯(68)が有効なことがある．

がんになったら

まず，がんと診断後，闘病が始まり抗がん剤や手術となったら，補中益気湯㊶を投与する．そうすると気力が出て，そして免疫力が上がると考えられている．しばらく，補中益気湯㊶を投与し，貧血症状となれば，十全大補湯㊽に変更する．肺に転移したり，肺がんである場合は，人参養栄湯(108)を処方する．

そして，人生の最終段階となれば，真武湯㉚と人参湯㉜を投与．これはご臨終近い方に有効で，この処方を飲んでいると，ご臨終間際まで比較的元気であると言われている．

その他

そのほか，食欲不振が主症状となれば六君子湯㊸が考慮され，がんでうつっぽくなってくれば柴胡桂枝湯⑩も考慮される．

もしも自分や家族ががんになれば，漢方薬を処方する．有効であるRCTはないが，飲んで悪いものではない．そして，多くの漢方を処方する医師は有効性を実感している．

●外科領域に使用する漢方薬●

まず試したい処方

- 桂枝茯苓丸㉕：外科の手術前後に患者さんが漢方薬を希望したとき（＋補中益気湯㊶）
- 乙字湯③：イボ痔に，切れ痔にも（＋桂枝茯苓丸㉕がより有効）
- 当帰芍薬散㉓：乳腺の痛みに（とくに生理にともなうとき）
- 大建中湯(100)：手術後の繰り返すイレウス

筋肉のけいれんや急激な痛みのあるときの処方

- 芍薬甘草湯(68)：しゃっくり

- 補中益気湯㊶：元気がないときに
- 六君子湯㊸：食欲がないときに
- 柴胡桂枝湯⑩：原因不明の腹痛に

手術が決まったら

手術をするので漢方薬が欲しいと来院した人には桂枝茯苓丸㉕と補中益気湯㊶を一緒に処方し，手術前から飲んでもらっている．そして，主治医の了解を得て手術後に内服が可能となれば再開する．桂枝茯苓丸㉕は合戦のときなどの打撲に著効したと言われ，捻挫や皮下出血も遷延したものが治ることを経験する．補中益気湯㊶は気力を増すので，手術という出来れば受けたくない処置，でもしょうがない現実にしっかりと対面するにはよい薬である．

痔疾患

乙字湯③はイボ痔の特効薬だ．切れ痔にも効く．大黄と柴胡が入っているので便通がよくなる．イボ痔も切れ痔も硬い便をすると悪化するので，喜ばれる．効き目がイマイチの時は桂枝茯苓丸㉕と一緒に飲んでもらう．

乳腺疾患

乳腺の痛みで乳腺外科を受診したところ，検査をして問題ないと言われたが痛いという患者さんがいる．外科医の先生はがんではないので心配ないと励ますが，患者さんの訴えは痛みである．そんなときに当帰芍薬散㉓が有効なことがある．

イレウス

開腹手術後の繰り返す腸閉塞（イレウス）にはぜひ大建中湯(100)を使おう．桂枝加芍薬湯(60)と一緒に処方したほうが有効なこともある．大塚先生は中建中湯と呼んでいた．

しゃっくり

芍薬甘草湯(68)はしゃっくりに有効なことがある．他には半夏瀉心湯⑭，呉茱萸湯㉛などがエキス剤では使用可能だが，柿のへたを煎じて飲む民間療法が実は結構有効だ．

●耳鼻咽喉科疾患に効く漢方薬●

まず試したい処方

- 小青竜湯⑲：花粉症，鼻水（無効時は越婢加朮湯㉘）
- 葛根湯加川芎辛夷②：副鼻腔炎，鼻づまり，蓄膿症もどき
- 小柴胡湯加桔梗石膏(109)：扁桃炎や咽頭炎
- 苓桂朮甘湯㊴：めまいの第一選択
- 半夏白朮天麻湯㊲：虚証のめまい
- 桔梗湯(138)：口内炎，扁桃炎（冷やしてうがいしながら飲む）
- 半夏厚朴湯⑯：喉の違和感（咽中炙臠）
- 麦門冬湯㉙：乾性の咳

上記で効かないときの処方

- 補中益気湯㊶：上記で処方が決まらず元気もないとき
- 六君子湯㊸：上記で処方が決まらず胃もたれもあるとき
- 柴胡桂枝湯⑩：上記で処方が決まらず心身症の傾向もあるとき

花粉症

耳鼻咽喉科疾患で一番頻度が高いものは，花粉症だろう．昔は小青竜湯⑲で多くの花粉症は治ったが，今は抗アレルギー剤を内服して治らない患者さんや，副作用でたくさんの抗アレルギー剤を飲めない患者さんが漢方を頼るため，そう簡単には治らない．越婢加朮湯㉘の方が麻黄の量が多く，花粉症にも有効なのだが，ドキドキ・ムカムカ感の頻度も高いので，まず小青竜湯⑲を処方して，もっとよくなりたい患者さんに越婢加朮湯㉘を処方したほうが，コンプライアンスもよく，もしも副作用が出ても説明が楽になる．

扁桃炎/咽頭炎/めまい

慢性の扁桃炎や咽頭炎には小柴胡湯加桔梗石膏(109)が著効する．めまいの第一選択は，苓桂朮甘湯㊴だ．苓桂朮甘湯㊴が無効なときは，真武湯㉚や半夏白朮天麻湯㊲を試す．高齢者のめまいは釣藤散㊼も有効だ．

口内炎

口内炎には桔梗湯(138)である．漢方薬は通常温めて内服するが，桔梗湯(138)はお湯に溶かした後，冷蔵庫に入れて冷やし，そしてうがいしながら飲み込むと結構頑固な口内炎もよくなる．

その他，喉の違和感や息を吸いにくいなどの訴えには半夏厚朴湯⑯，空咳には麦門冬湯㉙．

どんな訴えにも

耳鼻科疾患で処方が思いつかないとき，そして患者さんが疲れを訴えれば補中益気湯㊶が，食欲不振には六君子湯㊸が，神経症っぽいときは柴胡桂枝湯⑩が有効なことがある．

●眼科疾患に効く漢方薬●

まず試したい処方
- ● 小青竜湯⑲　：アレルギー性結膜炎
- ● 越婢加朮湯㉘：アレルギー性結膜炎（小青竜湯⑲無効時）

- ● 補中益気湯㊶：眼精疲労

眼科疾患には漢方薬はあまり出番がない．白内障の手術などができない時代は，八味地黄丸⑦が使用されたようだが，今は当然，手術をすればすぐ見えるようになる．ブドウ膜炎には柴苓湯⑪④が有効なことがあり，私の動物実験（1時限目参照）でも有効性は示した．眼科領域で漢方の出番は，アレルギー性結膜炎，花粉症と同じ治療だ．まず，小青竜湯⑲を出して，もっと治りたいと言う人には越婢加朮湯㉘に変更する．その他，眼性疲労には補中益気湯㊶が有効なことがある．

MEMO

死ぬまで頑張れ

患者さんと医師の関係は大切である．診察室に入る姿を私はいつも注目している．そして，元気に入ってくる患者さんは調子がいい．言葉では言い表せないが，一瞥で調子がいいのか，以前より悪いかは大体検討がつく．そして，会話が始まる．患者さんとの一体感ができ上がると，お互い素直に話せる．「先生もう死にたいよ」と言われると，一体感のない患者さんには「そんなことを言わないで」と通常の医師が行うような会話で終わる．ところが，一体感がある患者さんには「じゃあ死にますか」と言える．そして「でも死ぬまで元気でいられるように頑張ろうね．しっかり応援するよ」と励ます．漢方があればどんな訴えにも関わってあげられるからである．無礼なような言葉も愛情を持って投げると，患者さんはまた喜んで元気に帰途に着く．

大塚先生曰く

東洋医学の治療は総合的全体的である

東洋医学では，局所の病変も全体の調和が破れたために起こると考え，全体の調和を調えることによって，局所の病気も治るという立場をとるのであります．このように，治療の方針が全身の調和を調えることにありますから，いくつもの病気が一緒にある場合，同時にこれを治療することが可能でありまして，1つの病気を治したために新しく病気を作ることのないのが建前であります．

7
時限目

漢方勉強法

治療のための方便と考えて

最初から批判的に漢方を考えると嫌になる．矛盾があり整合性がないことも少なからずあるからだ．それについては，患者さんを治療するための方便と考えて，治療する立場からいいとこ取りをしよう．まずは，患者さんを治療するために処方を選択する方法を学ぶことを最優先課題にしてほしい．西洋医学的治療で解決出来ないから，昔の知恵を拝借するのだ．漢方にはいろいろな流派がある．将来的には流派を越えた漢方が必要だ．しかし，仮想的病理概念で構成される漢方の世界ではなかなか統一的見解が導き出せない．漢方の世界も広いのである．私が学んでいる日本漢方にもいろいろな流派があるし，中国の漢方である中医学はまた異質のものと感じることもある．まず昔の知恵を学び，そして批判的な思考は横に置いて，いろいろな考え方があることをまず理解しよう．

軽い気持ちで本を読んだりセミナーに参加し，自分に合った人を見つけよう

まずいろいろな本を読んで，セミナーや講演会に出て，自分が理解しやすい，そしてついて行きやすい先生や先輩を見つけよう．このときは軽い気持ちでよいと思う．お見合いや合コンの気分といった感じである．漢方をしっかり使えるようにしてくれる先生を見つけるのだ．慕う先生を決めるのである．いろいろと本を読みセミナーなどに出ると，いくら有名な先生でもどうもこの人は自分とは合わないと感じることもあるし，ほんの少し会っただけでもこの人に決まりと感じることもある．結婚相手を決めるように寸暇を惜しんで自分と相性のよい人を見つけよう．

ある程度の打率となるまでは，浮気をしないで

自分が慕う先生を決めたらその先生の真似をしよう．そして浮気は禁物である．お見合い期間中や恋愛期間中はいくら心変わりをしてもよいが，この人と決めたら，自分がある程度ものになるまでは，しっかりとその先生の漢方を勉強しよう．それが漢方を上手に使えるようになる最適な方法と思っている．しっかりと幹ができてから，違う見解の先生方の意見を取り入れていくことは，さらなる進歩のためには必要なことだ．しかし，まずはしっかりと心棒を確立しよう．また，見立ての失敗はもちろんある．そのときはさっさと離婚して，新しい先生を探そう．ともかく，誰に習うか，誰の本やセミナーを自分の土台とするかは漢方を学ぶ上で相当大切な要素だと思う．

成功と失敗を繰り返そう

そして，その先生の真似を一生懸命して，自分でどんどん漢方薬を使い，成功と失敗を繰り返そう．あとは患者さんが教えてくれる．本をたくさん読んで，いくら学問があっても，患者さんを治療する術がなければ，全く意味がない．漢方は実利主義だ．患者さんを治すために，より有効な処

方を見つけるために漢方理論があり，長い歴史がある．本ばかり読んで，まったく漢方薬を使用しなければ絶対に上手にならない．

昔の本を読もう

日本漢方のバイブルは傷寒雑病論（傷寒論＋金匱要略）だ．しかし，初心者が傷寒雑病論を読んでも，なかなか理解が進まない．つまりよくわからないのである．もちろん，傷寒雑病論を読むことは大切だが，最初から傷寒雑病論に立ち向かうのはちょっとばかり無理だ．新しいほうから順に古典に戻ることがわかりやすいと思う．大塚敬節先生の本を読み，浅田宗伯の勿誤薬室方函口訣，尾台榕堂の類聚方広義などを読んで，それから傷寒雑病論に読み進むのがわかりやすいのではないだろうか．もちろん，これらの他にも，よい古典はたくさんある．

自分が納得したら，他人を説得できるようになろう

自分が漢方の魅力や使い方を納得したら，他人を説得できるように努力しよう．なぜ，この処方が有効であったのか，何故この処方が無効であったのか．それを他人に説明できるようになることが，知識を整理し，さらなる発展に繋がる．また，可能であれば漢方の臨床研究をして欲しい．そして，どんどんと公の場所で発表しよう．漢方好きの集まりで発表するのもよいが，漢方嫌いの人が多い研究会や学会で発表することもさらに意味があると思っている．そして，講演の依頼などがあれば出来る限り引き受けよう．自分に試練を科すことは，さらなる成長につながっていく．

勉強の実際

漢方の本はたくさんある．古くて今では売っていないような絶版本にもよい本があるし，インターネットで調べるといろいろと検索できる．まずネットサーフィンをして，おもしろそうな本を見つけて欲しい．以前よりは簡単に新書や古書の購入が可能になったと思う．

セミナーに参加するのもおすすめしたい．株式会社ツムラではたくさんのセミナーを企画している．私のこの本はそのセミナーの１つを文章にしたものだ．自分に合った先生を見つけるためにいろいろな入門セミナーに参加することはとてもよい方法の１つだと思う．また，「ツムラ漢方スクエア」というホームページにはたくさんの医療従事者向けの情報があり，ラジオで放送された講義も多数聴講出来るので，自宅や勤務先で漢方に親しむにはとてもよい勉強道具の１つである．大塚敬節先生の肉声も拝聴できる．

漢方薬を処方している外来を見学に行くこともおすすめしたい．実際の漢方診療に触れると，西洋医学で解決できない問題が漢方という別の引き出しでどんどんと治ることを目の当たりにすることができる．そして，漢方という引き出しを持ちながら病気ではなく患者さんを治療している現場を見てほしい．一方で漢方の限界もわかるだろう．

大塚先生曰く

理論ではなく術より入れ

科学的医学の洗礼を受けた現代の医家は，東洋医学を抽象的分析的な知識として理解しようとする傾向がある．したがって独学的に古書をたよりに研究する人たちの多くは，批判的になり懐疑的になり，この医学の真価に触れることがむずかしい．何故ならば東洋医学は非合理的であって，学的体系としては辻褄が合わなくなっている．ところが師匠について術より入って行った人たちは，経験を通じて，すなわち体感によって非合理性を克服して，此の医学の核心に喰い込んでゆく．理論の遊戯に耽ることなく，唯々黙々として治療に専念する人にのみ，東洋医学は真に己が真実の姿を見せるのである．

直に漢方処方の実際に触れることはとても大切なことで，とても勉強になる．そのためにも自分が慕える師匠や先輩を見つけよう．

漢方の魅力

私にとっての漢方の魅力は，ある漢方薬で治ることもあれば治らないこともあるところである．つまりどんなに臨床経験を積んでも多分打率は10割とはならない．しかし漢方のすばらしさは，治らないときは次の漢方薬を試せることだ．長い歴史に基づいた臨床実験で生き残った生薬のセットが漢方薬である．だから，漢方薬は上手に使用すれば，そして乱暴な言い方をすれば，本人に合う漢方薬を処方するとすべての訴えがなくなる．そんな漢方薬を患者さんと一緒に探していくのが楽しいのである．そしていろいろな症状や訴えがなくなったり，軽くなったりすることで喜んでもらえるのが臨床医としては最高の喜びである．西洋医学を学んでいると，ある時点から臨床医としての向上のスピードは極めて緩やかになると感じている．一人前近くになるとそれ以上の進歩はなかなか大変だということだ．ある意味画一化された治療プランであるフローチャートやプロトコールに多くの西洋薬剤はのる．つまり，あるコンセンサスリーダーのもと，これが今の最上のプロトコールだと決められれば，それに今風のエビデンスがあろうとなかろうと，それにしたがって治療を行えばそこそこの西洋医学の処方医になれるのだ．それが一方で医療の最低限の質を確保する方法でもある．だから，フローチャートやプロトコールを使用することが出来るだけの技術を身につけると，それ以上の進歩を得るのはそんなにたやすくないのである．まして，外科領域の医師であれば，ある年齢から先は，むしろ衰えていくこともあるだろう．ところが，漢方薬はなかなかフローチャートやプロトコールにのらない．もちろんフローチャートやプロトコールにのるものもある．それはこの本で言う「漢方薬治療」だ．まず入門者にはこの「漢方薬治療」でけっこう多くの患者さんを治療出来る．しかし，我々が目指すのは「漢方治療」で，それには永遠の勉強が必要である．

「漢方薬治療」から漢方の世界に入り，そして「漢方治療」に向かっていくのである．よって，漢方は永遠に勉強で，そして勉強をすると，どんどんと漢方の習熟度は高くなっていくように感じる．頭がしっかりしていて，目が見えて，患者さんとお話が出来れば，いくつになっても漢方医でいられるし，向上していく自分を感じることができると思っている．いつまでも勉強できるということ，そして向上していく喜びは，臨床医として素晴らしいものだと思っている．そんな西洋医学にはない喜び，その人に合う漢方薬を患者さんと一緒に探す楽しみを日々味わってもらいたいと思っている．

大塚先生曰く

独学から生まれる新しい漢方

「後藤艮山にしても吉益東洞にしても，師匠につかず，独学だったのですね．だから思い切った，ああいう伝統を無視した，体系を無視した自分勝手な議論が生まれてきたと思うんです．だいたい独学者というものは，それが天才だった場合は，当時の流れを無視した，全然新しい医学を提唱するだけです．その点から言えば，艮山の生き方も，東洞の生き方も偉いし立派だったと思うんです．あそこのところで中国にはなかった新しい日本の漢方ができたわけですね」と大塚敬節先生は述べている．（付録⑦参照）

おわりに

こんな本は邪道だ…….
そうです，「漢方薬治療」の入門書です.
「漢方治療」を目指して一生勉強していきましょう.

領域別漢方薬治療入門処方は邪道である．それを承知で使用していただきたい．まず泳がなくては，水泳は上達しない．いくら高尚な本を読みあさっても，泳いでいない選手は決して上達しない．まず，泳ぐために領域別漢方薬治療入門処方を活用していただきたい．これは症状や訴えから処方する「漢方薬治療」である．所々に，虚実の概念が出てくる程度で，他の漢方理論は全く出てこない．それでも結構有効であることは，使用していただければ体感できる．

我々が目指すべきは「漢方治療」である．長い歴史と人体実験を通じて得られた漢方薬が効く状態や症状の集大成である．木を診て，木を治すピンポイントの西洋医学的治療とは異なり，漢方薬は病気の木があることにより変化した森を診て，森全体を治すことによって病気の木を治そうとしたのである．木が診られない以上，森全体を診るしかできなかったのである．幸か不幸か，それが西洋医学的治療の補完医療としてはすばらしいのである．漢方薬はあえて生薬を組み合わせて森全体が治るようにセットアップされているのである．よって，一剤または経験的に組み合わされている漢方薬で体全体が治るのが建前である．しかし，現代医学の立場からみれば，森全体の変化をもたらす現代医学的病気は複数あってもおかしくはない．そうであれば，ある漢方薬がいつも森全体を治せないとも言える．しかし，漢方薬にはたくさんの種類がある．つまりたくさんの治療の札がある．1つが無効でも，次を試せばいいのである．有効な薬剤を探し出す確立を高くするのが漢方診療であるが，決して100%の打率にはならない．失敗を恐れずにどんどんと漢方薬を使用し，そして無効であれば，次を使用してみよう．

「漢方治療」らしさは，大塚敬節先生の次の文章にも表れている．「その頃（戦後）は虫垂炎の患者も，たいていは真武湯で治った．なんでもかんでも真武湯がよく効いた．それ程，みんなが疲れ切っていたのである．その頃は，大柴胡湯を用いる患者が少なく，大黄は余りいらなかった．人参，附子の時代であったが，田舎から出てくる農家の人達には，大柴胡湯を用いてよい患者が多くいた」．乱暴な言い方をすれば，戦後は都会の人は，真武湯で虫垂炎を含めて何でもよくなり，田舎の人は大柴胡湯で何でもよくなったと言うのである．森全体を診ているようで私の大好きな文章である．「漢方薬治療」はフローチャートにできるかもしれない．そして，フローチャートにすることが漢方に親しむ最短の道かもしれない．しかし，我々が目指すべきものは「漢方治療」である．目指せ漢方治療，それを合い言葉にし，そしてこの本を参考にして，明日から「漢方薬治療」を行っていただきたい．

「古典を読め．後は患者が教えてくれる．古人は嘘をつく．わしの言ったことでも，そのまま信用することはない．自分でやってみて，納得したら真似してごらん．」と大塚敬節先生はいろいろな機会におっしゃっている．漢方は一番安全な薬剤のひとつで，価格も安く，上手く使えば本当によく効く．そして現代西洋医学的病名が不要だから，「何か困っている」患者さんにどんどん使用してほしい．そして成功と失敗をくり返してどんどん上達してほしい．この本がその一助となれば幸いである．

新見　正則

参考文献

1）松田邦夫，稲木一元：臨床医のための漢方［基礎編］．カレントテラピー，1987
2）大塚敬節：大塚敬節著作集　第1巻～第8巻 別冊．春陽堂，1980-1982
3）大塚敬節，矢数道明，清水藤太郎：漢方診療医典．南山堂，1969
4）大塚敬節：症候による漢方治療の実際．南山堂，1963
5）稲木一元，松田邦夫：ファーストチョイスの漢方薬．南山堂，2006
6）大塚敬節：漢方の特質．創元社，1971
7）大塚敬節：漢方と民間薬百科．主婦の友社，1966
8）大塚敬節：東洋医学とともに．創元社，1960
9）大塚敬節：漢方ひとすじ：五十年の治療体験から．日本経済新聞社，東京，1976.
10）松田邦夫：症例による漢方治療の実際．創元社，大阪，1992.
11）日本医師会 編：漢方治療のABC：日本医師会雑誌臨時増刊号108(5)．東京，1992.
12）大塚敬節：歌集杏林集．香蘭詩社，東京，1940.
13）三潴忠道：はじめての漢方診療十五話．医学書院，東京，2005.
14）花輪壽彦：漢方診療のレッスン．金原出版，東京，1995.
15）松田邦夫：巻頭言：私の漢方治療．漢方と最新治療13(1)：2-4，世論時報社，2004.

参考資料

1）株式会社ツムラ：TUMURA KAMPO FORMULATION FOP PRESCRIPTION ツムラ医療用漢方製剤．ツムラ，東京，2009年9月制作
2）秋葉哲生：洋漢統合処方からみた漢方製剤保険診療マニュアル（ポケット版）．ツムラ，東京，2006
3）長谷川弥人，他 編：漢方製剤活用の手引き—証の把握と処方鑑別のために—．ツムラ，東京，1998
4）株式会社ツムラ：KAMPO STUDY NOTEBOOK．ツムラ，東京，2007年3月制作

ツムラ医療用漢方製剤に関するお問合わせ，および学術資料のご請求は，ツムラ医薬情報担当者または下記お客様相談窓口へお願いいたします．

株式会社ツムラ
本社：〒107-8521　東京都港区赤坂二丁目17番11号
お客様相談窓口：TEL 0120-329-970

付　録

私が学んでいる漢方

私の漢方の先生は松田邦夫先生である．そして，松田先生の師匠は大塚敬節先生である．大塚敬節先生の師匠は古方派の湯本求真先生だ．湯本求真先生は古方派の代表者で「昭和の吉益東洞」をもって任じていらした．大塚先生も師匠の奉ずる古方派以外は眼中になかったと言っている．しかし，大塚先生は東洋的世界観と漢籍の読み方を習った権藤成卿（ごんどうせいきょう）先生より「古方には排他癖がある．反対学を学べ」と言われて目が覚めて，後世派も取り入れたそうだ．古方に拘泥することなく患者さんを治すために広く勉強されたのであろう．大塚敬節先生も松田邦夫先生も折衷派の泰斗である和田東郭を敬愛されている．お二人の略歴と，松田邦夫先生の「わたしの漢方勉強法」を載せる．松田先生と大塚先生の人となりがわかると思うからだ．

略歴

大塚　敬節

1900（明治33）	高知市に生まれる
1923（大正12）	熊本県立医学専門学校（現：熊本大学医学部）卒業
1924（大正13）	修琴堂大塚医院四代目を継ぐ
1930（昭和5）	漢方を学ぶ決意を固め大塚医院を閉院，「皇漢医術診療教授・湯本医院」の門を叩く
1931（昭和6）	東京都牛込区船河原町に漢方専門医院を開設
1950（昭和25）	日本東洋医学会結成　理事に就任
1957（昭和32）	日本東洋医学会理事長に就任
1959（昭和34）	日本東洋医学会会長を務める
1972（昭和47）	日本漢方医学研究所　常務理事に就任 北里研究所付属東洋医学総合研究所　所長に就任
1978（昭和53）	日本漢方医学研究所　理事長に就任，日本医師会より最高優功賞を受賞
1980（昭和55）	死去
1981（昭和56）	文部省より東洋医学研究の業績に対し文部大臣賞を授与される

松田　邦夫

1929（昭和4）	出生
1954（昭和29）	東京大学医学部医学科卒業
1955（昭和30）	東京大学医学部付属病院沖中内科（現第三内科）入局（～1968年）
1960（昭和35）	東京大学大学院生物系研究科第一臨床医学専攻博士課程終了 米国オレゴン大学医学部研究員（～1963年）
1969（昭和44）	大塚敬節先生に師事（～1973年）
1972（昭和47）	東京都豊島区駒込に漢方・松田医院 開業
1974（昭和49）	北里研究所東洋医学総合研究所客員部長（～2000年）
1991（平成3）	社団法人 日本東洋医学会会長（～1995年）
1992（平成4）	東京女子医大附属東洋医学研究所客員教授（～1995年）

私の漢方勉強法

松田医院院長　松田 邦夫

漢方の師匠

西洋医学の場合と異なり，現時点では漢方を学ぶには色々の道がある．ここでは私の漢方勉強法について，大塚敬節先生の言葉を交えて私見を述べてみたい．

漢方は古い伝統を持つ医術であり，初めは師匠について学ぶのが早道である．初めから自己流でやる人は結局大成しない．漢方を学ぶにあたって，優れた師匠とめぐり会えた人は幸いである．

師匠に要求されるもの，それは治療の上手な人，生薬を使える人，臨床に熱心な人であり，理屈の上手な人ではない．ドグマを排する人，カルトでない人であり，神秘主義に距離をおく人である．かつて敬節先生が私に言われた．「漢方をやっていると，ともすると神秘主義に陥る人がいる」と．そこで私は尋ねた．「その人たちはどうなっていますか」．先生は答えた「皆，いなくなった」．

最初は漢方全般を知っている人に基本を習い，次いで自分と同じ専門領域の漢方エキスパートに，さらに他の領域の漢方専門医に習うと良い．

敬節先生は，「この病気にはどんな漢方薬が良いか」という質問が嫌いだ．「教えないのではないが，そんなことを聞いても何にもならない」という．先生がかつて師匠湯本求真に，「なぜその処方を使うのか」と尋ねたとき，「自分で考えろ」と言われた．敬節先生の教えは，自分で考える力をつけさせることにあった．そんな話を聞かされては私も先生に，同じ質問をするわけには行かない．黙って考えることになり，自分で調べる習慣がついた．「大匠は教ゆるに規矩をもってし，人をして巧ならしめず」．先生の教えを振り返ってみれば，まさにこの一語につきる．

ただし今の時代に，そんな教え方をしていると，不親切な先生，出し惜しみをする人と思われる．時代は変わり，心ならずも親切な先生を演じることになった．

患者に対し

患者に東洋医学のドグマをおしつけないこと．

患者の苦痛を一刻も早く除くためには漢方とは限らないでよい．

患者に対し，本質的には医者として本質を見失わないことである．漢方だからといって特別なものはない．愛情と誠意をもって接することに尽きる．病人に不快感，不安感を与えないこと．現代医学的治療と漢方治療のいずれの適応かを考えていることである．

敬節先生の患者を診る姿から教えられたのは，患者に対する愛情と厳しさである．治らない腎臓の病に嘆く老婦人に，「ヒビの入った茶碗も大切に使えばもつし，ヒビの入らぬ茶碗もガチャガチャ使えばこわれる．腎臓が悪くても悪くしないようにしていれば長命だよ．一病長命，無病短命というではないか」と慰める．「マクネール・ウィルソンが，“希望こそ，一切の場合において投ずべき薬剤である”と述べたことを想起するたびに医師が患者に注ぐ愛情ほど，大切なものはないと思う．愛情のある言葉は，たった一言でもよい．それは，患者に，活気を与える．しかし，愛情のある言葉は，自分の腕に自信がなければ，できるものではない．村井椿寿は，“われ信ぜず，ひとたれかこれを信ぜんや”といった．自分の腕に自信がなければ，患者が信ずるはずがない」（『大塚敬節著作集』2：88-89）．

重要なのは問診であり，それによって処方の選択と鑑別，効果判定をする．問診には基本的な処方の知識が必要である．問診は雑談ではない．患者さんが話しやすい雰囲気を作り，短時間で鑑別と評価に必要な要点を聞き出す自己訓練をすること．

腹診は，「甘手は上達し辛手は上達せず」と言われる．ソフトな腹診が上達の秘訣である．常人の腹を診る．良くなった人の腹を診ること．

漢方の診察は心身両面からみる．診察そのものが治療の一環である．

直感を大切にし，カンを養うことが必要である．しかし，「とかく早見えのするときは拍子に乗せられて誤るものなり」（浅田宗伯）である．

『和田東郭医訓』に，「方を用ゆること簡なる者は，其の術，日に精し．方を用ゆること繁なる者は，其の術，日に粗し」とある．はじめは使う処方を少なくして，その処方の性質を知る．まず自分の専門領域における基本処方の使い方（単方）に習熟する．

勉強法

最低限の生薬の知識を持つことは必要である．

文献は，できるだけ原論文を読む．最新文献は勿論，過去の定評のある文献に目を通す．

テキストについて．かつて敬節先生の診療見学に上がったとき，まず『漢方診療医典』『漢方治療の実際』を読むように言われた．古典として勿論『傷寒論』『金匱要略』そして『勿誤薬室方函口訣』が挙げられる．余力があれば，『近世漢方医学書集成』収載の古典は，漢方が開花した江戸時代の代表的書籍をほとんど網羅しており，温故知新は臨床上極めて有用である．

昭和 48 年（1973），4 年間の見学を終えて最後の訓辞を求めた私に敬節先生は言われた．「古典を読め，後は患者が教えてくれる」と．

また言われた．「古人はウソをつく．わしの言ったことでも，そのまま信用する必要はない．自分でやってみて，納得したら真似してごらん」と．親試実験，権威に盲従しないこと．伝統を尊重しても合理的批判的に受容する．判断の基準は臨床におくことである．

診療の中で経験しながら学ぶことが実際的である．処方の使い方に自分なりの仮説を立てて検証していくことである．自分で勉強することが根本で，漢方医術の習得は，外科医の実技を学ぶことに似る．そして面白い症例を経験したら積極的に発表すること．そのために症例を記録整理することが必要である．

独りだけではドグマに陥りやすい．熱心にやっているつもりが，いつの間にか横道に入り込んでいる．『東門先生随筆』に「ただ其の筋合いをよく学びたらんは，本通りを行くゆえ志す所へ早く至り着くべし．迷路へはいりたらんは，行けば行くほど茨の中にて，其の内に飢えつかれ力つきて廃する」とある．先輩の指導を受けること，とくによい仲間をもつことが肝要である．

（松田邦夫：巻頭言：私の漢方治療．漢方と最新治療 13(1)：2–4，世論時報社，2004 より転載）

生薬53種一覧

生薬1つは民間薬

漢方薬は生薬の巧妙な組み合わせとバランスが大切である．付録⑥ツムラ漢方製剤エキス顆粒（医療用）含有生薬一覧表（p 156）にもあるように，株式会社ツムラの漢方エキス剤は128処方（漢方の軟膏である紫雲膏（しうんこう）を加えて129種）あり，それらを構成している生薬の合計は118品目だ．その中のほとんどは植物由来で109品目ある．一方，動物性生薬は蟬の抜け殻である蟬退（ぜんたい），動物のにかわである阿膠（あきょう），ミツバチの巣からできたロウであるサラシミツロウ，豚脂（とんし）の4品目，鉱物は石膏（せっこう），芒硝（ぼうしょう），滑石（かっせき），ほ乳類の化石である龍骨（りゅうこつ），蠣の殻である牡蛎（ぼれい）の5品目ある．

漢方の処方の成立を歴史的に見れば，まずは，人体実験を通じて一生懸命病気に役に立つ生薬を探し出したのだろう．利用できるものはなんでも試し，生薬としての役割が経験知として認識される．次に生薬を組み合わせることで，副作用を減らし，効果を増し，新しい効果を築きあげて，確立していったのだろう．大塚敬節先生は晩年に民間薬に非常に興味を持ったそうだ．「漢方薬と民間薬百科」（主婦の友社，1966）という本に詳細は記載されている．生薬1種類からなる民間薬も決して捨てたものではないのだろう．

神農本草経

本場中国での最古の薬物書は，神農本草経（しんのうほんぞうきょう）と呼ばれ，1800年ほど前に書かれた．365種の薬物を120種，120種，125種に分けている．上品は無毒で長期服用が可能なもの，中品は使い方次第で毒にもなるもの，下品は長期服用を避けるべきものとされているが，現代的な視点からは異なっているものもある．また，現在使用されている生薬でも分類されていないものもある（**表**）．

表　現在使用されている生薬の神農本草経による分類

上　品 無毒で長期服用が可能なもの	阿膠，茵蔯蒿，黄耆，黄連，遠志，滑石，甘草，菊花，桂皮，牛膝，胡麻，五味子，細辛，酸棗仁，山薬，地黄，地骨皮，蒺藜子，炙甘草，車前子，辛夷，蒼朮，大棗，沢瀉，陳皮，天麻，天門冬，冬瓜子，杜仲，独活，人参，麦門冬，白朮，茯苓，芒硝，防風，牡蠣，木香，薏苡仁，竜骨，竜胆，蓮肉
中　品 使い方次第で毒にもなるもの	黄芩，黄柏，葛根，栝楼根，乾姜，枳実，杏仁，苦参，荊芥，厚朴，呉茱萸，柴胡，山梔子，山茱萸，山椒，紫根，芍薬，生姜，石膏，川芎，桑白皮，知母，猪苓，当帰，桃仁，貝母，百合，白芷，防已，牡丹皮，麻黄，木通，竜眼肉
下　品 長期服用を避けるべきもの	桔梗，大黄，竹茹，天南星，半夏，附子，連翹
分類されていないもの	威霊仙，茴香，延胡索，艾葉，何首烏，栝楼仁，羌活，膠飴，紅花，香附子，粳米，牛蒡子，山梔子，縮砂，小麦，升麻，前胡，川骨，蟬退，蘇木，蘇葉，茶葉，丁子，釣藤鈎，忍冬，麦芽，薄荷，浜防風，枇杷葉，檳榔子，樸樕，麻子仁，良姜，和羌活，白蠟，豚脂

ツムラエキス剤128処方と紫雲膏に使用されている118生薬の分類．

麻黄（まおう：Ephedra Herba）

作　　用●発汗により，悪寒などをともなう症状を改善
適応症状●呼吸苦，咳嗽，悪寒，発熱，頭痛，関節痛など

メモ：乱獲のため中国で輸出制限品目になっている．処方名に「麻」の字を含む漢方薬の他，葛根湯，小青竜湯，越婢加朮湯，薏苡仁湯，防風通聖散などに含まれる．

基原：マオウ科の草麻黄，中麻黄，木賊麻黄　**薬用部位**：地上茎

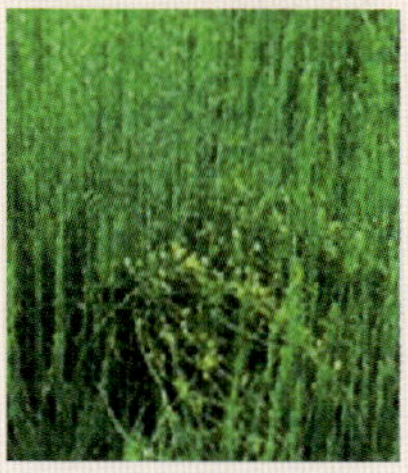
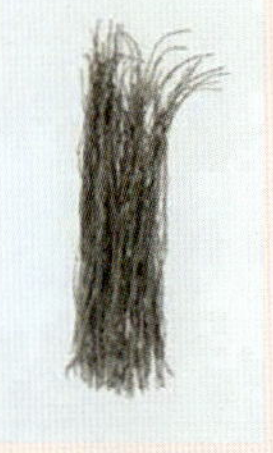

柴胡（さいこ：Bupleuri Radix）

作　　用●解毒，下熱，鎮痛，鎮静，鎮咳，抗アレルギー作用，ステロイド様作用
適応症状●胸腹部の圧痛，発熱・解熱の反復，抑うつなど

メモ：処方名に「柴」の字を含む漢方薬の他，四逆散，加味逍遙散，補中益気湯，十味敗毒湯，乙字湯，抑肝散，荊芥連翹湯，神秘湯，加味帰脾湯などに含まれる．

基原：セリ科ミシマサイコ　**薬用部位**：根

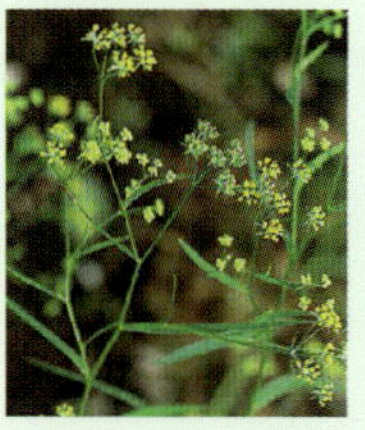
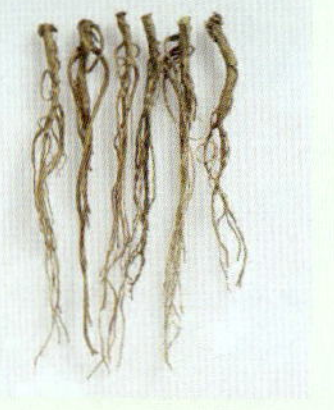

黄芩（おうごん：Scutellariae Radix）

作　　用●炎症・充血を改善，鎮痛，鎮静，抗アレルギー作用
適応症状●胃炎，腸炎などの炎症，充血，下痢，腹痛など

メモ：柴胡剤は柴胡と黄芩を含み，瀉心湯や黄連解毒湯は黄連と黄芩を含む．

基原：シソ科コガネバナ　**薬用部位**：周皮を除いた根

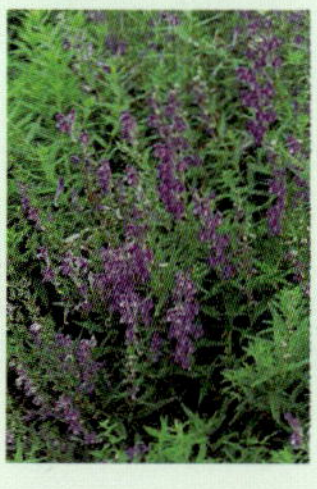
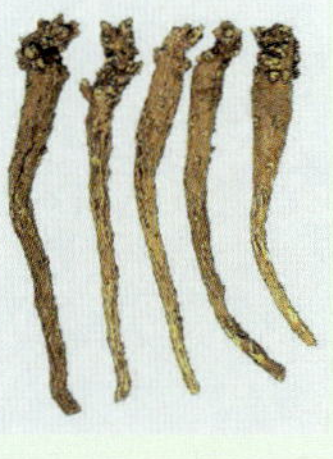

桂皮（けいひ：Cinnamomi Cortex）

作　　用●強壮，鎮静，鎮痛，健胃，整腸，発汗解熱
適応症状●頭痛，冷え，のぼせ，発熱，疼痛など

メモ：樹木先端の枝の皮を桂枝と呼び区別している．「桂」の字を持つ漢方薬と安中散，葛根湯，八味地黄丸，柴胡加竜骨牡蛎湯，十全大補湯，桃核承気湯，女神散，小建中湯などに含まれる．

基原：クスノキ科のケイ　**薬用部位**：樹皮または周皮

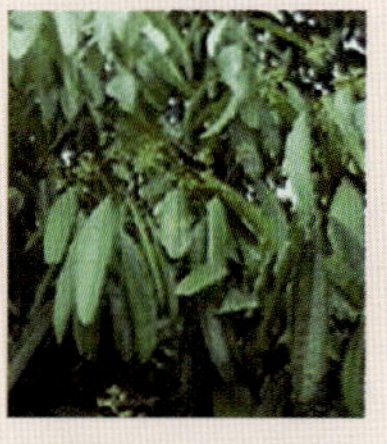
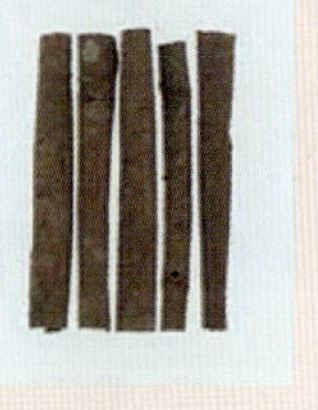

厚朴（こうぼく：Magnoliae Cortex）

作　　用●気分を明るくする，筋弛緩・抗けいれん
適応症状●腹部膨満，腹痛，咳嗽など

メモ：厚朴の葉は岐阜県高山名物の朴葉味噌で有名．半夏厚朴湯，大承気湯，麻子仁丸などに含まれる．

基原：モクレン科のホウノキ　**薬用部位**：樹皮

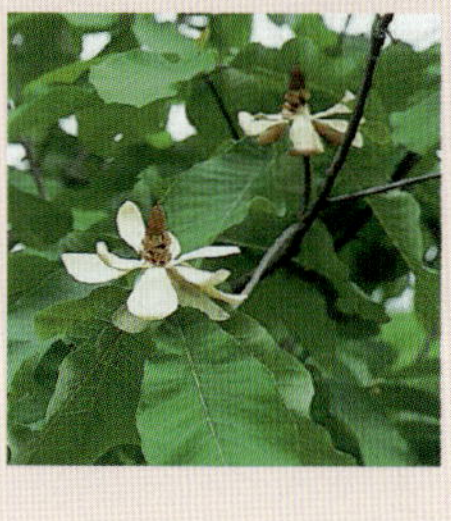
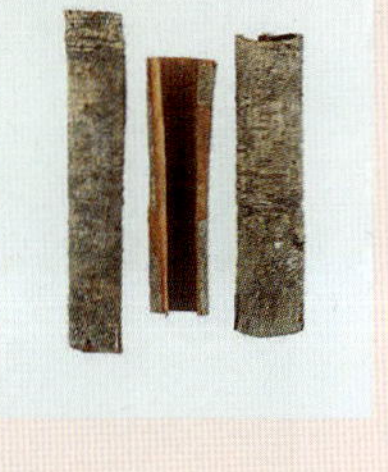

蘇葉（そよう：Perillae herba）

作　　用●気のめぐりを改善，利尿，発汗，鎮咳，鎮静
適応症状●発熱，悪寒，疼痛，精神不安など
魚，蟹などによる中毒症状

メモ：シソの葉のことで，とくに赤シソを使用する．香蘇散，参蘇飲，半夏厚朴湯などに含まれる．

基原：シソ科のシソまたはチリメンジソ　**薬用部位**：葉および枝先

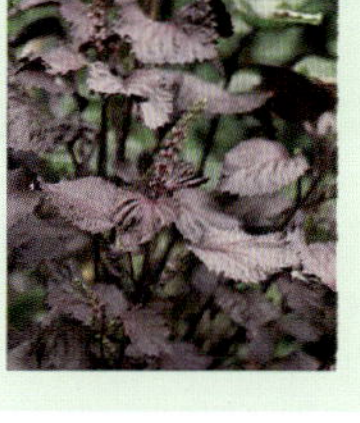
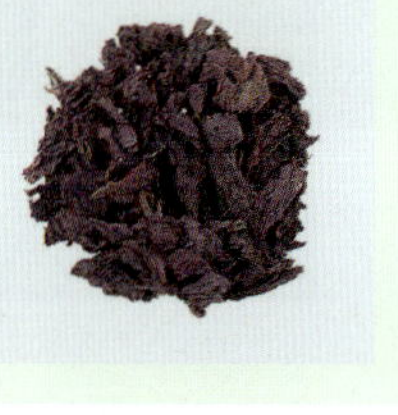

香附子（こうぶし：Cyperi Rhizoma）

作　　用●精神安定
適応症状●頭痛，月経不順，みぞおち辺りのうっ滞感・膨満感

メモ：香蘇散の字は香附子と蘇葉から．他に女神散，滋陰至宝湯などに含まれる．

基原：カヤツリグサ科のハマスゲ　**薬用部位**：根茎

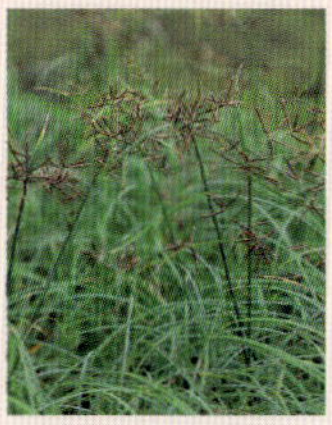
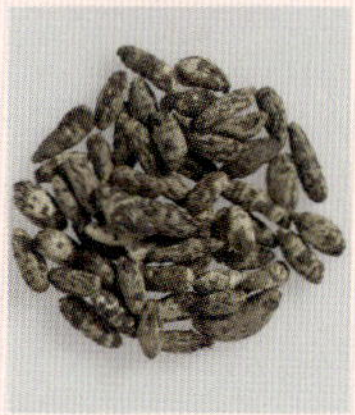

人参（にんじん：Ginseng Radix）

作　　用●強壮，強精，健胃，滋潤，抗ストレス
適応症状●倦怠，胃弱，心身疲労など

メモ：いわゆる朝鮮人参で，お種人参とも呼ばれる．参耆剤や四君子湯，六君子湯の他，小柴胡湯，柴胡桂枝湯，柴胡加竜骨牡蛎湯，半夏瀉心湯，麦門冬湯などに含まれる．

基原：ウコギ科のオタネニンジン　**薬用部位**：細根を除いた根

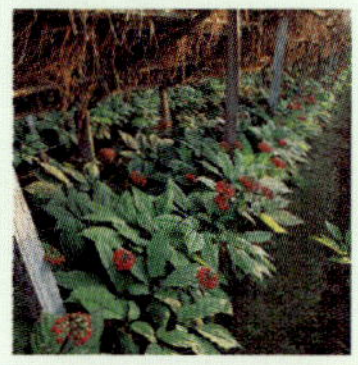
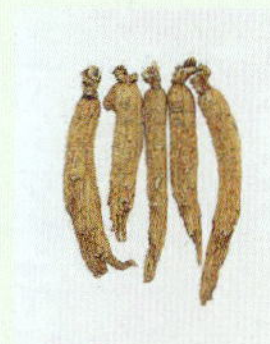

黄耆（おうぎ：Astragali Radix）

作　　用●強壮，血圧降下
適応症状●慢性疲労，虚弱体質，肝機能不全など

メモ：黄耆と人参を含むものを参耆剤という．参耆剤の他，黄耆建中湯，防已黄耆湯に含まれる．

基原：マメ科のナイモウオウギまたはキバナオウギ　**薬用部位**：根

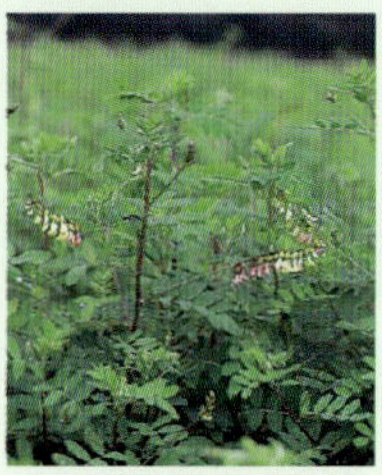
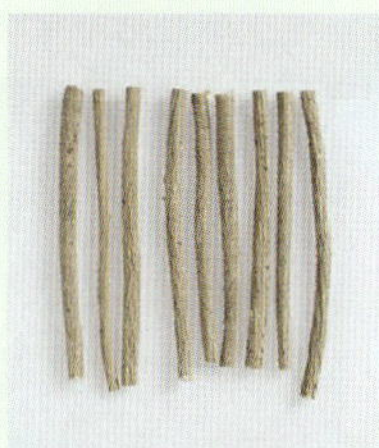

当帰（とうき：Angelicae Radix）

作　　用●血の不足や停滞にともなう症状，鎮痛，強壮
適応症状●月経不順，月経痛，腹痛，疼痛，冷え，血行障害など

メモ：当帰は奈良や北海道で栽培されている．四物湯の構成生薬で，他に加味逍遙散，当帰芍薬散，補中益気湯，十全大補湯などに含まれる．

基原：セリ科のトウキまたはホッカイトウキ　**薬用部位**：根を湯通ししたもの

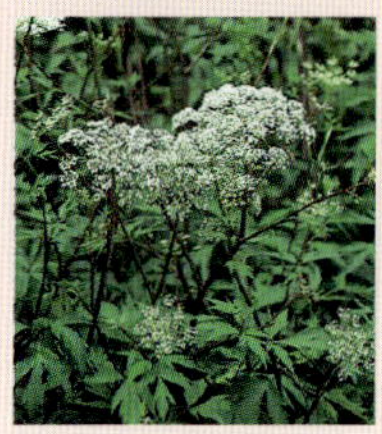
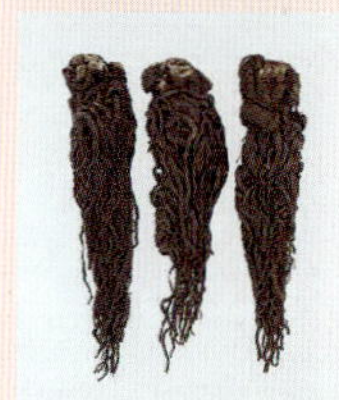

芍薬（しゃくやく：Paeoniae Radix）

作　　用●血の不足にともなう症状，血の停滞に伴う症状を改善，筋肉の緊張，弛緩を調整
適応症状●腹痛，筋肉痛，めまい，月経不順，冷えなど

メモ：四物湯の構成生薬であるが，甘草と一緒にけいれんを抑える．芍薬甘草湯はこむら返りに著効．

基原：ボタン科のシャクヤク　**薬用部位**：根

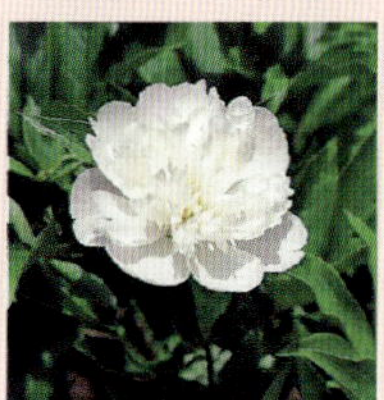
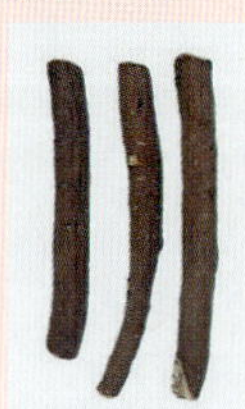

川芎（せんきゅう：Cnidii Rhizoma）

作　　用●血の不足にともなう症状，血の停滞に伴う症状を改善，強壮，鎮静
適応症状●腹痛，筋肉痛，めまい，月経不順，冷えなど

メモ：セリ科の多年草でセロリのような味がする．四物湯（当帰，芍薬，川芎，地黄）を含む漢方薬は，十全大補湯，荊芥連翹湯，疎経活血湯，温清飲，芎帰膠艾湯，当帰飲子，大防風湯など．

基原：セリ科のセンキュウ　**薬用部位**：根茎を湯通ししたもの

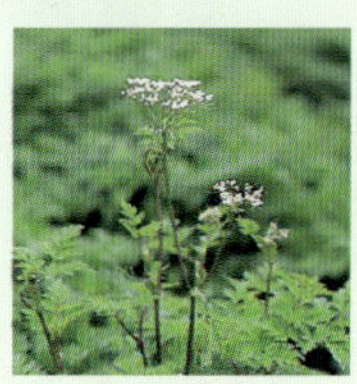
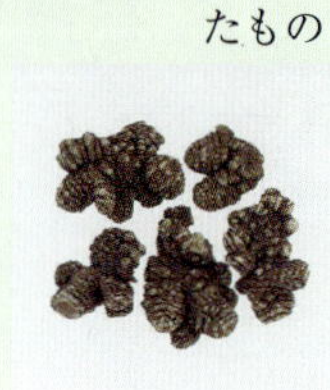

桃仁（とうにん：Persicae Semen）

作　　用●血の停滞にともなう症状を改善，鎮痛，緩下
適応症状●婦人病に対する要薬，月経不順，月経痛，発熱，皮下出血，頭痛，打撲外傷による疼痛など

メモ：桃の種を割ると出てくる核が桃仁である．桂枝茯苓丸，桃核承気湯，疎経活血湯などに含まれる．

基原：バラ科のモモ　**薬用部位**：種子

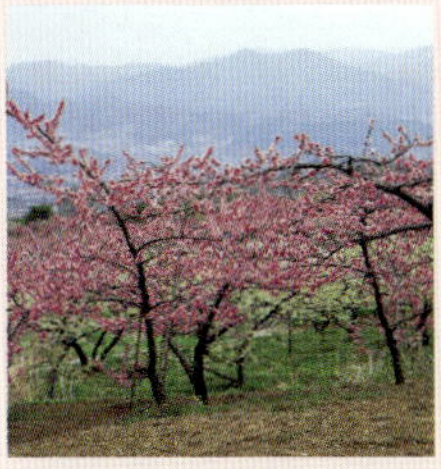
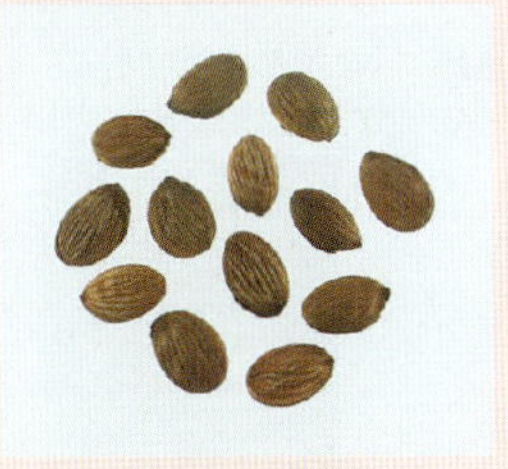

牡丹皮（ぼたんぴ：Moutan Cortex）

作　　用●血の停滞にともなう症状，消炎，鎮痛
適応症状●婦人病に対する要薬，月経不順，月経痛，発熱，皮下出血，頭痛，打撲外傷による疼痛など

メモ：よく似た芍薬は草，牡丹は樹木で冬でも枯れない．桂枝茯苓丸，加味逍遙散，八味地黄丸，牛車腎気丸，温経湯，大黄牡丹皮湯などに含まれる．

基原：ボタン科のボタン　**薬用部位**：根皮

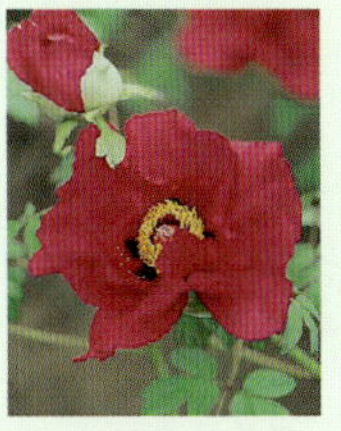
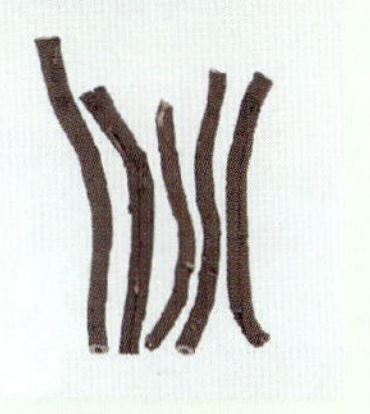

茯苓（ぶくりょう：Poria）

作　　用●水の停滞にともなう症状，強壮，鎮痛，利尿
適応症状●排尿障害による浮腫，下痢，胃腸機能の低下による食欲不振，消化不良，動悸，不眠など

メモ：松の樹を切り倒した後の根に寄生する菌核．人参，蒼朮，甘草とともに四君子湯の構成生薬で，エキス剤の約1/3に含まれている．

基原：サルノコシカケ科のマツホド　**薬用部位**：菌核

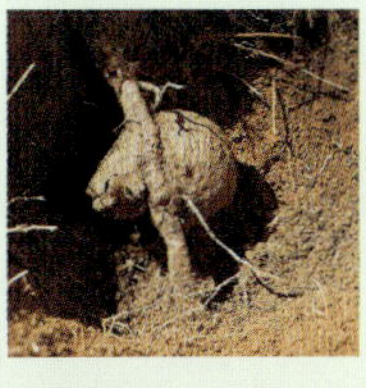

白朮（びゃくじゅつ：Atractylodis Rhizoma）

作　　用●利尿，健胃
適応症状●胃腸炎，消化不良，下痢，尿量減少など

メモ：お正月の屠蘇散には白朮が含まれている．半夏白朮天麻湯，帰脾湯などに含まれている．

基原：キク科のオケラまたはオオバナオケラ　**薬用部位**：根茎

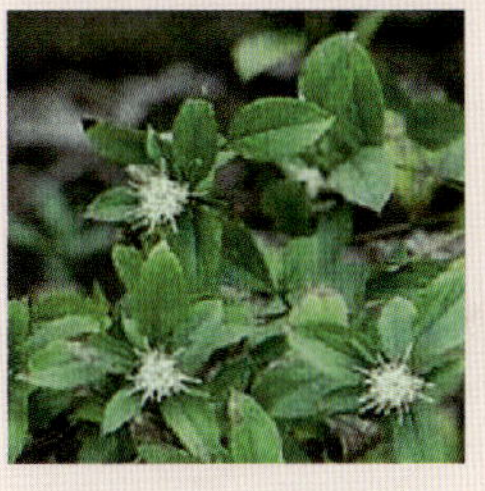
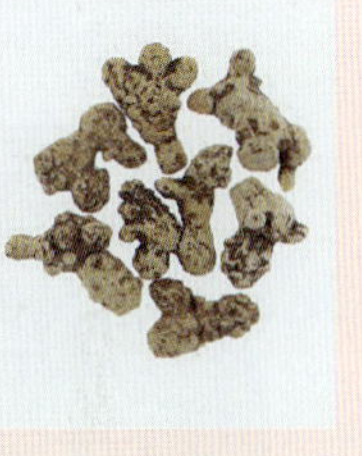

蒼朮（そうじゅつ：Atractylodis Lanceae Rhizoma）

作　　用●水の停滞にともなう症状を改善，鎮痛
適応症状●消化不良，下痢，無汗，悪寒など

メモ：蒼朮が漢方薬の文献に登場するのは5世紀末．茯苓，人参，甘草とともに四君子湯の構成生薬で，エキス剤の約1/4に含まれている．

基原：キク科のホソバオケラ　**薬用部位**：根茎

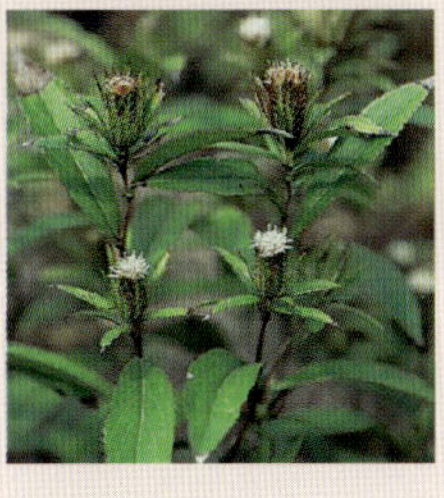
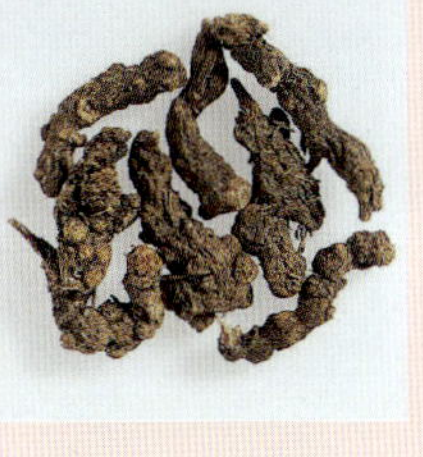

沢瀉（たくしゃ：Alismatis Rhizoma）

作　　用●水の停滞にともなう症状を改善
適応症状●消化不良，下痢，無汗，悪寒など

メモ：正月に食する「くわい」の仲間．五苓散，猪苓湯，八味地黄丸，牛車腎気丸，竜胆瀉肝湯，半夏白朮天麻湯などに含まれる．

基原：オモダカ科のサジオモダカ　**薬用部位**：塊茎

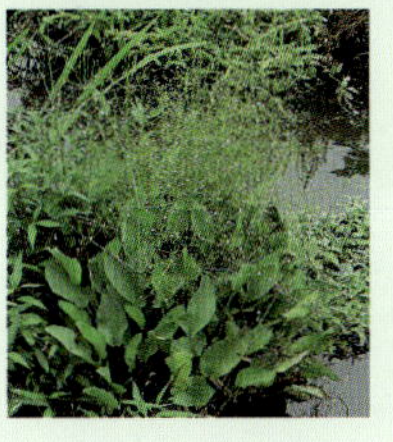
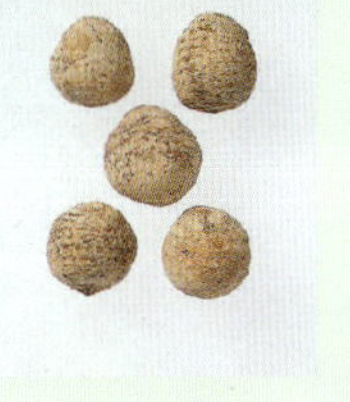

甘草（かんぞう：Glycyrrhizae Radix）

作　　用●気の不足にともなう症状を改善，鎮痛，解毒，不快な臭味を消す効果（矯味剤）
適応症状●腹痛，筋肉痛，関節炎，消化器性潰瘍など

メモ：乱獲により中国の砂漠化の原因となっている．エキス剤の約3/4に含まれ，主成分はグリチルリチンで偽アルドステロン症の原因となる．

基原：マメ科のウラルカンゾウ　**薬用部位**：根

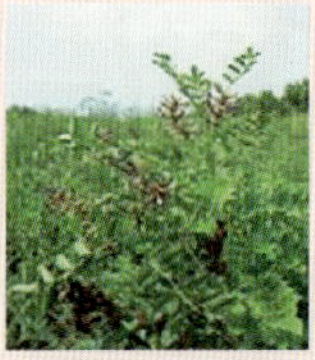
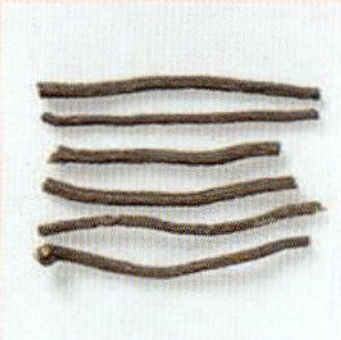

地黄（じおう：Rehmanniae Radix）

作　　用●［乾地黄］熱感をともなう症状を改善
［熟地黄］血の不足にともなう症状を改善，強壮，強精，鎮痛
適応症状●［乾地黄］発熱，口渇，出血，吐血など
［熟地黄］貧血，寝汗，めまい，月経痛，虚弱など

メモ：江戸時代には地黄煎という飴が精力剤だった．当帰，芍薬，川芎とともに四物湯の構成生薬．

基原：ゴマノハグサ科のアカヤジオウ　**薬用部位**：根またはそれを蒸したもの

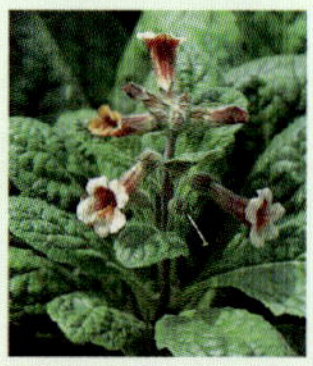
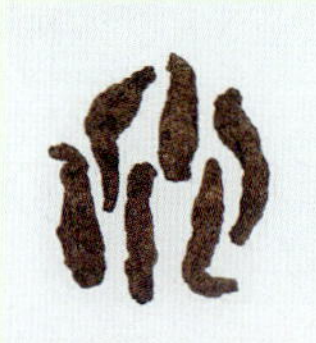

附子（ぶし：Aconiti Tuber）

作　　用●冷感や寒気をともなう症状を改善，鎮痛，新陳代謝を高める
適応症状●四肢の冷え，悪寒，顔面蒼白，チアノーゼ，頻尿，性機能減退，下痢，関節の麻痺，疼痛など

メモ：トリカブトの根で四谷怪談のお岩さんの毒．真武湯，麻黄附子細辛湯，八味地黄丸，牛車腎気丸，大防風湯，桂枝加朮附湯などに含まれる．

基原：キンポウゲ科のハナトリカブトまたはオクトリカブト　**薬用部位**：塊根を減毒したもの

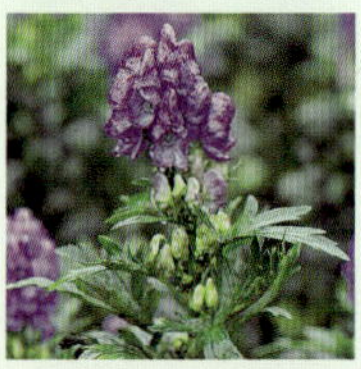
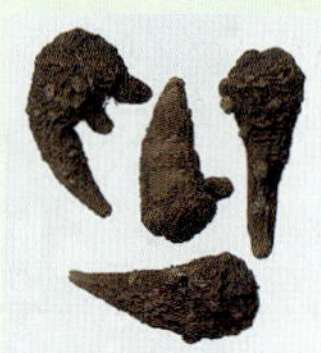

生姜・乾姜（しょうきょう・かんきょう：Zingiberis Rhizoma）

作　　用●健胃，鎮嘔，不快な臭味を消す効果（矯味剤）
適応症状●嘔吐，咳嗽，腹痛，頭痛など

メモ：エキス剤の1/2に生姜または乾姜が含まれている．蒸して乾燥させたものが乾姜で温める作用が強い．

基原：ショウガ科のショウガ　**薬用部位**：根茎

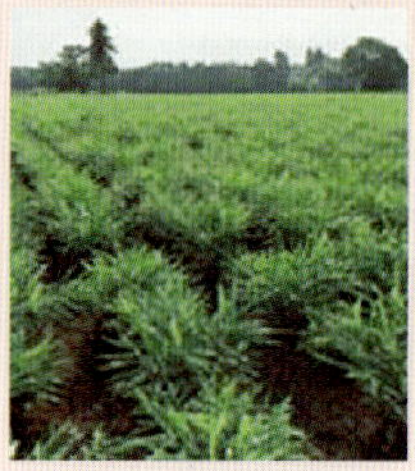
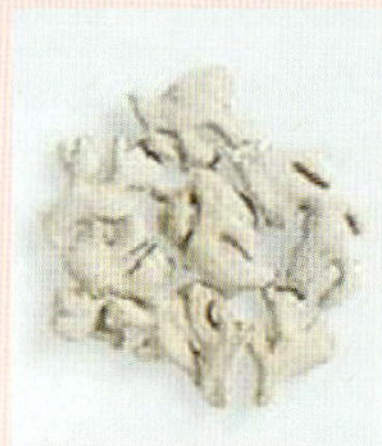

山薬（さんやく：Dioscoreae Rhizoma）

作　　用●強壮，強精，鎮静
適応症状●下痢，疲労

メモ：八味地黄丸や牛車腎気丸などに含まれる．

基原：ヤマノイモ科のヤマノイモまたはナガイモ　**薬用部位**：根茎（担根体）

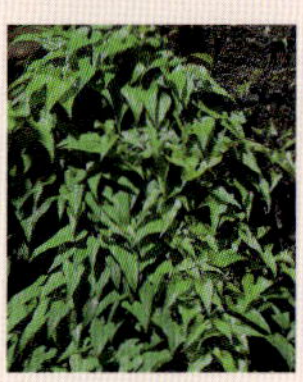
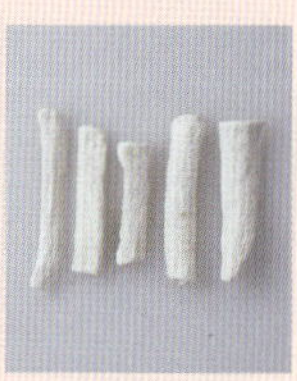

山椒（さんしょう：Zanthoxyli Fructus）

作　　用●痛みや冷えをともなう症状を改善，腹痛を治しガスを出す
適応症状●腹痛，腹部の冷えなど

メモ：蜀の国で産出した山椒が良品だったため，蜀椒とも呼ばれる．大建中湯や当帰湯などに含まれる．

基原：ミカン科のサンショウ　**薬用部位**：果皮

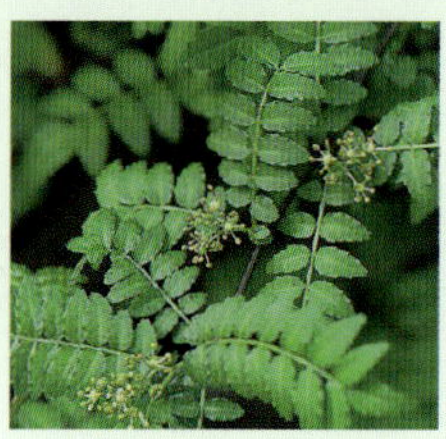
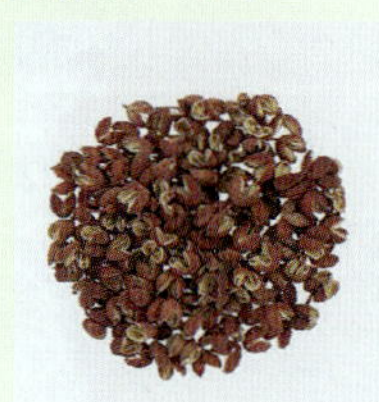

細辛（さいしん：Asiasari Radix）

作　　用●頭痛，関節痛，鼻閉塞を治す，鎮咳
適応症状●感冒，気管支炎など

メモ：小青竜湯，麻黄附子細辛湯，苓甘姜味辛夏仁湯，当帰四逆加呉茱萸生姜湯などに含まれる．

基原：ウマノスズクサ科のウスバサイシン　**薬用部位：**根および根茎

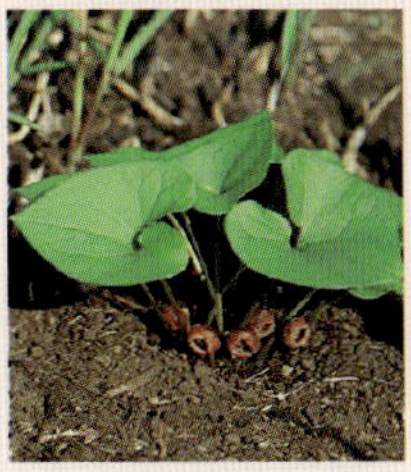
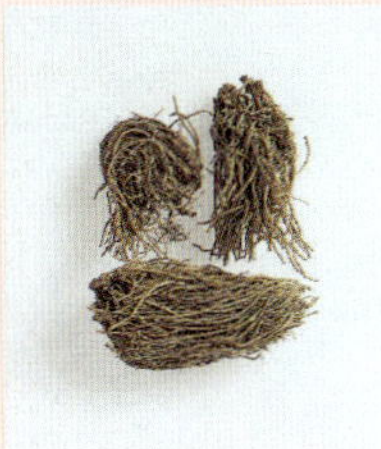

石膏（せっこう：Gypsum Fibrosum）

作　　用●熱感をともなう症状を改善，鎮静，消炎，下熱
適応症状●口渇，ほてりなど

メモ：天然物の含水硫酸カルシウムで体を冷やす薬．越婢加朮湯，麻杏甘石湯，白虎加人参湯，防風通聖散，釣藤散，小柴胡湯加桔梗石膏などに含まれる．

基原：天然の含水硫酸カルシウム

大黄（だいおう：Rhei Rhizoma）

作　　用●瀉下，抗炎症作用，抗精神作用
適応症状●便秘，腹痛，腹満，発熱，炎症，のぼせなど

メモ：基本は下剤だが駆瘀血・抗炎症作用もある．下剤として使用される漢方薬の他，桃核承気湯，大黄牡丹皮湯，防風通聖散，大柴胡湯などに含まれる．

基原：タデ科のヤクヨウダイオウ　**薬用部位：**根茎

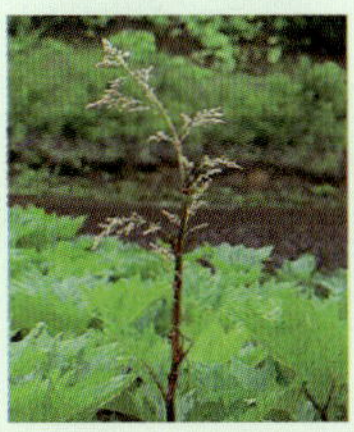
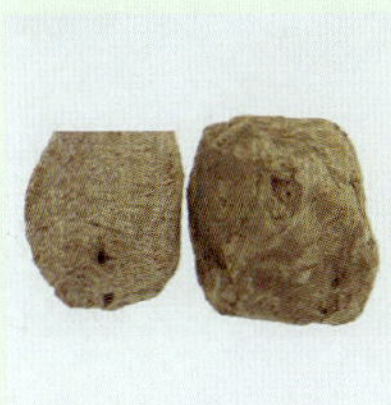

黄柏（おうばく：Phellodendri Cortex）

作　　用●消炎，健胃，整腸
適応症状●胃腸炎，黄疸，下痢など

メモ：黄連解毒湯，温清飲，荊芥連翹湯，半夏白朮天麻湯，七物降下湯などに含まれる．

基原：ミカン科のキハダ　**薬用部位：**周皮を除いた樹皮

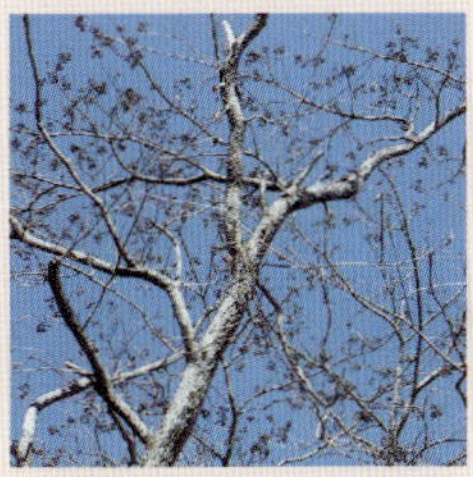
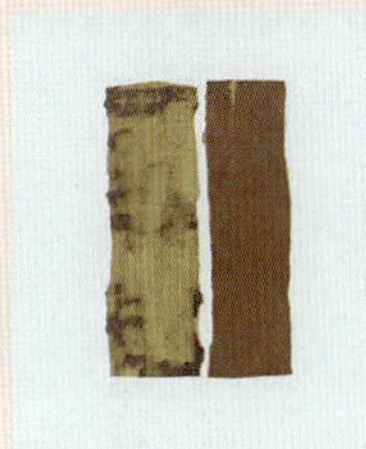

黄連（おうれん：Coptidis Rhizoma）

作　　用●熱感をともなう症状を改善，鎮静，消炎，止血，健胃
適応症状●炎症，下痢，腹痛，精神不安，出血など

メモ：冷やす作用が強く，黄連解毒湯，半夏瀉心湯，三黄瀉心湯，女神散，清上防風湯などに含まれる．

基原：キンポウゲ科のオウレン　**薬用部位：**根をほとんど除いた根茎

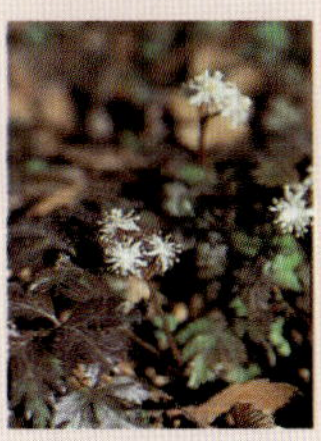
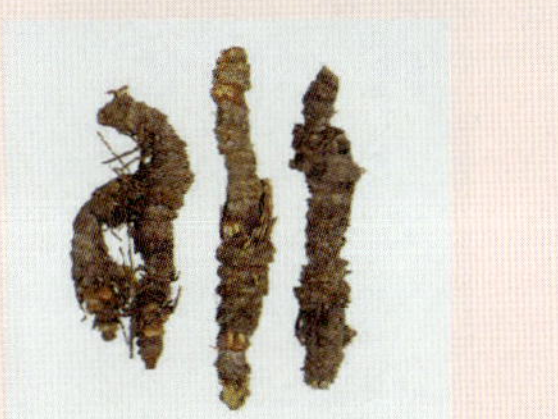

山梔子（さんしし：Gardeniae Fructus）

作　　用●熱感をともなう症状を改善，消炎，利尿，鎮痛，鎮静，止血
適応症状●充血，吐血，血尿，下血，高熱，黄疸など

メモ：クチナシの実で栗きんとんの黄色を鮮やかにする．加味逍遙散，清上防風湯，茵蔯蒿湯，黄連解毒湯，防風通聖散，清肺湯などに含まれる．

基原：アカネ科のクチナシ　**薬用部位：**果実

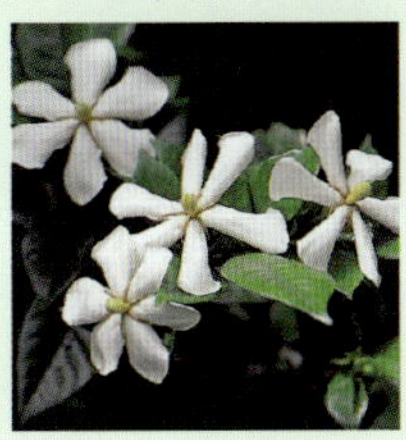
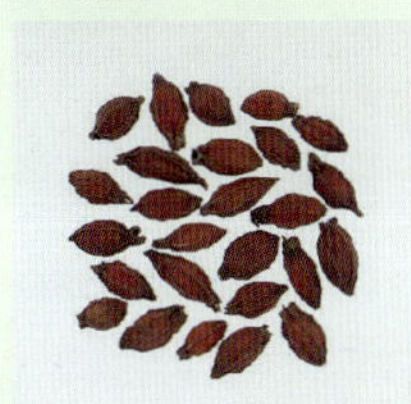

五味子（ごみし：Schisandrae Fructus）

作　　用●強精，強壮，鎮咳
適応症状●体質虚弱，疲労倦怠，多汗，口渇，咳，痰など

メモ：小青竜湯，清肺湯，苓甘姜味辛夏仁湯，人参養栄湯などに含まれる．

基原：マツブサ科のチョウセンゴミシ　　薬用部位：果実

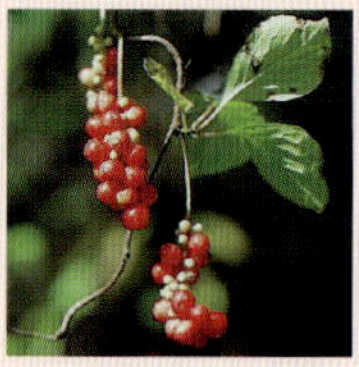
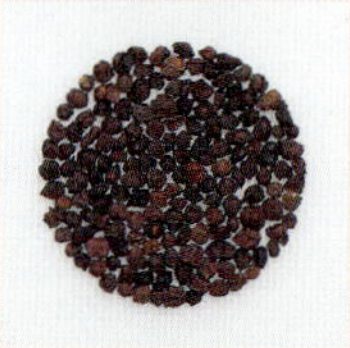

大棗（たいそう：Zizyphi Fructus）

作　　用●強壮，鎮咳，鎮痛
適応症状●倦怠感，食欲不振，不眠，咳嗽，腹痛など

メモ：昔は大棗と生姜は家庭に食用として常備されていたそうで，六君子湯は６つの君薬以外に生姜と大棗が加わる．

基原：クロウメモドキ科のナツメ　　薬用部位：果実

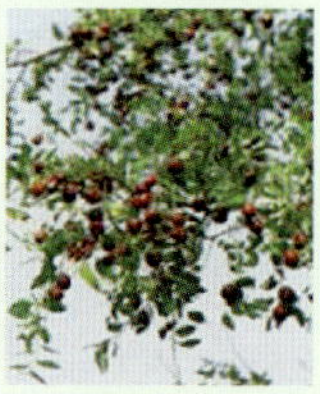
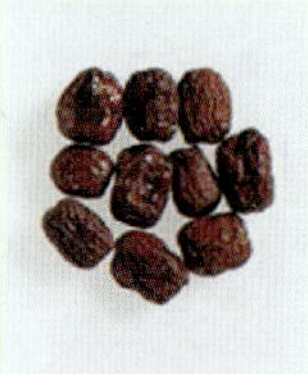

知母（ちも：Anemarrhenae Rhizoma）

作　　用●熱感をともなう症状を改善，滋潤，下熱，鎮静
適応症状●高熱，口渇，咳嗽，寝汗，無汗など

メモ：消風散，白虎加人参湯，滋陰至宝湯，滋陰降火湯，酸棗仁湯などに含まれる．

基原：ユリ科のハナスゲ　　薬用部位：根茎

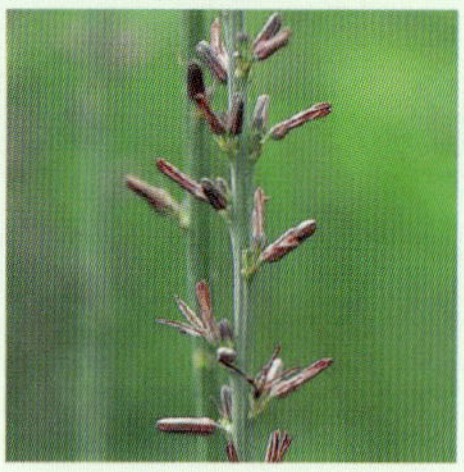
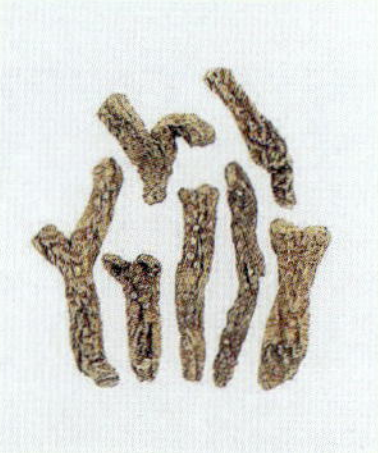

釣藤鈎（ちょうとうこう：Uncariae Uncis Cum Ramulus）

作　　用●癲癇，ふるえなどの症状を改善，鎮静
適応症状●子供のひきつけや疳の虫，高熱，けいれん，頭痛，めまいなど

メモ：抑肝散，釣藤散，七物降下湯などに含まれる．

基原：アカネ科のカギカズラ　　薬用部位：トゲ

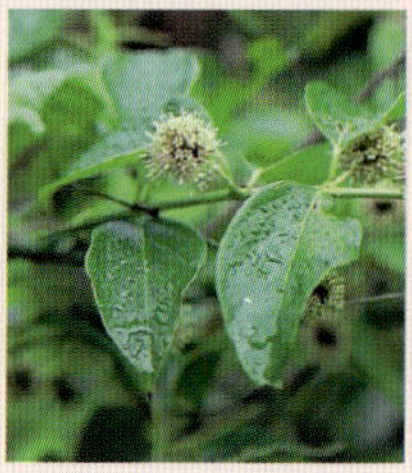
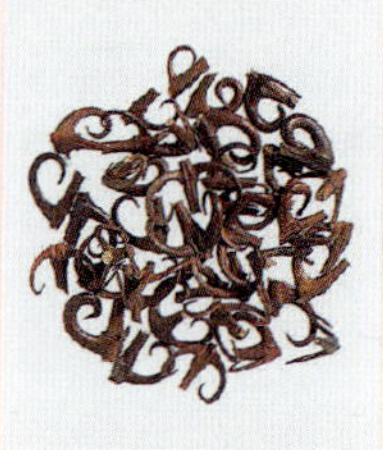

防已（ぼうい：Sinomeni Caulis et Rhizoma）

作　　用●水の停滞にともなう症状を改善，利尿，鎮痛，浮腫・関節炎・神経痛を治す
適応症状●浮腫，関節痛，筋肉痛，口渇，排尿異常など

メモ：防已黄耆湯や疎経活血湯などに含まれる．

基原：ツヅラフジ科のオオツヅラフジ　　薬用部位：茎および根茎

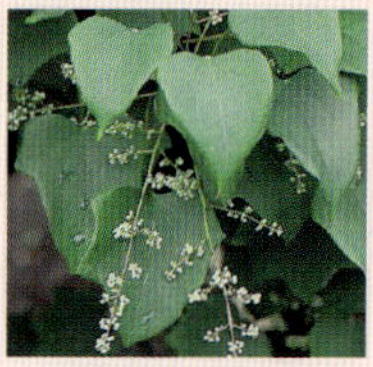
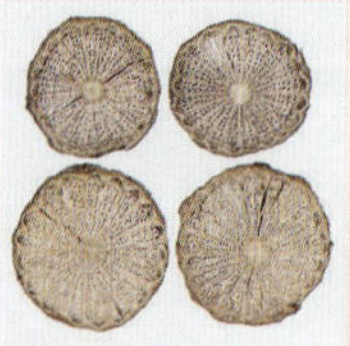

麦門冬（ばくもんどう：Ophiopogonis Tuber）

作　　用●呼吸器系の症状を改善，滋潤，去痰，鎮咳
適応症状●乾いた咳，口渇，のぼせ，虚脱，不眠など

メモ：ビルの谷間や路地に自生するジャノヒゲの根である．麦門冬湯，釣藤散，清肺湯，清心蓮子飲，温経湯，滋陰至宝湯，滋陰降火湯などに含まれる．

基原：ユリ科のジャノヒゲ　　薬用部位：根の膨大部

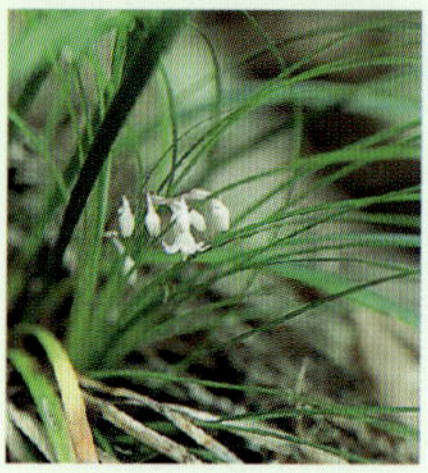
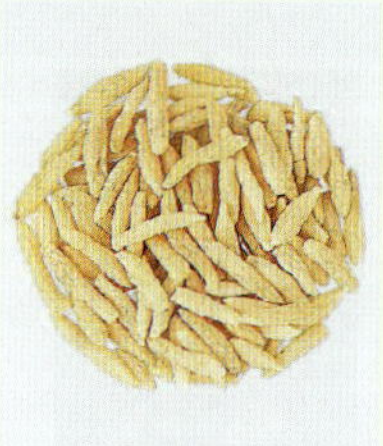

半夏（はんげ：Pinelliae Tuber）

作　　用●鎮嘔，鎮吐，去痰，利尿，気逆に治す
適応症状●悪心，嘔吐，咳嗽，多痰，胃炎，不眠，動悸など

メモ：半夏はサトイモ科の多年草であるカラスビシャクの球茎．半夏にはえぐみがあり，知らずに噛むととんでもない後悔をする．カラスビシャクの球茎からひげ根を抜いたものはいかにもおへそをくりぬいたような形をしているので「へそくり」という別名があり，いくら抜いても生えてくるので農家にとって厄介な畑の雑草だった．つわりの妙薬として有名だった「へそくり」を農家の嫁は堀り集めて，これを薬屋に持っていき，自分だけのお金を作った．これがいわゆる「へそくり」の語源と言われている．半夏厚朴湯，半夏瀉心湯，半夏白朮天麻湯，小青竜湯，大柴胡湯，小柴胡湯，柴胡桂枝湯，柴胡加竜骨牡蛎湯，参蘇飲，苓甘姜味辛夏仁湯，二陳湯などに含まれる．

基原：サトイモ科のカラスビシャク　**薬用部位**：塊茎

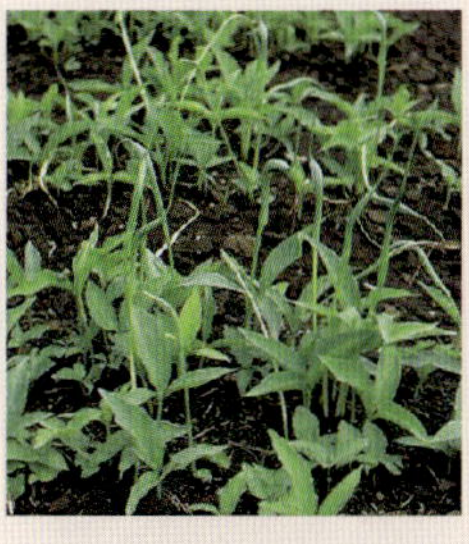
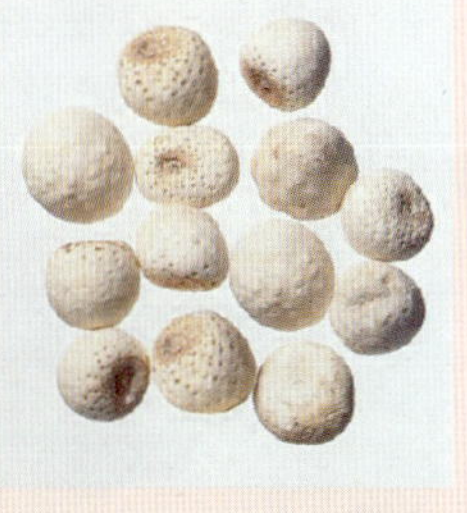

葛根（かっこん：Puerariae Radix）

作　　用●発汗，解熱，鎮痛
適応症状●発熱，頭痛，無汗，口渇，首筋や肩のこりなど

メモ：くず餅で有名な葛で土手などに自生している．葛根湯や葛根湯加川芎辛夷に含まれる．

基原：マメ科のクズ　**薬用部位**：周皮を除いた根

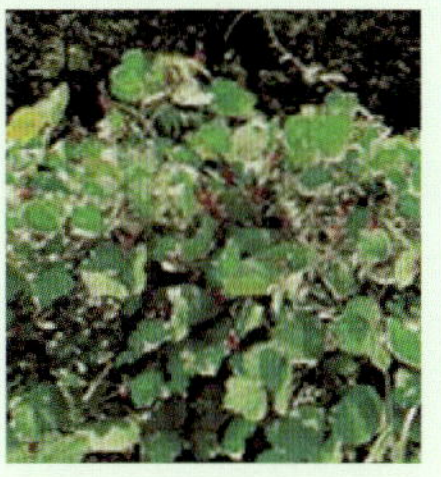
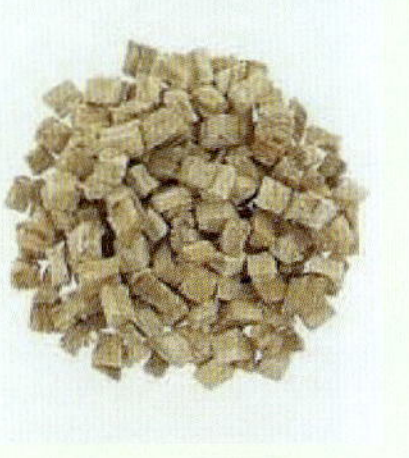

陳皮（ちんぴ：Citrus unshiu Marcovich）

作　　用●消化器にともなう症状を改善，健胃，鎮咳，鎮嘔
適応症状●食欲不振，吐気など

メモ：主成分はヘプタメトキシフラボン．六君子湯，補中益気湯，半夏白朮天麻湯，釣藤散，清肺湯，疎経活血湯，参蘇飲，香蘇散，二陳湯に含まれる．

基原：ミカン科の温州ミカン　**薬用部位**：成熟した果皮

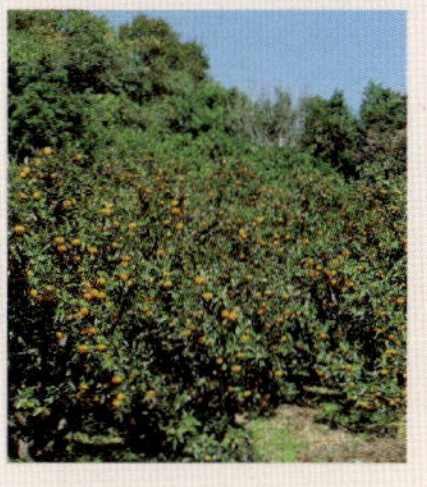
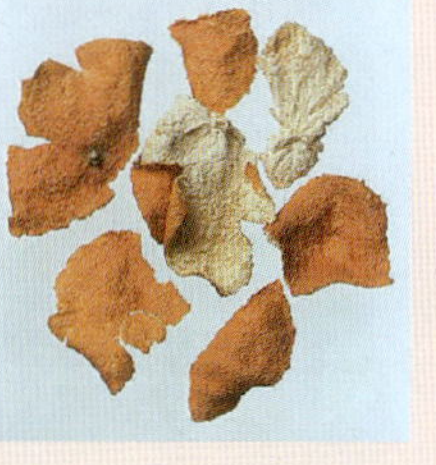

麻子仁（ましにん：Cannabis Fructus）

作　　用●便通を改善
適応症状●便秘など

メモ：「おのみ」として七味唐辛子にも入っている．麻子仁丸や潤腸湯に含まれる．

基原：クワ科のアサ　**薬用部位**：果実

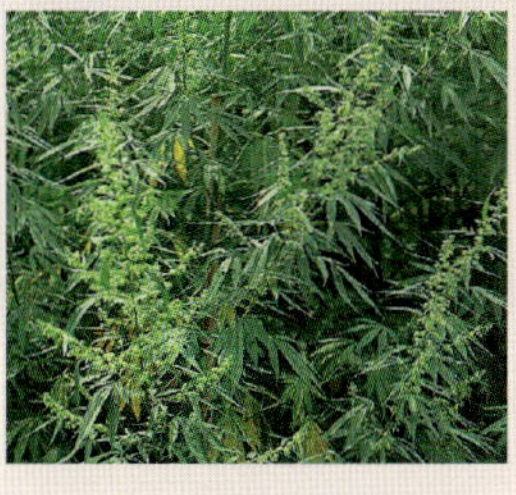
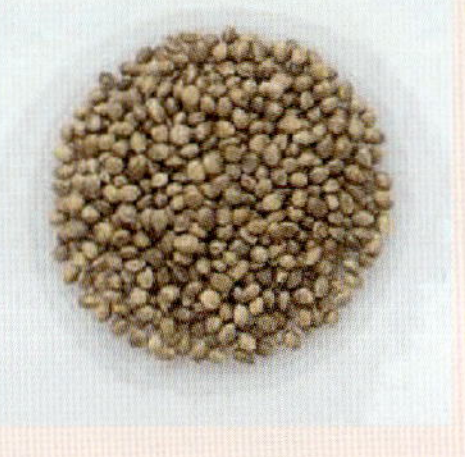

桔梗（ききょう：Platycodi Radix）

作　　用●咽喉の痛みを改善，去痰，排膿
適応症状●咽喉頭痛，喀痰など

メモ：桔梗湯，小柴胡湯加桔梗石膏，清肺湯，十味敗毒湯，荊芥連翹湯，清上防風湯，参蘇飲に含まれる．

基原：キキョウ科のキキョウ　**薬用部位**：根

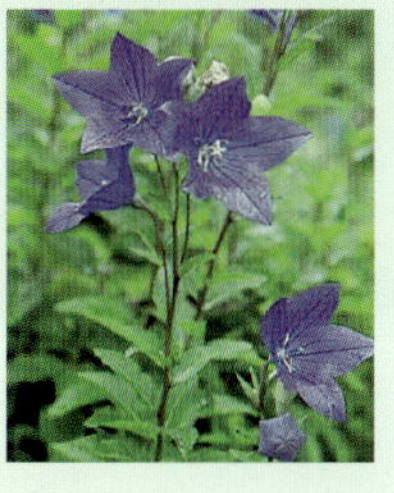
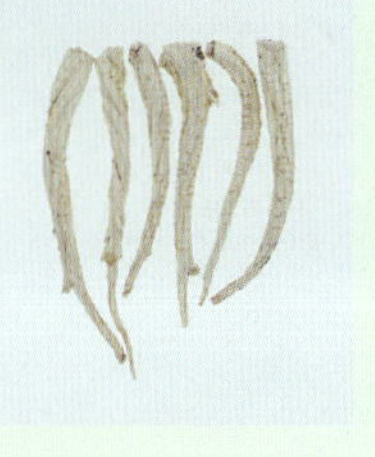

呉茱萸（ごしゅゆ：Evodia rutaecarpa Bentham）

作　　用●吐き気，頭痛を治し，嘔吐を止める．
適応症状●頭痛，吐気，冷え症など

メモ：とても苦い．温経湯，呉茱萸湯，当帰四逆加呉茱萸生姜湯などに含まれる．

基原：ミカン科のゴシュユ　**薬用部位**：果実

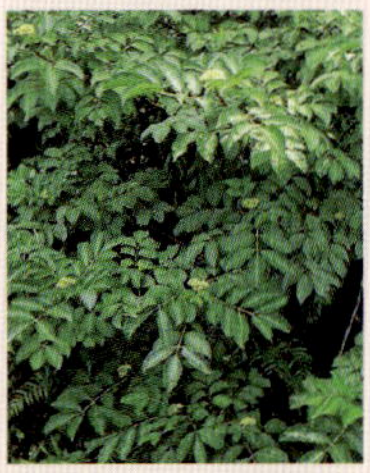
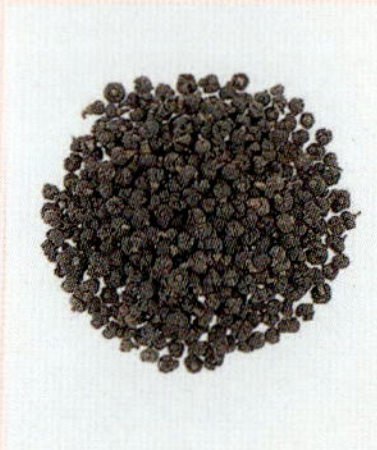

車前子（しゃぜんし：Plantaginis Semen）

作　　用●泌尿器系の症状を改善，消炎，利尿
適応症状●排尿困難，排尿障害など

メモ：田舎の道に生えているオオバコの種子．牛車腎気丸，清心蓮子飲，竜胆瀉肝湯などに含まれる．

基原：オオバコ科のオオバコ　**薬用部位**：種子

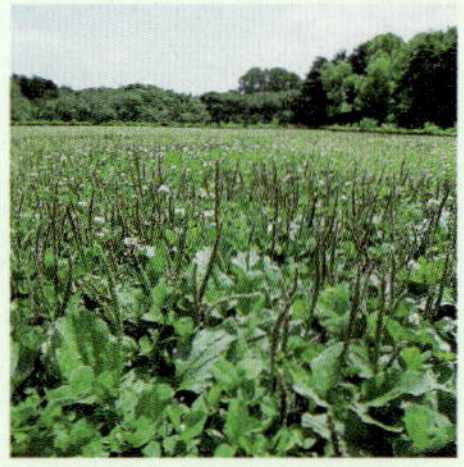
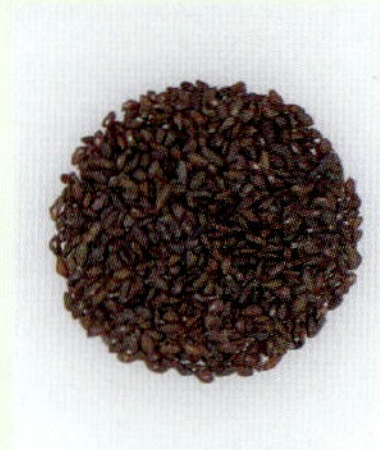

薄荷（はっか：Menthae Herba）

作　　用●清涼，健胃，頭痛を治す
適応症状●消化不良，心腹張満，頭痛，めまいなど

メモ：主成分はメントール．加味逍遙散，荊芥連翹湯，清上防風湯，防風通聖散，滋陰至宝湯などに含まれる．

基原：シソ科のハッカ　**薬用部位**：地上部

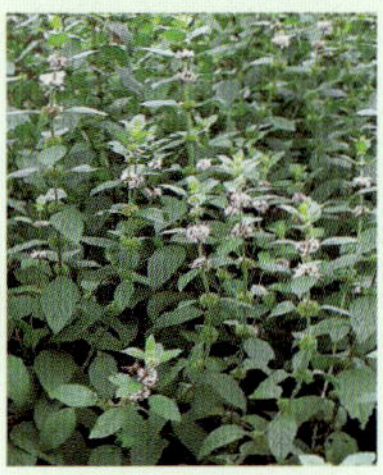
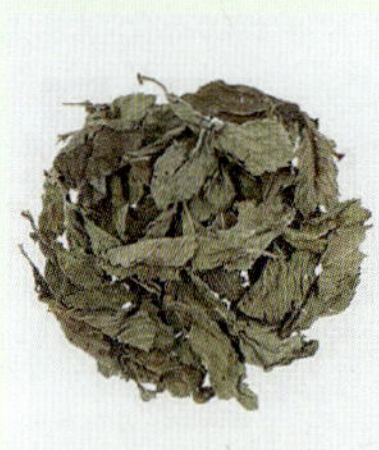

猪苓（ちょれい：Polyporus）

作　　用●泌尿器系の症状を改善，利尿，下熱
適応症状●排尿困難，排尿障害など

メモ：菌核で，地上部はおなじみのマイタケ．五苓散，猪苓湯，茵蔯五苓散などに含まれる．

基原：サルノコシカケ科のチョレイマイタケ　**薬用部位**：菌核

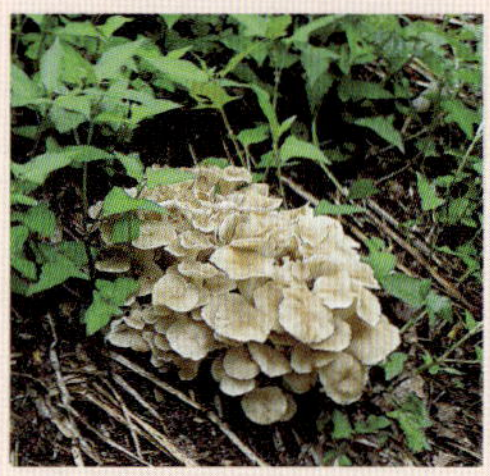
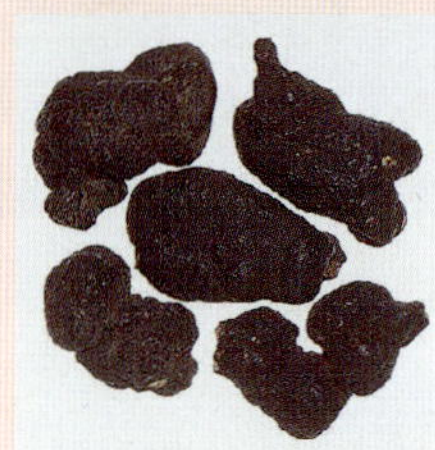

茵蔯蒿（いんちんこう：Artemisiae Capillari Spica）

作　　用●黄疸症状を改善，利尿
適応症状●黄疸，肝機能障害など

メモ：カワラヨモギの花で黄疸の聖薬．茵蔯蒿湯や茵蔯五苓散に含まれる．

基原：キク科のカワラヨモギ　**薬用部位**：花穂

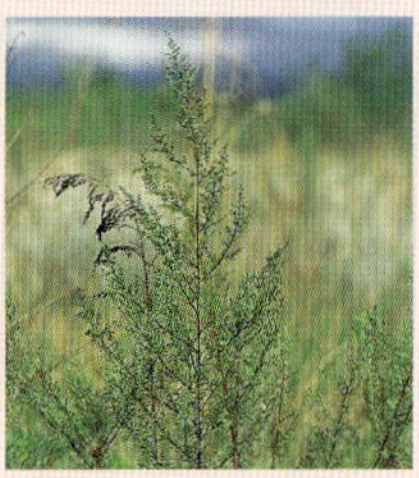
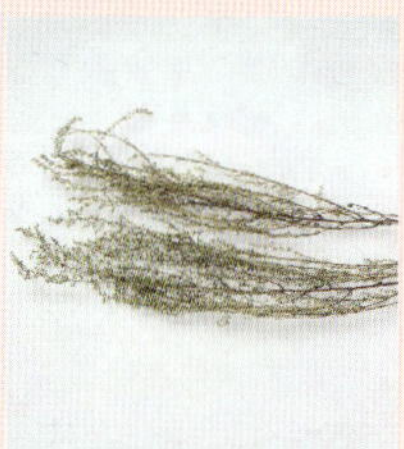

蟬退（ぜんたい：Cicadae Periostracum）

作　　用●炎症を抑え熱を冷ます
適応症状●皮膚掻痒症，咽喉頭炎，結膜炎など

メモ：蟬の抜け殻で，消風散に含まれる．

基原：セミ科のスジアカクマゼミ　**薬用部位**：抜け殻

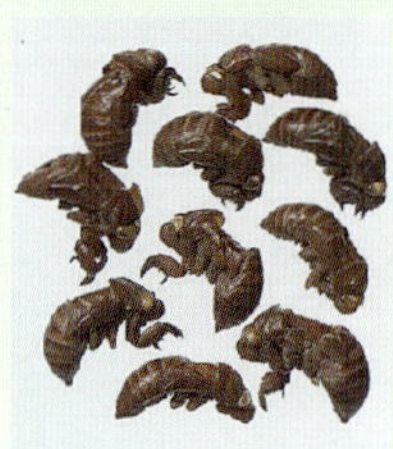

竜骨 (りゅうこつ：Fossilia Ossis Mastodi)

作　用●神経過敏，精神不安を改善する
適応症状●精神不安，ヒステリー，不眠，めまいなど

メモ：主成分は炭酸カルシウム．柴胡加竜骨牡蛎湯や桂枝加竜骨牡蛎湯として牡蛎と一緒に用いられる．

基原：大型哺乳類の化石化した骨

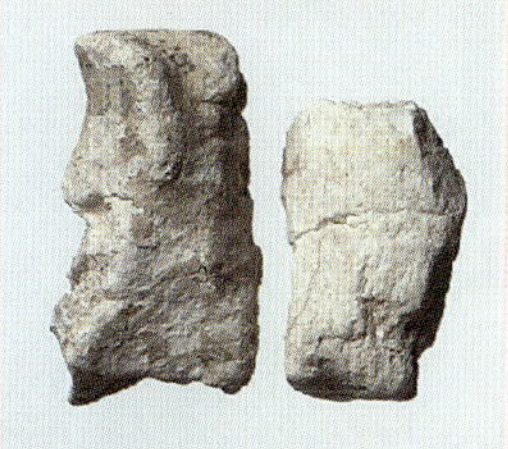

牡蛎 (ぼれい：Ostreae Testa)

作　用●神経過敏，精神不安を改善する
適応症状●精神不安，ヒステリー，不眠，めまいなど

メモ：主成分は炭酸カルシウム．安中散や柴胡桂枝乾姜湯では竜骨と組まずに使用されている．

基原：イタボガキ科のカキ　**薬用部位**：貝殻

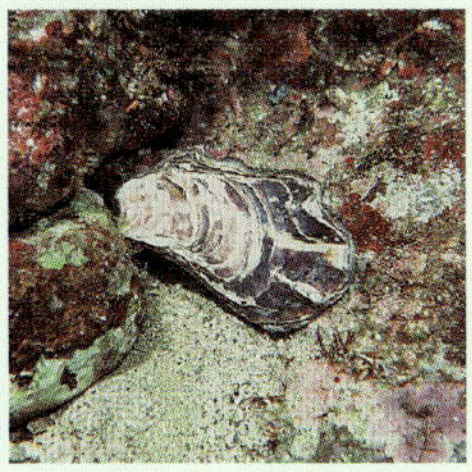
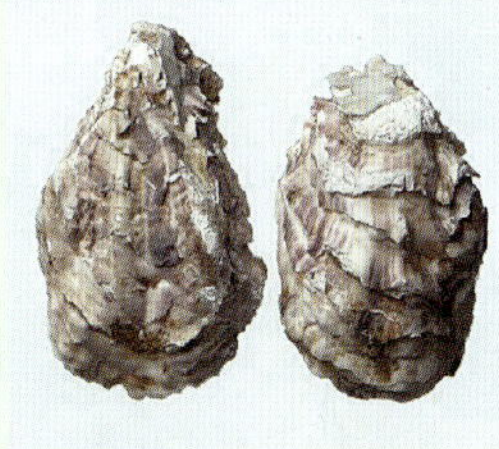

芒硝 (ぼうしょう：Natril Sulfus)

作　用●瀉下，利尿
適応症状●便秘，腹部膨満感など

メモ：主成分は硫酸ナトリウム．桃核承気湯，大承気湯，調胃承気湯，防風通聖散などに含まれる．

基原：天然の含水硫酸ナトリウム

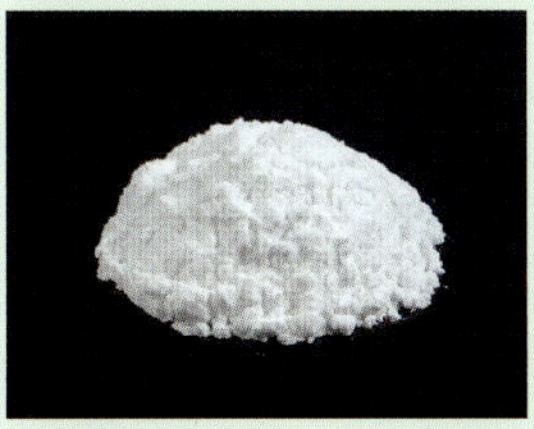

膠飴 (こうい：Saccharum Granorum)

作　用●体力，気力の低下を改善する，滋養強壮
適応症状●栄養状態低下，虚弱体質など

メモ：餅米などを発酵させて作った飴のこと．黄耆建中湯，小建中湯，大建中湯に含まれる．膠飴は濃縮できないのでエキス剤では分量が増加する．

基原：イネ科のコウベイ，小麦　**薬用部位**：種子に麦芽を加えたもの

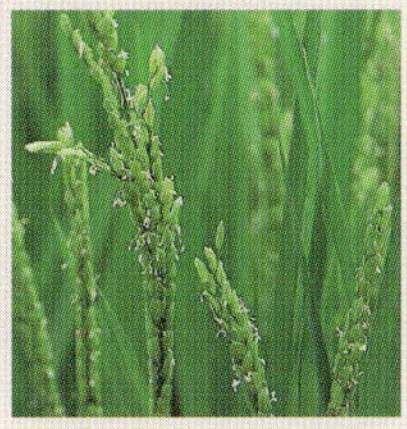
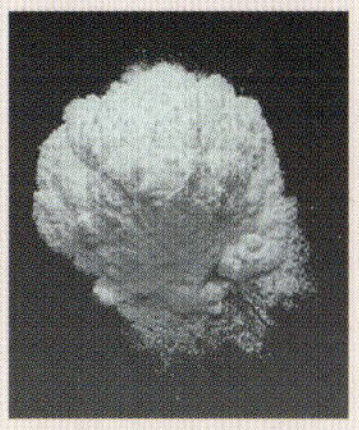

薏苡仁 (よくいにん：Coicis Semen)

作　用●利尿，消炎，鎮痛，排膿，治疣贅
適応症状●皮膚疾患，痛み，むくみ

メモ：薏苡仁湯は麻黄を含み痛み止めである．桂枝茯苓丸加薏苡仁は皮膚病に有効．

基原：イネ科のハトムギ　**薬用部位**：種皮を除いた種子

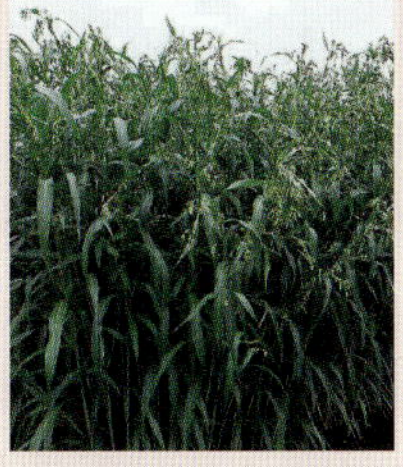
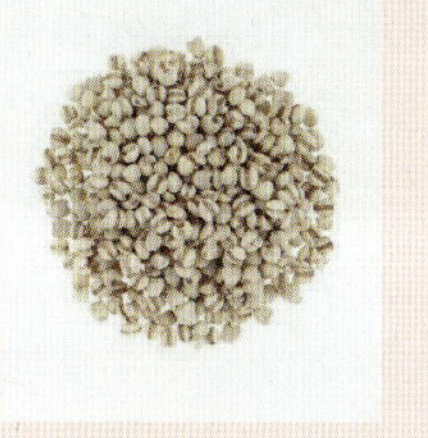

杏仁 (きょうにん：Armeniacae Semen)

作　用●鎮痛，治咳嗽，利尿
適応症状●呼吸困難，咳，息切れ

メモ：桃仁と似ているが駆瘀血作用はない．麻杏甘石湯，苓甘姜味辛夏仁湯，麻黄湯，清肺湯，神秘湯，麻子仁丸，潤腸湯などに含まれる．

基原：バラ科のホンアンズ　**薬用部位**：種子

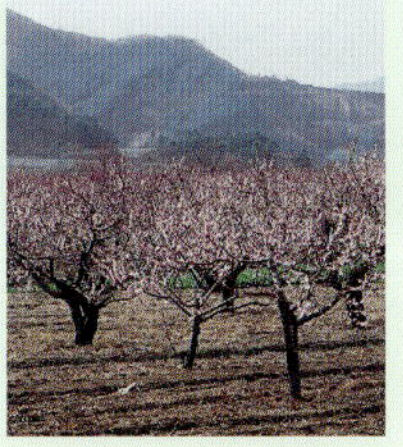
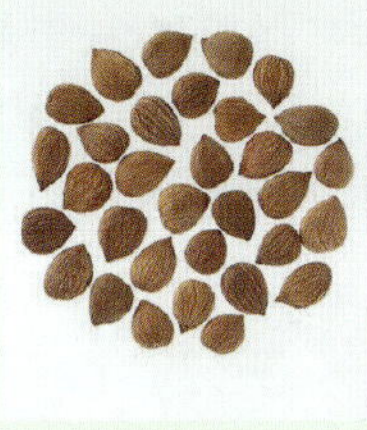

漢方薬の処方

漢方理論とは

「臨床医学は病気に悩んでいる個人を対象とする医学で，東洋医学は，この個々の病人の病気を治す医学として発達し，「治りさえすればよい」という実利主義と功利主義によって支えられてきた」と大塚先生は話している．漢方薬が効く症状や状態を人体実験を重ね，研究したのだ．現代西洋医学は病名が必要であり，病名から薬が決まる．漢方は，「その薬が治せる症状」を体系化した，と考えると漢方薬を理解しやすくなる．ブラックボックスであった人体の構造や機能や病気を考えることなく，処方と治せる病態をなんとか結びつける知恵が漢方理論だと理解すればわかりやすい．西洋医学的な考え方は原因論で，漢方医学的な考え方は現象論から始まるということだ．だから，漢方薬の場合，同じ症状や訴えを示しても，どの薬が効くかは使ってみないとわからないということも起こりうる．使ってみて効果が無かった場合，また次の漢方薬を使えばよいのだ．

漢方薬の名前とその由来

漢方薬の名前には意味があり，名前を見ただけでどのような薬か想像出来るようになっている．これを知っておけば，一段と漢方に親しみやすく，覚えやすくなる．基本的に，漢方薬は複数の生薬を組み合わせたもので，民間薬は生薬が１種類と考えられているが，生薬が１種類でも漢方薬として分類されるものも例外的にある．（甘草湯（かんぞうとう）［甘草（かんぞう）］，将軍湯（しょうぐんとう）［大黄（だいおう）］，独参湯（どくじんとう）［人参（にんじん）］など）

（1）中心となる構成生薬に由来

桂枝湯，葛根湯，麻黄湯，麦門冬湯，呉茱萸湯，釣藤散，麻子仁丸，真武湯（玄武湯），猪苓湯，茵蔯蒿湯，人参湯，当帰湯，酸棗仁湯，桔梗湯，薏苡仁湯など

（2）漢方薬の作用

補中益気湯，治打撲一方，排膿散及湯，加味逍遙散，抑肝散，温清飲，消風散，潤腸湯，通導散，温経湯，安中散など

（3）構成生薬数

五苓散，四物湯，八味地黄丸，十全大補湯，六君子湯，三黄瀉心湯，四君子湯，十味敗毒湯，三物黄芩湯，四逆散，七物降下湯など

（4）構成生薬を羅列

芍薬甘草湯, 苓桂朮甘湯, 麻黄附子細辛湯, 苓甘姜味辛夏仁湯, 麻杏甘石湯, 甘麦大棗湯, 大黄甘草湯など

（5）構成生薬のいくつかを並べる

柴胡桂枝湯，半夏厚朴湯，防已黄耆湯，当帰芍薬散，桂枝茯苓丸，半夏白朮天麻湯，柴胡桂枝乾姜湯, 荊芥連翹湯, 参蘇飲, 香蘇散, 大黄牡丹皮湯など

（6）構成生薬と作用

半夏瀉心湯，黄連解毒湯，牛車腎気丸，桃核承気湯，竜胆瀉肝湯，黄耆建中湯など

（7）加方（漢方薬に生薬を足す）

桂枝加朮附湯，越婢加朮湯，当帰四逆加呉茱萸生姜湯，桂枝加芍薬湯，葛根湯加川芎辛夷，小柴胡湯加桔梗石膏，桂枝加竜骨牡蛎湯，柴胡加竜骨牡蛎湯，白虎加人参湯など

（8）合方（漢方薬と漢方薬を足す）

猪苓湯合四物湯，柴苓湯，柴朴湯など

（9）大・小と漢方薬

大承気湯，小半夏加茯苓湯，小柴胡湯，大柴胡湯，小青竜湯，大建中湯，小建中湯，大防風湯など

ランク別 漢方薬処方

A ランクの漢方薬（ぜひとも覚えておきたい 43 処方）

➡次ページより一覧あり

1 葛根湯
6 十味敗毒湯
7 八味地黄丸
8 大柴胡湯
9 小柴胡湯
10 柴胡桂枝湯
12 柴胡加竜骨牡蛎湯
14 半夏瀉心湯
15 黄連解毒湯
16 半夏厚朴湯
17 五苓散
18 桂枝加朮附湯
19 小青竜湯
20 防已黄耆湯
22 消風散
23 当帰芍薬散
24 加味逍遙散
25 桂枝茯苓丸
27 麻黄湯
28 越婢加朮湯
29 麦門冬湯
30 真武湯
31 呉茱萸湯
37 半夏白朮天麻湯
38 当帰四逆加呉茱萸生姜湯
39 苓桂朮甘湯
40 猪苓湯
41 補中益気湯
43 六君子湯
47 釣藤散
48 十全大補湯
54 抑肝散
57 温清飲
60 桂枝加芍薬湯
68 芍薬甘草湯
70 香蘇散
99 小建中湯
100 大建中湯
107 牛車腎気丸
114 柴苓湯
126 麻子仁丸
127 麻黄附子細辛湯
137 加味帰脾湯

B ランクの漢方薬（余裕があれば覚えておきたい処方）

2 葛根湯加川芎辛夷
3 乙字湯
5 安中散
11 柴胡桂枝乾姜湯
21 小半夏加茯苓湯
26 桂枝加竜骨牡蛎湯
32 人参湯
34 白虎加人参湯
45 桂枝湯
50 荊芥連翹湯
51 潤腸湯
53 疎経活血湯
55 麻杏甘石湯
58 清上防風湯
59 治頭瘡一方
61 桃核承気湯
62 防風通聖散
64 炙甘草湯
66 参蘇飲
67 女神散
76 竜胆瀉肝湯
77 芎帰膠艾湯
84 大黄甘草湯
86 当帰飲子
90 清肺湯
96 柴朴湯
97 大防風湯
106 温経湯
108 人参養栄湯
109 小柴胡湯加桔梗石膏
111 清心蓮子飲
112 猪苓湯合四物湯
113 三黄瀉心湯
119 苓甘姜味辛夏仁湯
125 桂枝茯苓丸加薏苡仁
133 大承気湯
134 桂枝加芍薬大黄湯
135 茵蔯蒿湯
138 桔梗湯

C ランクの漢方薬（最初のうちはとくに覚えなくてもよい）

33 大黄牡丹皮湯
35 四逆散
36 木防已湯
46 七物降下湯
52 薏苡仁湯
56 五淋散
63 五積散
65 帰脾湯
69 茯苓飲
71 四物湯
72 甘麦大棗湯
73 柴陥湯
74 調胃承気湯
75 四君子湯
78 麻杏薏甘湯
79 平胃散
80 柴胡清肝湯
81 二陳湯
82 桂枝人参湯
83 抑肝散加陳皮半夏
85 神秘湯
87 六味丸
88 二朮湯
89 治打撲一方
91 竹茹温胆湯
92 滋陰至宝湯
93 滋陰降火湯
95 五虎湯
98 黄耆建中湯
101 升麻葛根湯
102 当帰湯
103 酸棗仁湯
104 辛夷清肺湯
105 通導散
110 立効散
115 胃苓湯
116 茯苓飲合半夏厚朴湯
117 茵蔯五苓散
118 苓姜朮甘湯
120 黄連湯
121 三物黄芩湯
122 排膿散及湯
123 当帰建中湯
124 川芎茶調散
128 啓脾湯
136 清暑益気湯

A ランクの漢方薬の構生薬一覧

まずはどんな漢方薬を用意すればいいのかと聞かれたときにおすすめの，A ランクの漢方薬の処方を掲載する．これ以外にも重要な処方があるが，最初にこれらを用意するといろいろな病気に対処可能だ．

TJ-1 ツムラ葛根湯（かっこんとう）

落語枕話の葛根湯医者にあるように急性疾患では何にでも効く可能性あり．

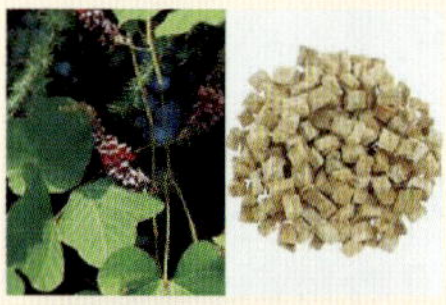
葛根（かっこん）

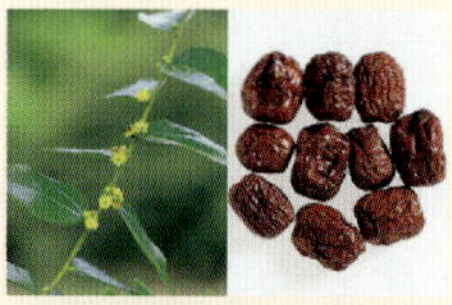
大棗（たいそう）

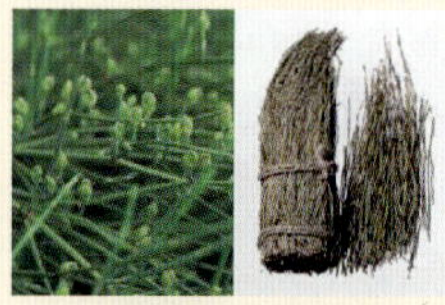
麻黄（まおう）

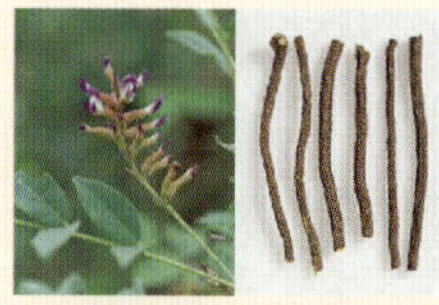
甘草（かんぞう）

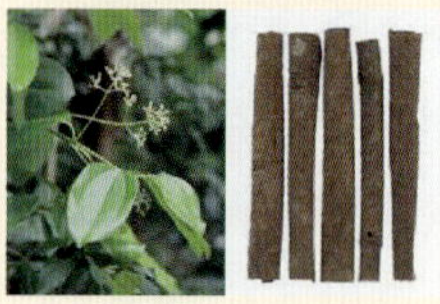
桂皮（けいひ）

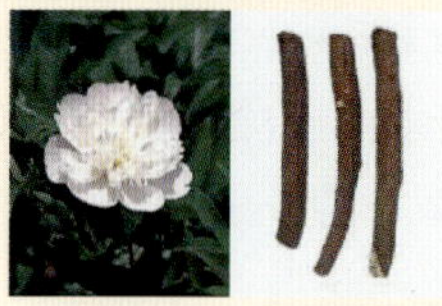
芍薬（しゃくやく）

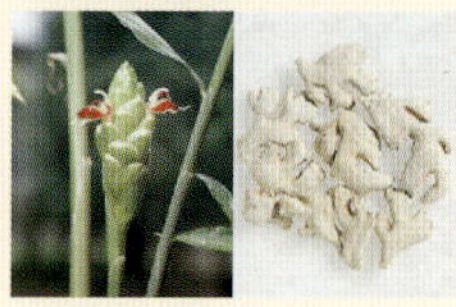
生姜（しょうきょう）

TJ-6 ツムラ十味敗毒湯（じゅうみはいどくとう）

湿疹・蕁麻疹の第一選択．本来は頂上に膿のある丘疹に有効．

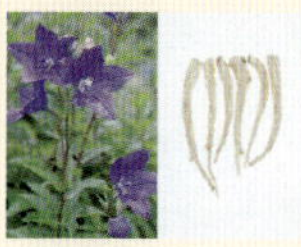
桔梗（ききょう）

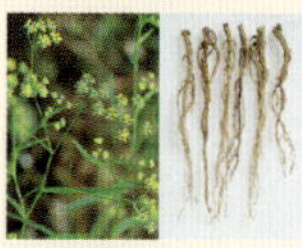
柴胡（さいこ）

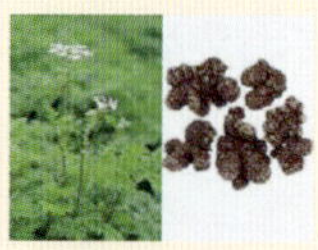
川芎（せんきゅう）

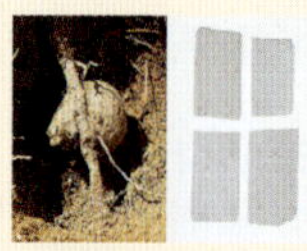
茯苓（ぶくりょう）

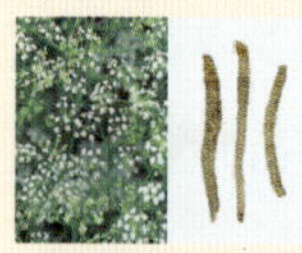
防風（ぼうふう）

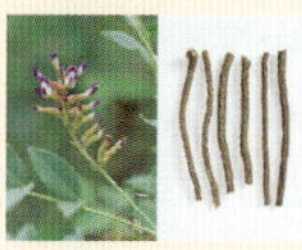
甘草（かんぞう）

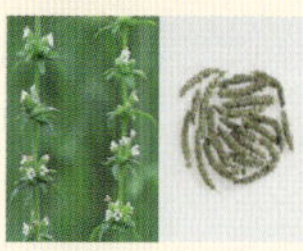
荊芥（けいがい）

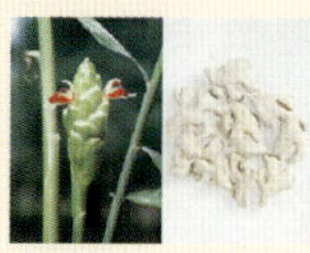
生姜（しょうきょう）

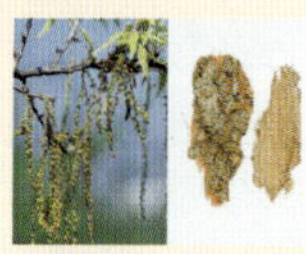
樸樕（ぼくそく）

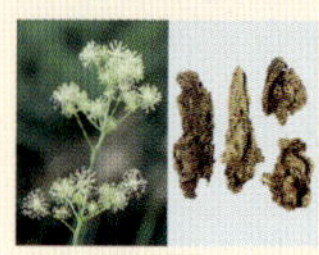
独活（どっかつ）

TJ-7 ツムラ八味地黄丸（はちみじおうがん）

初老期からのいろいろな衰えに有効となるようにセットアップされている．

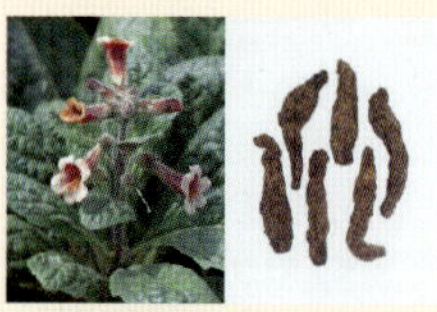
地黄（じおう）

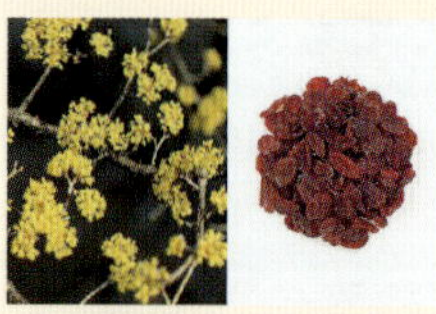
山茱萸（さんしゅゆ）

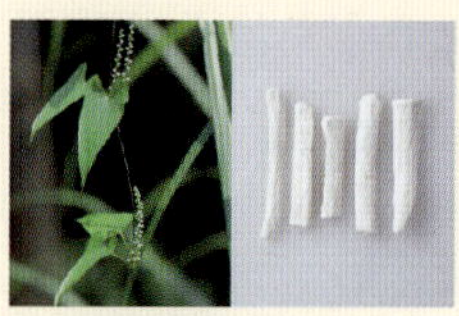
山薬（さんやく）

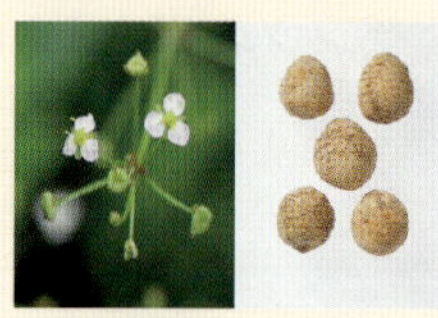
沢瀉（たくしゃ）

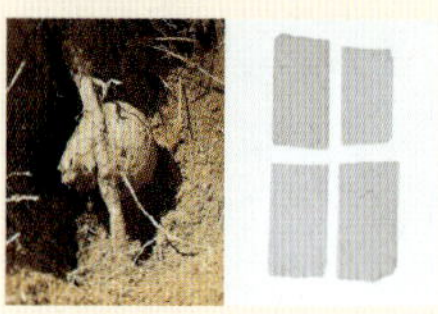
茯苓（ぶくりょう）

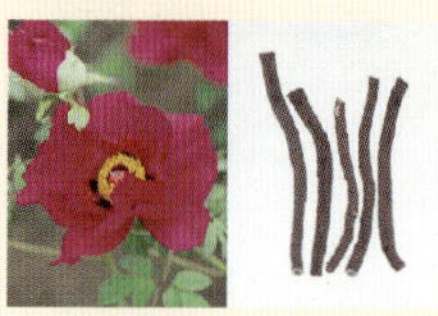
牡丹皮（ぼたんぴ）

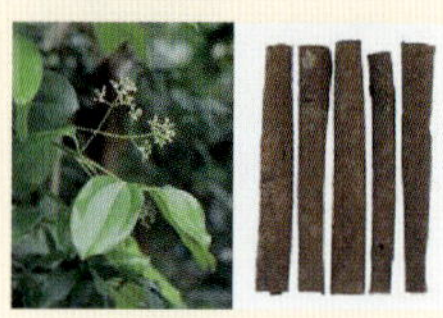
桂皮（けいひ）

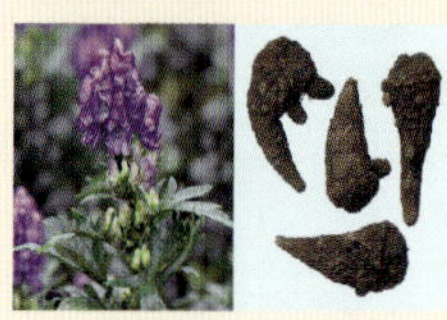
附子（ぶし）

TJ-8

ツムラ大柴胡湯(だいさいことう)

実証の人の長い患いには何でも有効な可能性が．桂枝茯苓丸とはベストマッチ．

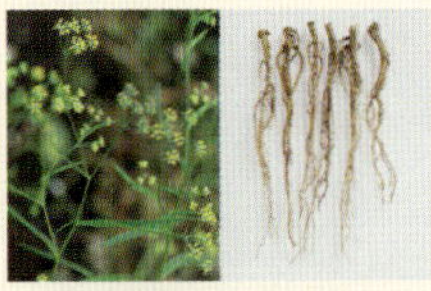
柴胡（さいこ）

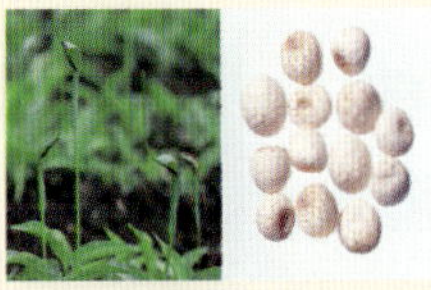
半夏（はんげ）

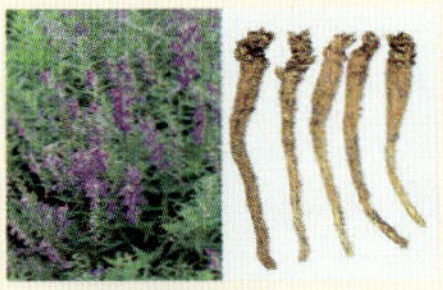
黄芩（おうごん）

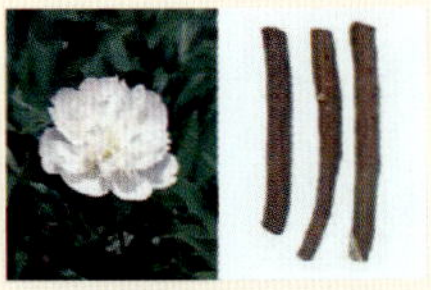
芍薬（しゃくやく）

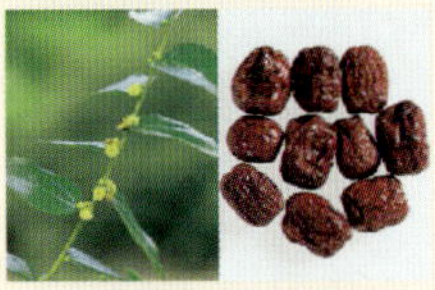
大棗（たいそう）

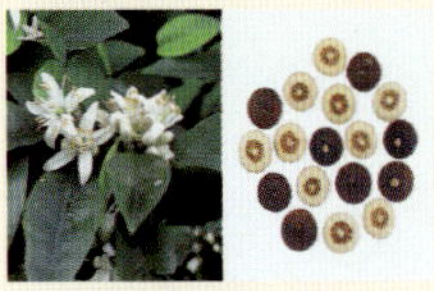
枳実（きじつ）

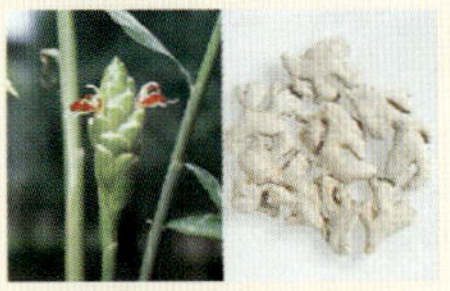
生姜（しょうきょう）

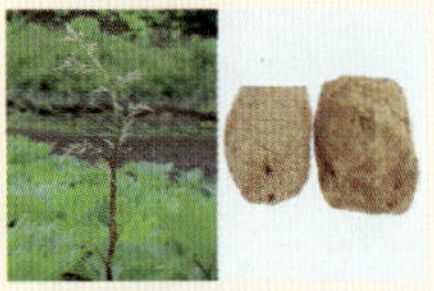
大黄（だいおう）

TJ-9

ツムラ小柴胡湯(しょうさいことう)

柴胡剤の代表格．経過が長い病気に対して万能薬で当帰芍薬散とベストマッチ．

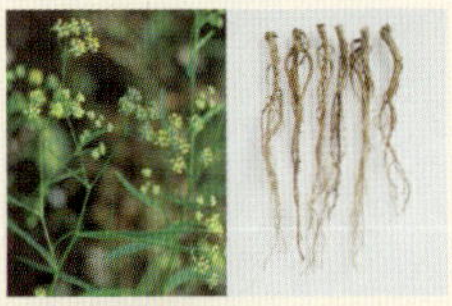
柴胡（さいこ）

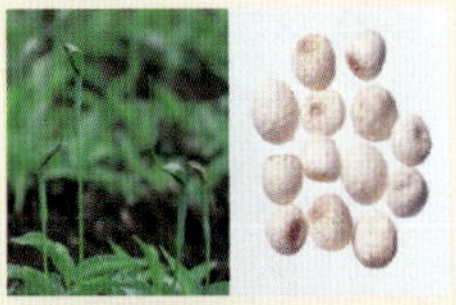
半夏（はんげ）

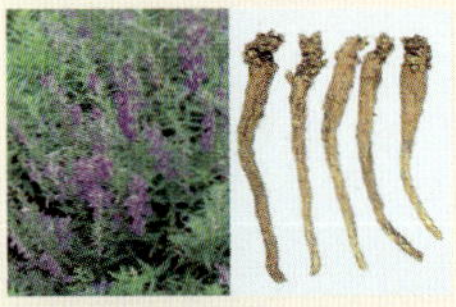
黄芩（おうごん）

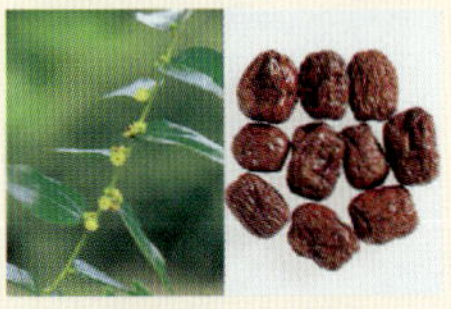
大棗（たいそう）

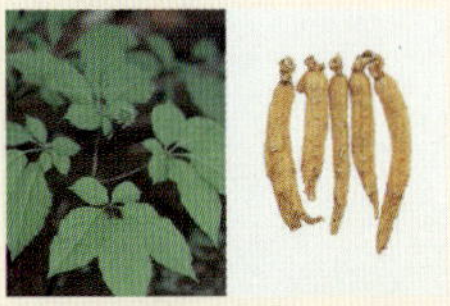
人参（にんじん）

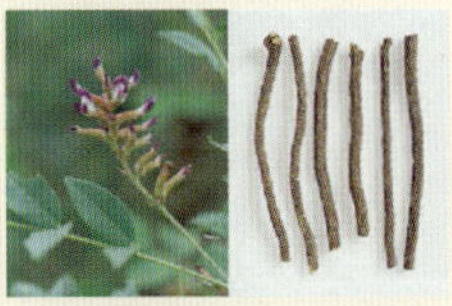
甘草（かんぞう）

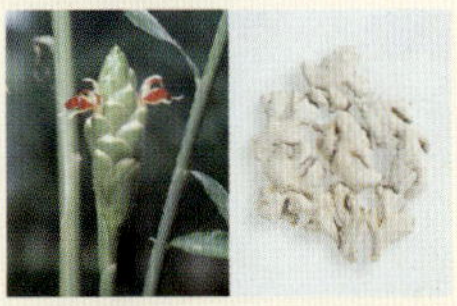
生姜（しょうきょう）

TJ-10

ツムラ柴胡桂枝湯(さいこけいしとう)

本書では処方が思いつかないときの最後の切り札的存在である．

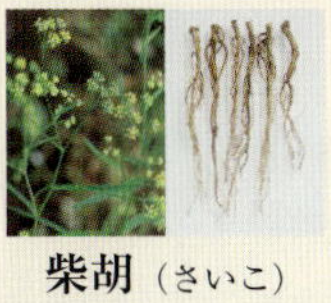
柴胡（さいこ）

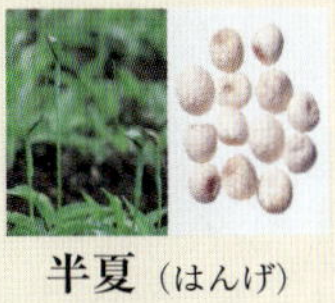
半夏（はんげ）

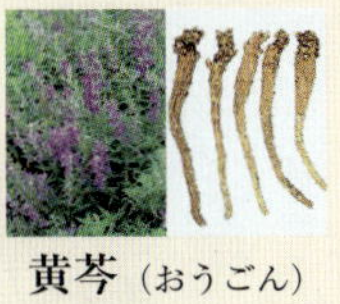
黄芩（おうごん）

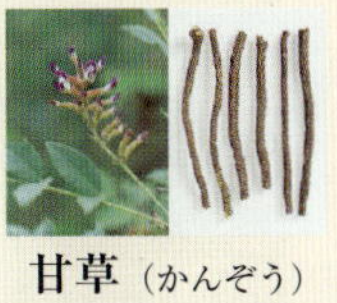
甘草（かんぞう）

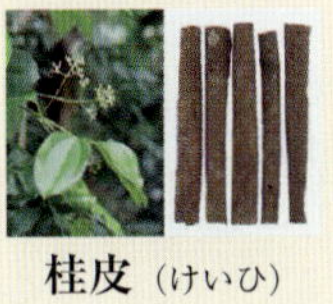
桂皮（けいひ）

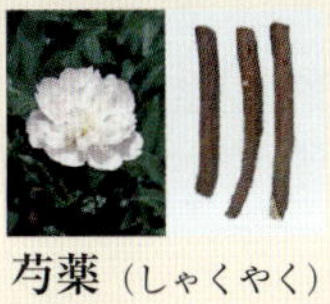
芍薬（しゃくやく）

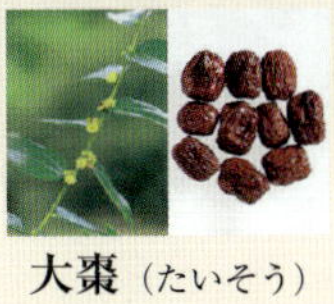
大棗（たいそう）

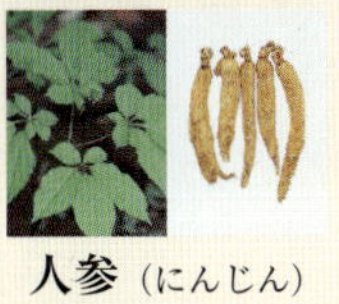
人参（にんじん）

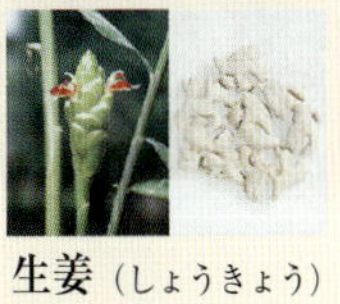
生姜（しょうきょう）

TJ-12 ツムラ柴胡加竜骨牡蛎湯

猛烈社員や管理職の方のストレスに関係する訴えに有効.

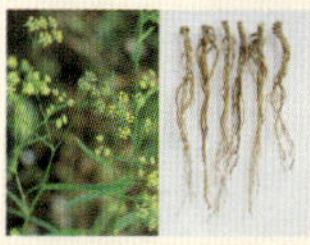
柴胡（さいこ）

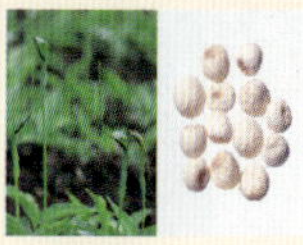
半夏（はんげ）

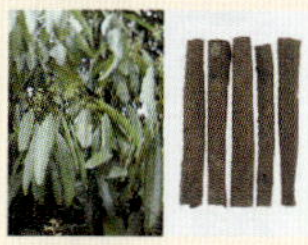
桂皮（けいひ）

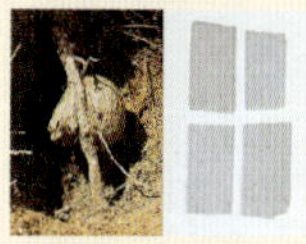
茯苓（ぶくりょう）

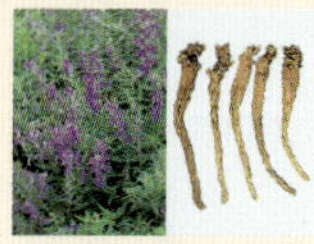
黄芩（おうごん）

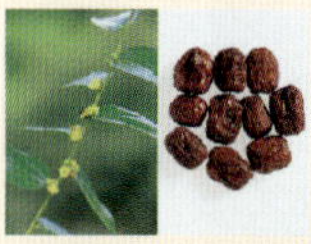
大棗（たいそう）

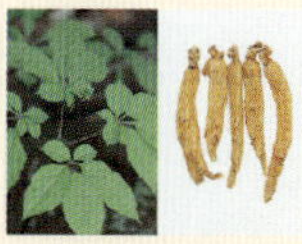
人参（にんじん）

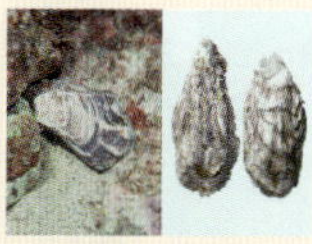
牡蛎（ぼれい）

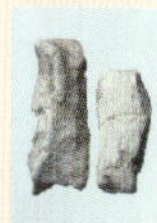
竜骨（りゅうこつ）

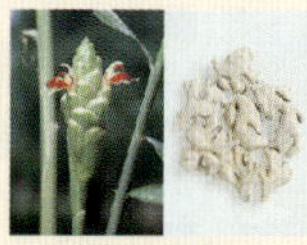
生姜（しょうきょう）

TJ-14 ツムラ半夏瀉心湯

西洋胃薬を飲んでいれば併用を．他の訴えや症状も治る.

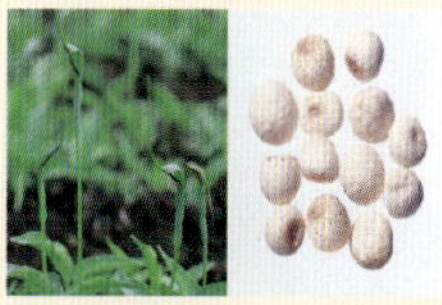
半夏（はんげ）

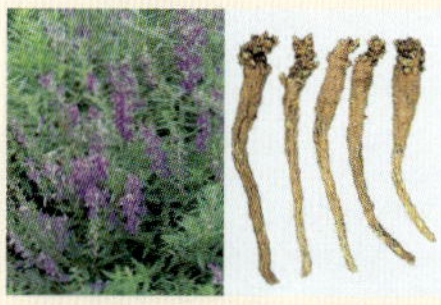
黄芩（おうごん）

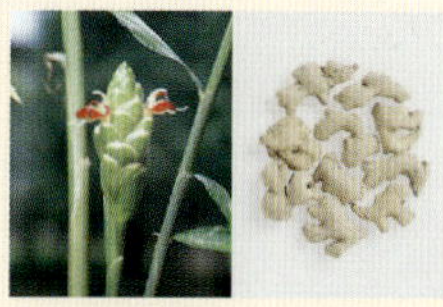
乾姜（かんきょう）

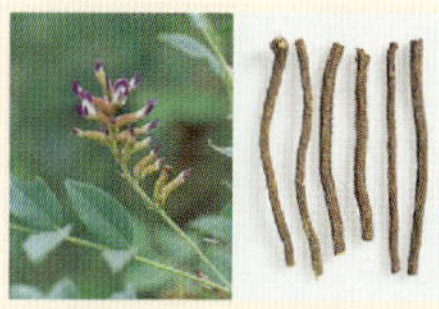
甘草（かんぞう）

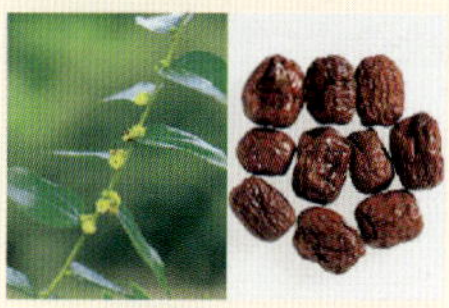
大棗（たいそう）

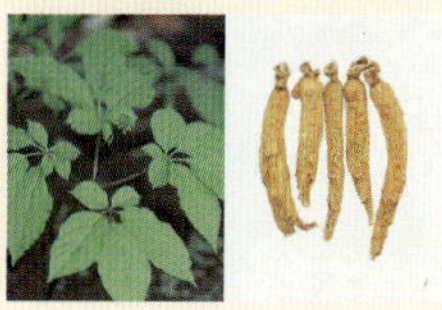
人参（にんじん）

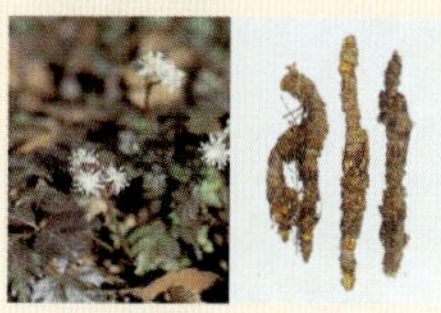
黄連（おうれん）

TJ-15 ツムラ黄連解毒湯

石膏剤と並んで，冷ます薬の代表格で黄連と黄芩を含む.

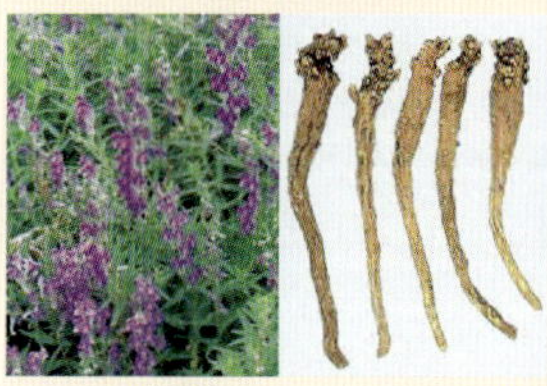
黄芩（おうごん）

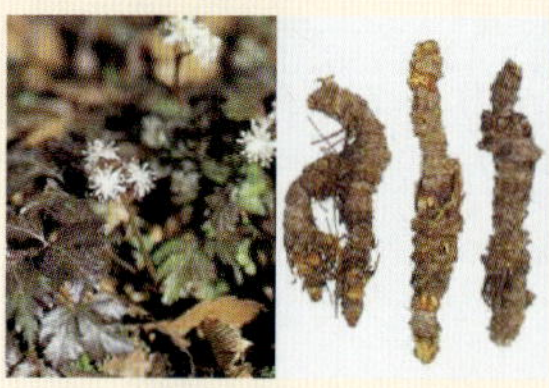
黄連（おうれん）

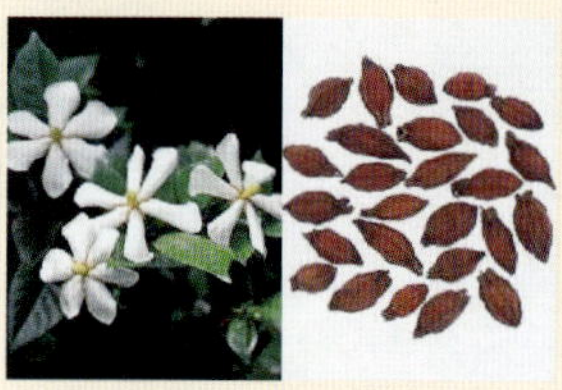
山梔子（さんしし）

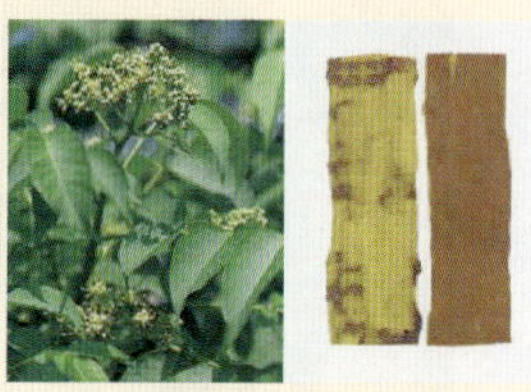
黄柏（おうばく）

TJ-16 ツムラ半夏厚朴湯（はんげこうぼくとう）

気うつに対する代表処方．処方に困れば気うつと考えて処方してみる．

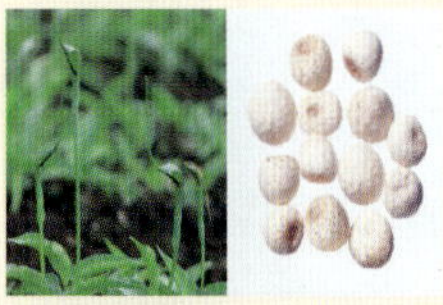
半夏（はんげ）

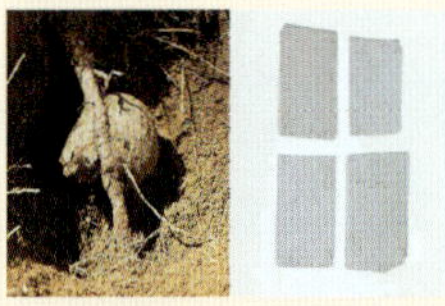
茯苓（ぶくりょう）

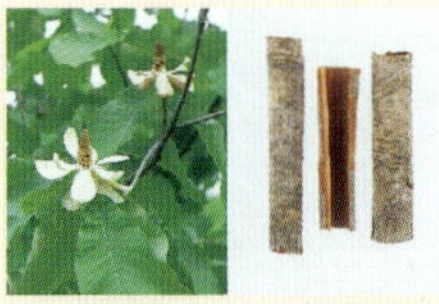
厚朴（こうぼく）

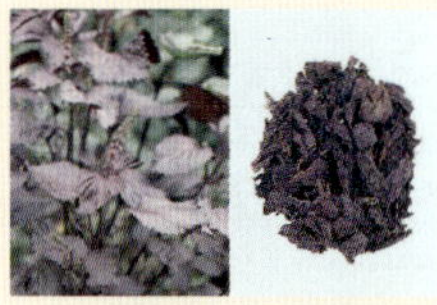
蘇葉（そよう）

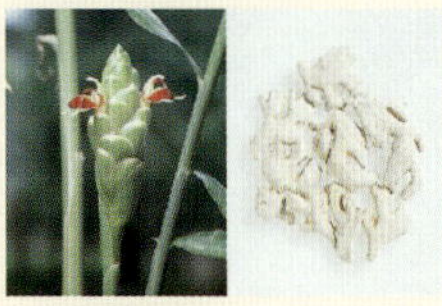
生姜（しょうきょう）

TJ-17 ツムラ五苓散（ごれいさん）

水毒の代表的処方．処方に困れば水毒と考えて処方すると効くことも．

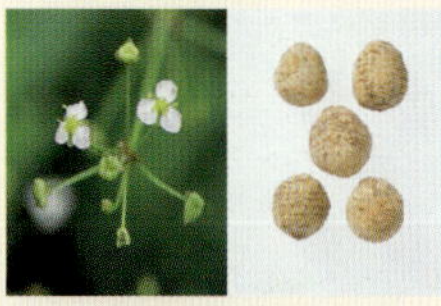
沢瀉（たくしゃ）

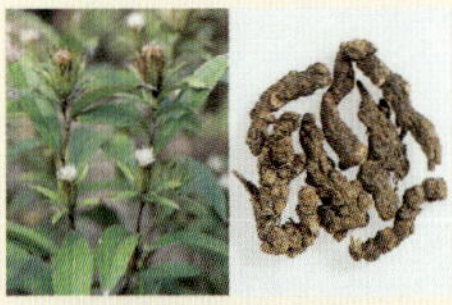
蒼朮（そうじゅつ）

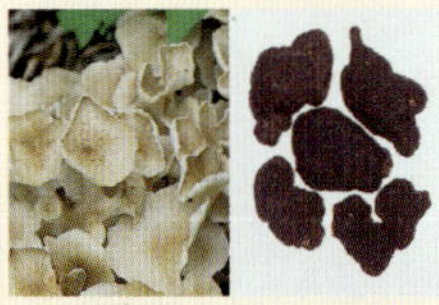
猪苓（ちょれい）

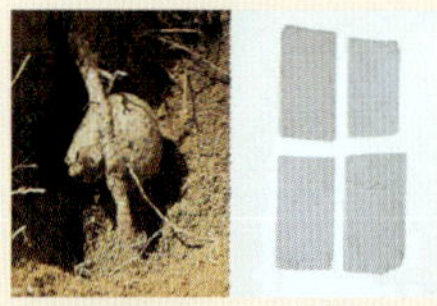
茯苓（ぶくりょう）

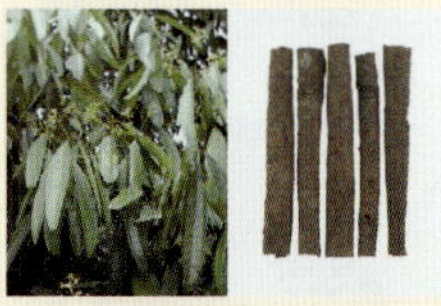
桂皮（けいひ）

TJ-18 ツムラ桂枝加朮附湯（けいしかじゅつぶとう）

麻黄を含まない痛み止め．

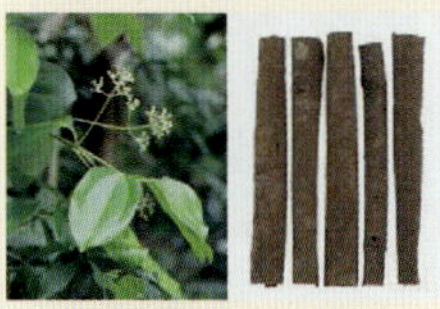
桂皮（けいひ）

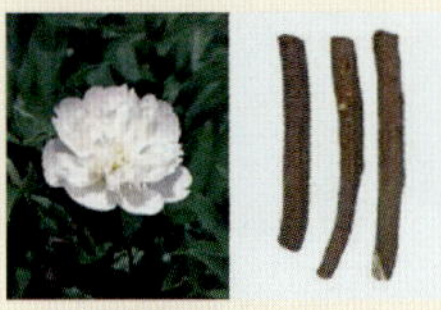
芍薬（しゃくやく）

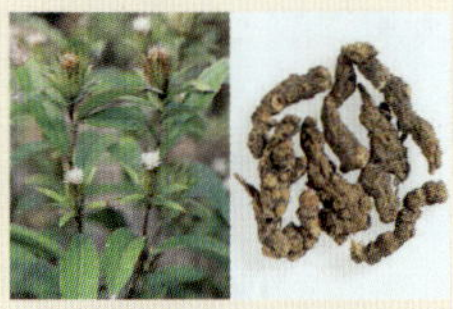
蒼朮（そうじゅつ）

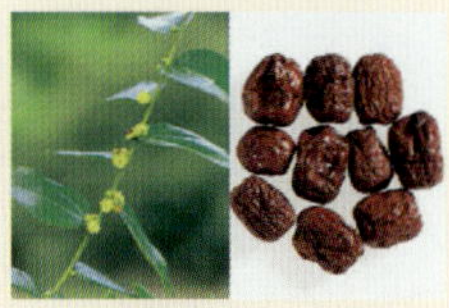
大棗（たいそう）

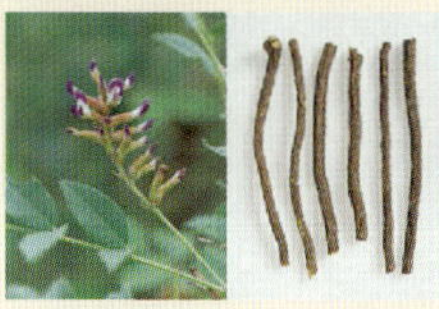
甘草（かんぞう）

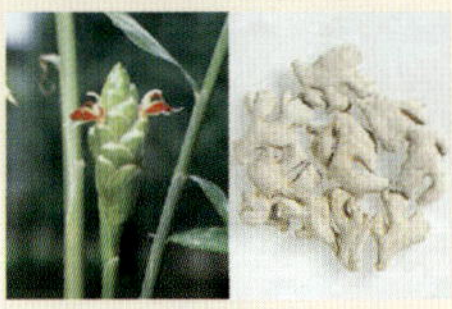
生姜（しょうきょう）

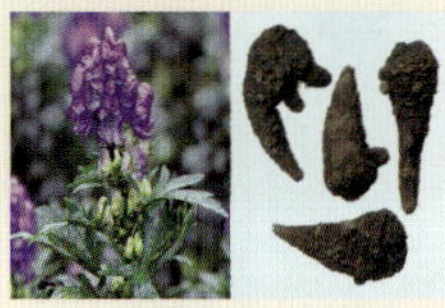
附子（ぶし）

TJ-19 ツムラ小青竜湯（しょうせいりゅうとう）

鼻風邪や花粉症のファーストチョイス.

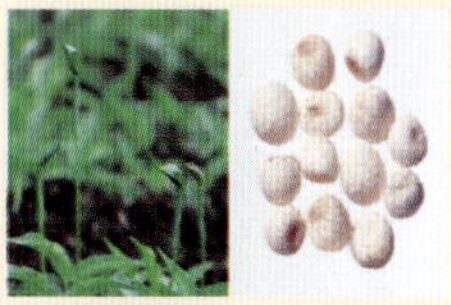
半夏（はんげ）

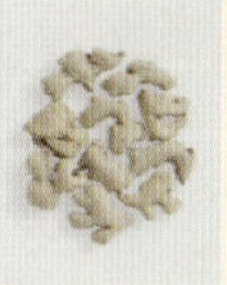
乾姜（かんきょう）

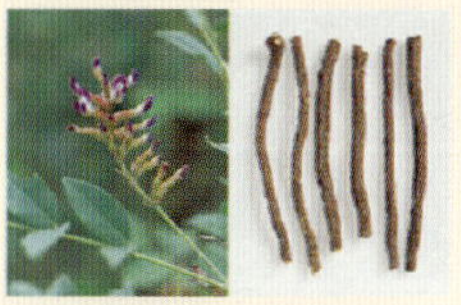
甘草（かんぞう）

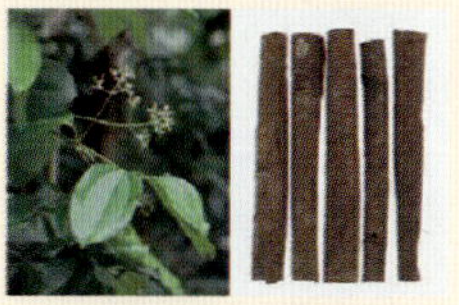
桂皮（けいひ）

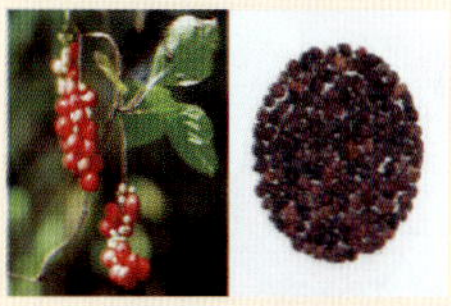
五味子（ごみし）

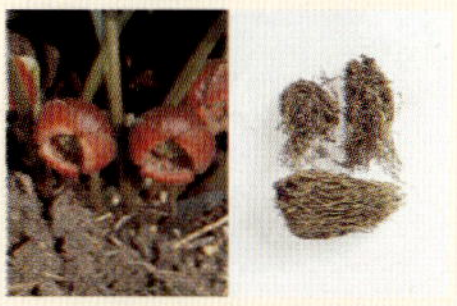
細辛（さいしん）

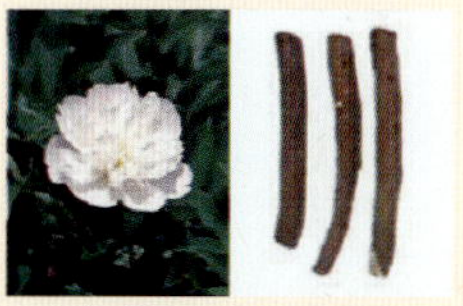
芍薬（しゃくやく）

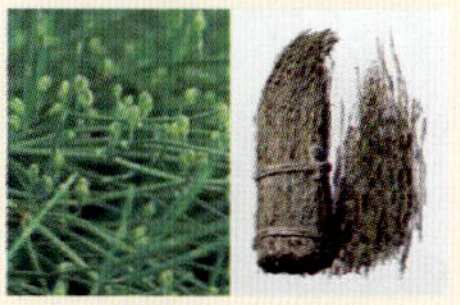
麻黄（まおう）

TJ-20 ツムラ防已黄耆湯（ぼういおうぎとう）

水太りで膝関節の痛みを訴える人には最適.

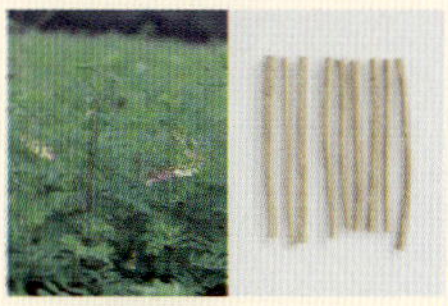
黄耆（おうぎ）

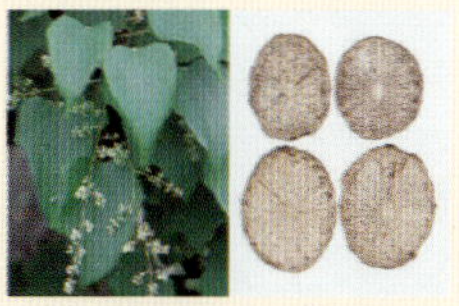
防已（ぼうい）

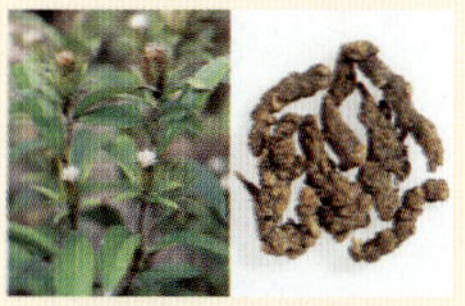
蒼朮（そうじゅつ）

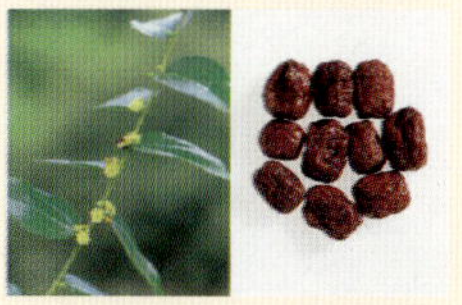
大棗（たいそう）

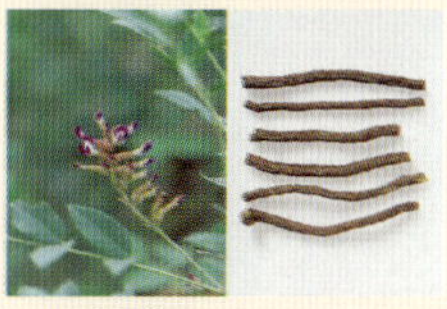
甘草（かんぞう）

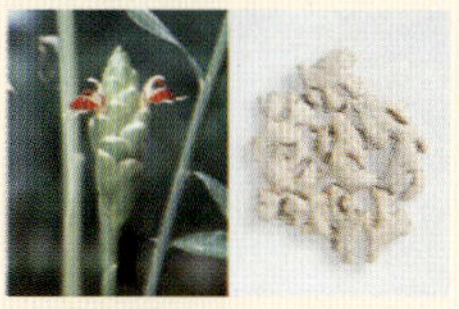
生姜（しょうきょう）

TJ-22 ツムラ消風散（しょうふうさん）

夏や暑さで悪くなる，じくじくしている皮膚病に有効.

石膏（せっこう）

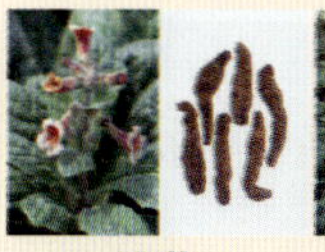
地黄（じおう）

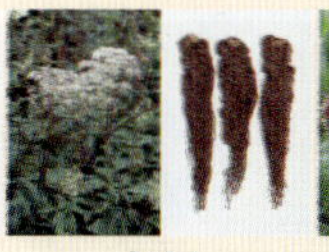
当帰（とうき）

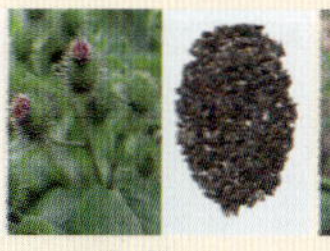
牛蒡子（ごぼうし）

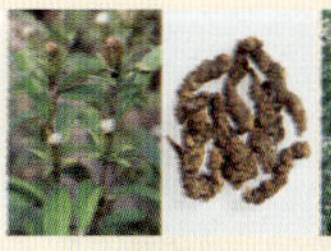
蒼朮（そうじゅつ）

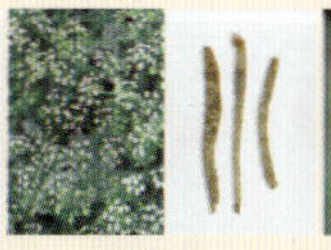
防風（ぼうふう）

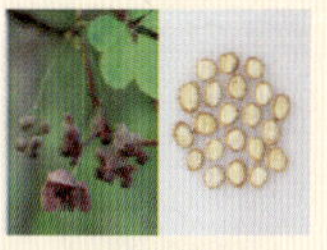
木通（もくつう）

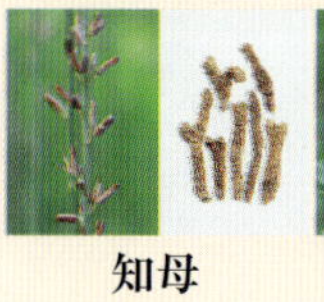
知母（ちも）

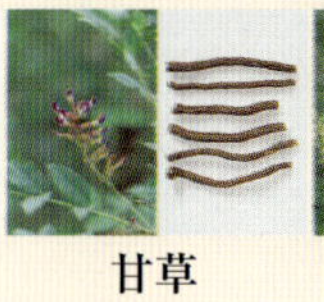
甘草（かんぞう）

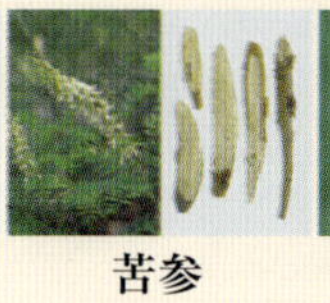
苦参（くじん）

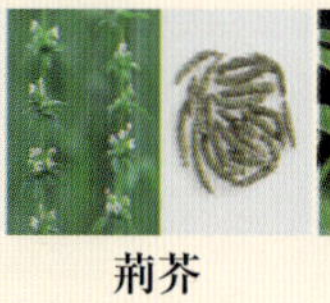
荊芥（けいがい）

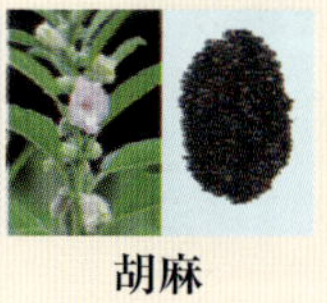
胡麻（ごま）

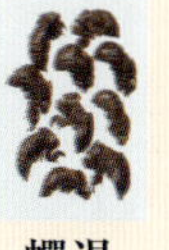
蟬退（ぜんたい）

TJ-23 ツムラ当帰芍薬散（とうきしゃくやくさん）

婦人の特効薬．特に妊娠や生理に関わる訴えにはまず処方してみる．

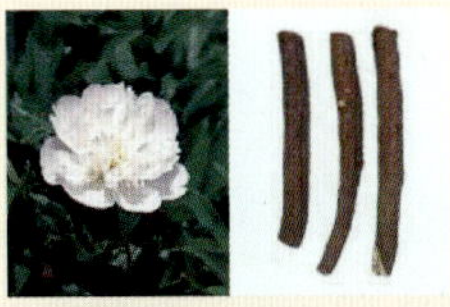
芍薬（しゃくやく）

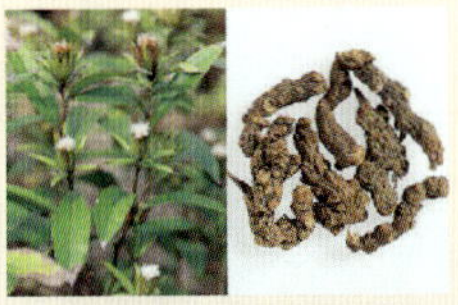
蒼朮（そうじゅつ）

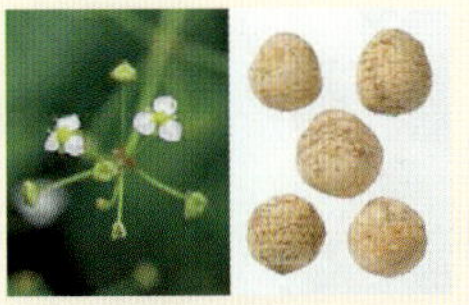
沢瀉（たくしゃ）

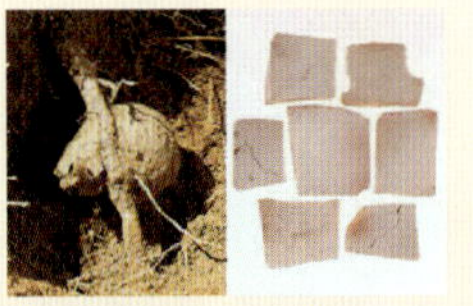
茯苓（ぶくりょう）

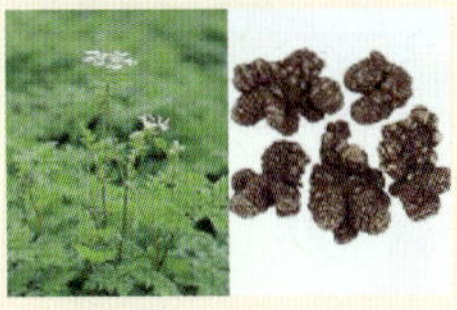
川芎（せんきゅう）

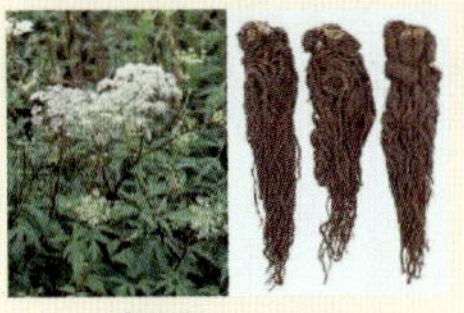
当帰（とうき）

TJ-24 ツムラ加味逍遙散（かみしょうようさん）

更年期障害もどきの特効薬．病気をいつも探している人には男性でも有効．

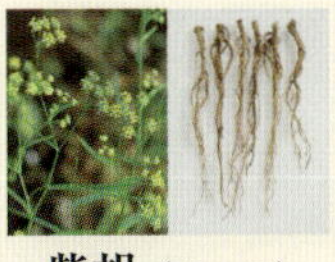
柴胡（さいこ）

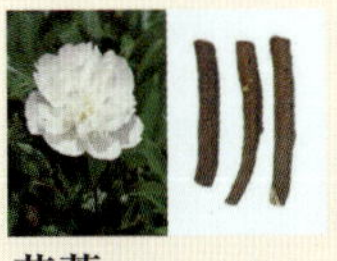
芍薬（しゃくやく）

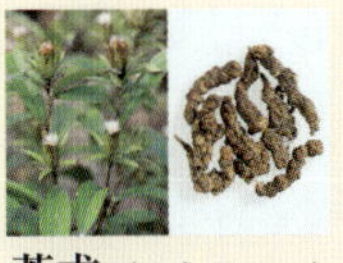
蒼朮（そうじゅつ）

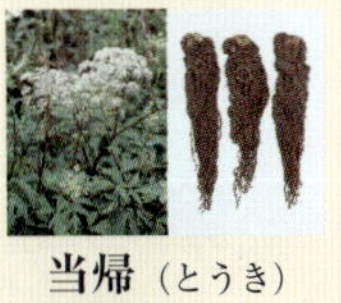
当帰（とうき）

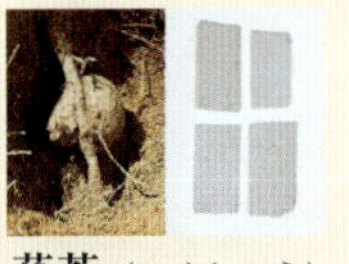
茯苓（ぶくりょう）

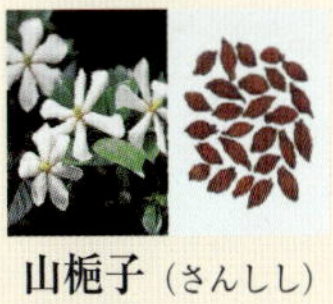
山梔子（さんしし）

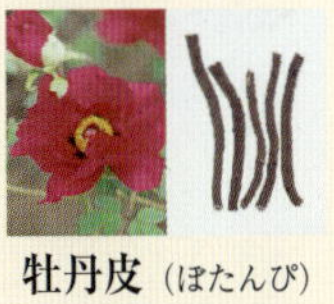
牡丹皮（ぼたんぴ）

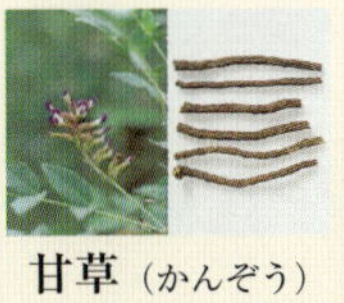
甘草（かんぞう）

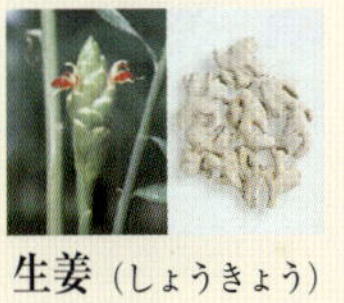
生姜（しょうきょう）

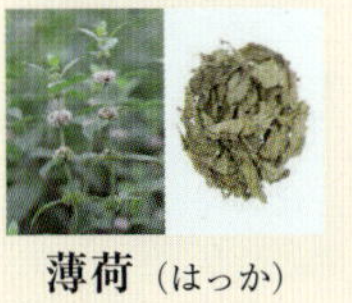
薄荷（はっか）

TJ-25 ツムラ桂枝茯苓丸（けいしぶくりょうがん）

実証のご婦人用の特効薬．大柴胡湯との相性は抜群．

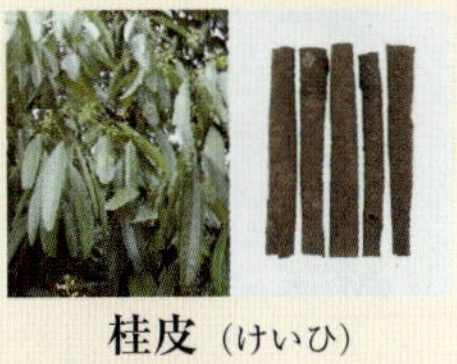
桂皮（けいひ）

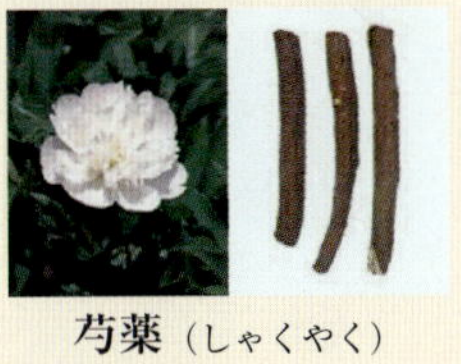
芍薬（しゃくやく）

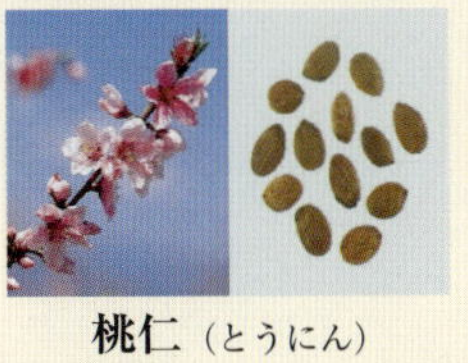
桃仁（とうにん）

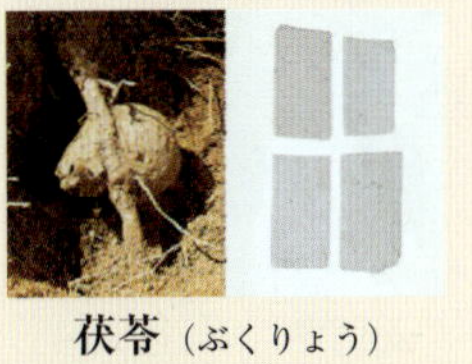
茯苓（ぶくりょう）

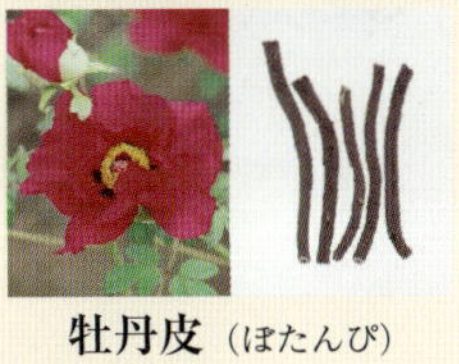
牡丹皮（ぼたんぴ）

TJ-27 ツムラ麻黄湯（まおうとう）

インフルエンザもどきにはまずこれで．小児の発熱にも著効．

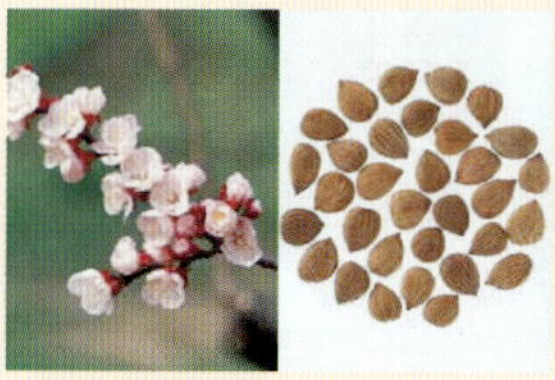
杏仁（きょうにん）

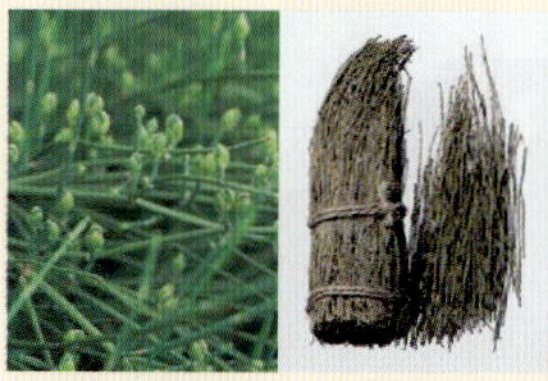
麻黄（まおう）

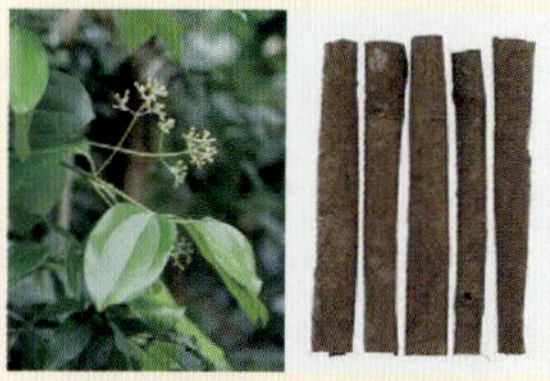
桂皮（けいひ）

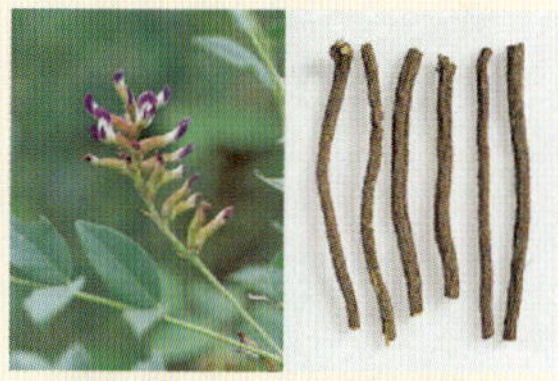
甘草（かんぞう）

TJ-28 ツムラ越婢加朮湯（えっぴかじゅつとう）

漢方の整形疾患用痛み止め．麻黄を含むのでドーピング検査で陽性となる．

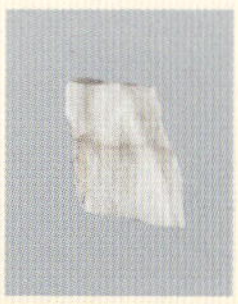
石膏（せっこう）

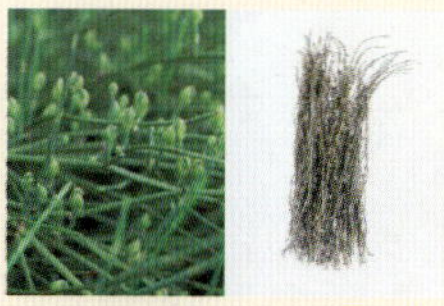
麻黄（まおう）

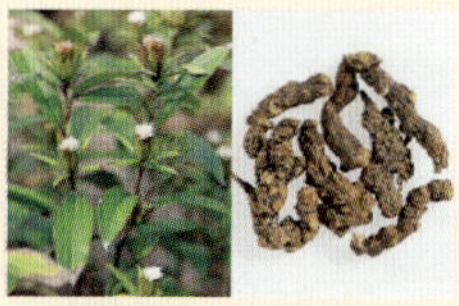
蒼朮（そうじゅつ）

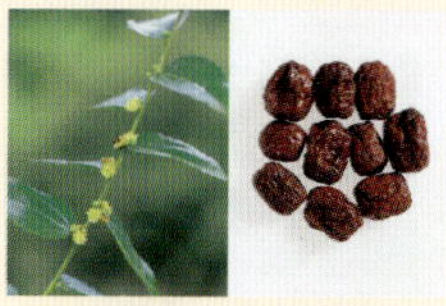
大棗（たいそう）

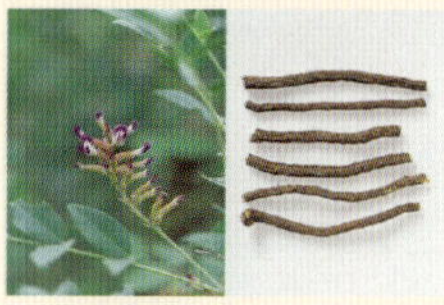
甘草（かんぞう）

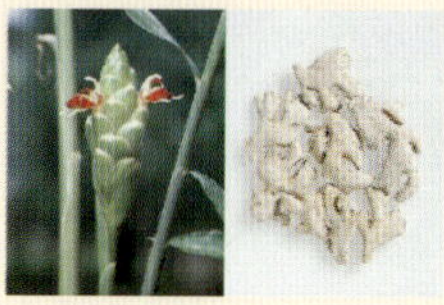
生姜（しょうきょう）

TJ-29 ツムラ麦門冬湯（ばくもんどうとう）

空咳に有効．喉の潤いが足りなくて咳き込むときに．

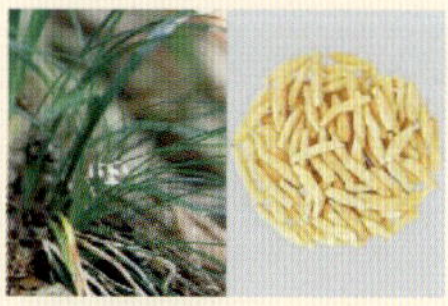
麦門冬（ばくもんどう）

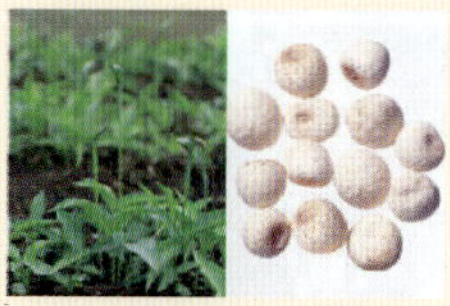
半夏（はんげ）

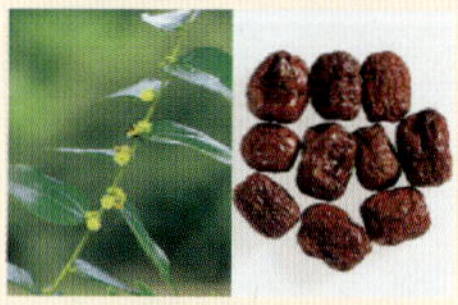
大棗（たいそう）

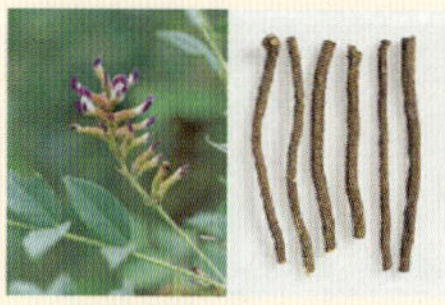
甘草（かんぞう）

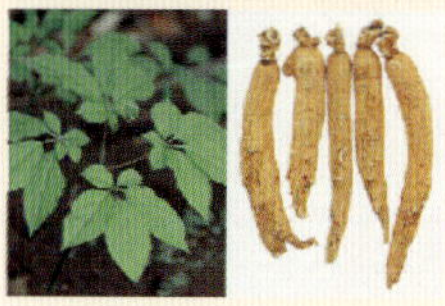
人参（にんじん）

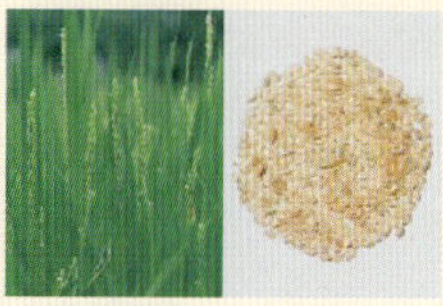
粳米（こうべい）

TJ-30 ツムラ真武湯（しんぶとう）

陰証用の葛根湯．高齢者の訴えには万能薬として使用可能．

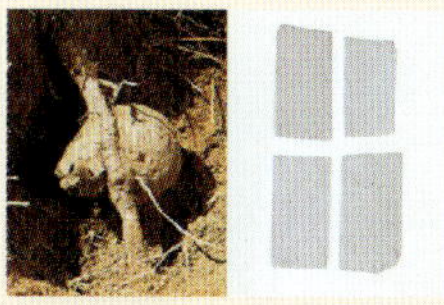
茯苓（ぶくりょう）

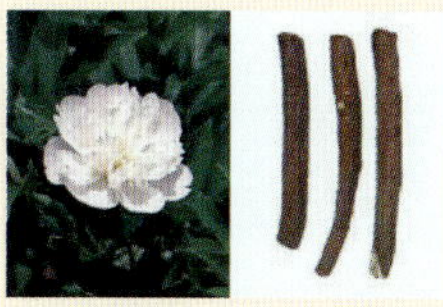
芍薬（しゃくやく）

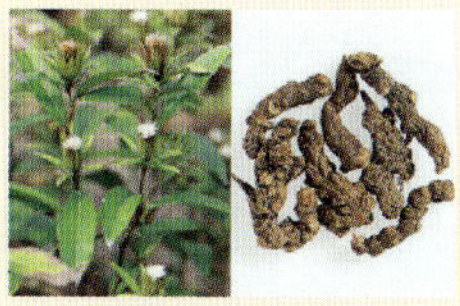
蒼朮（そうじゅつ）

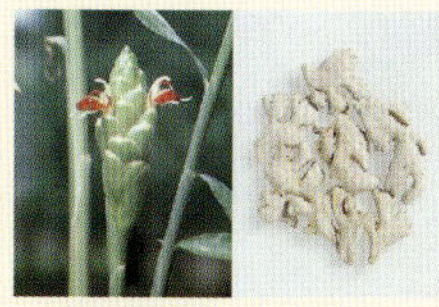
生姜（しょうきょう）

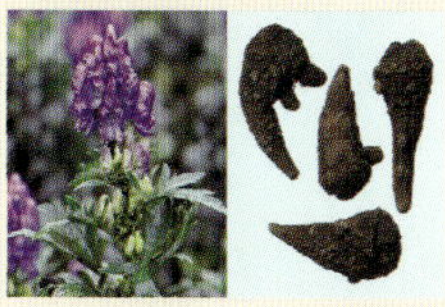
附子（ぶし）

TJ-31 ツムラ呉茱萸湯（ごしゅゆとう）

片頭痛には病名投与で OK．苦いが飲めると言う人には有効性が高い．

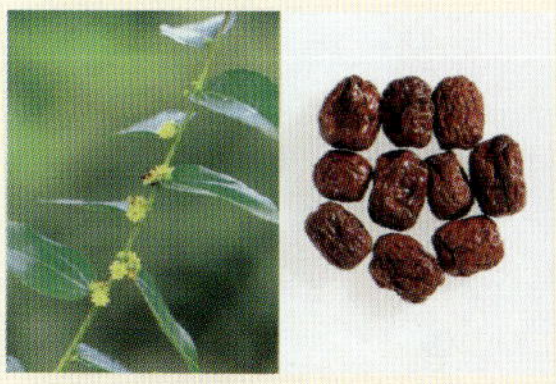
大棗（たいそう）

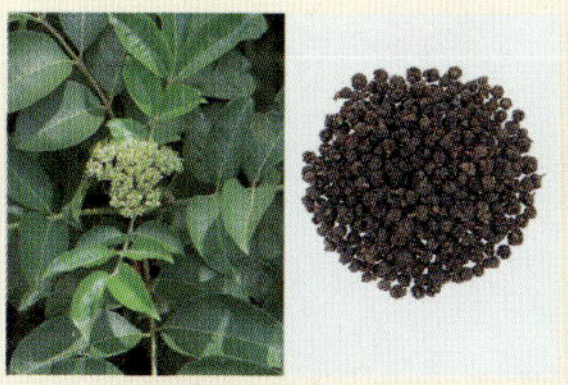
呉茱萸（ごしゅゆ）

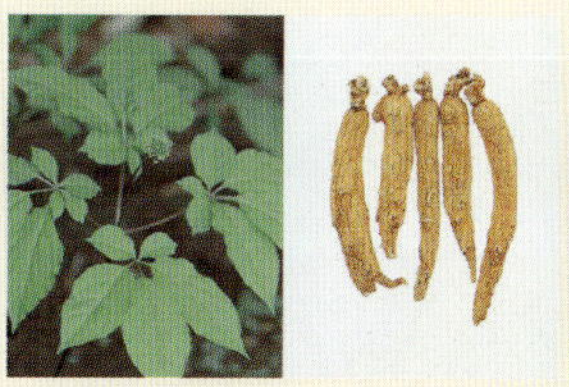
人参（にんじん）

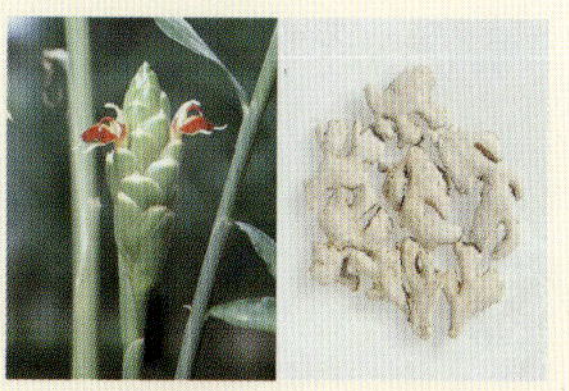
生姜（しょうきょう）

TJ-37 ツムラ半夏白朮天麻湯（はんげびゃくじゅつてんまとう）

めまいや低血圧を治す滋養強壮剤的位置づけ．

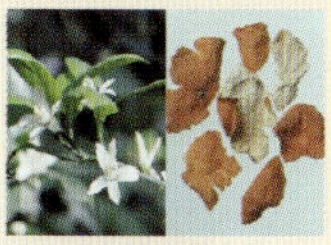
陳皮（ちんぴ）

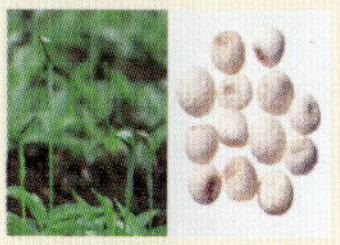
半夏（はんげ）

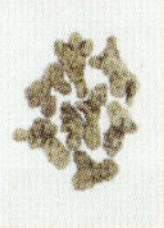
白朮（びゃくじゅつ）

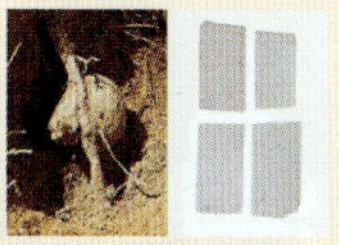
茯苓（ぶくりょう）

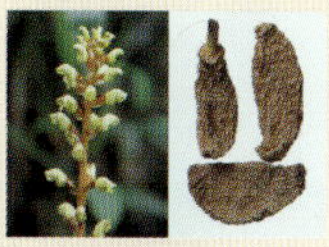
天麻（てんま）

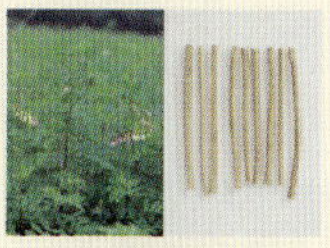
黄耆（おうぎ）

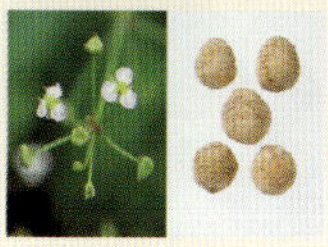
沢瀉（たくしゃ）

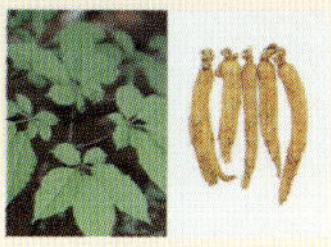
人参（にんじん）

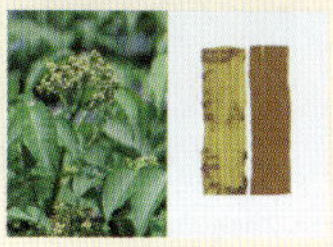
黄柏（おうばく）

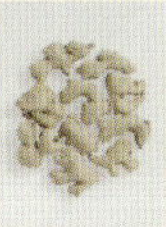
乾姜（かんきょう）

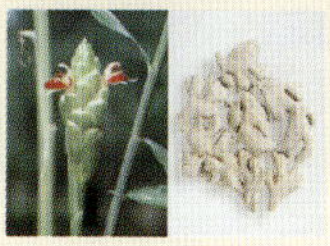
生姜（しょうきょう）

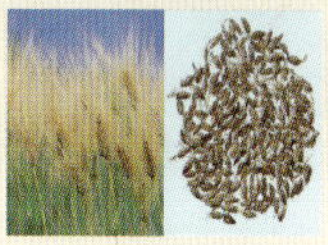
麦芽（ばくが）

付録④ 漢方薬の処方

TJ-38
ツムラ当帰四逆加呉茱萸生姜湯（とうきしぎゃくかごしゅゆしょうきょうとう）

冷え症や冷えをともなう整形外科的疾患の第一選択.

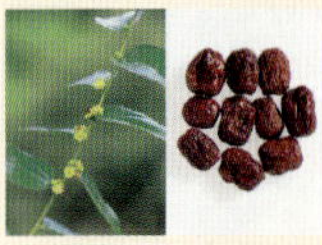
大棗（たいそう）

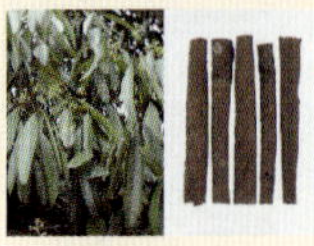
桂皮（けいひ）

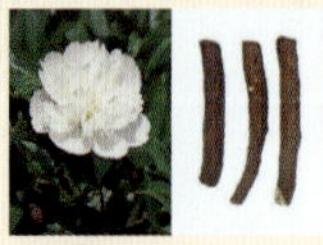
芍薬（しゃくやく）

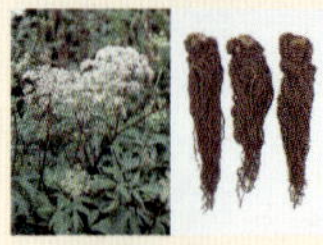
当帰（とうき）

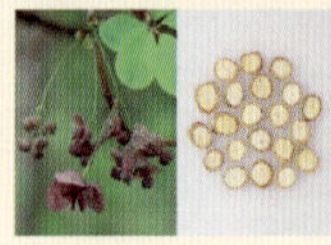
木通（もくつう）

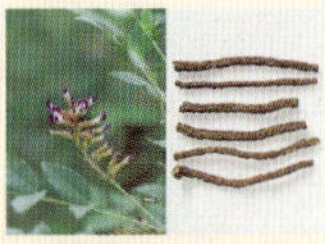
甘草（かんぞう）

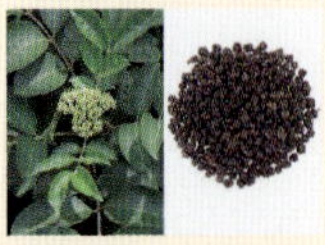
呉茱萸（ごしゅゆ）

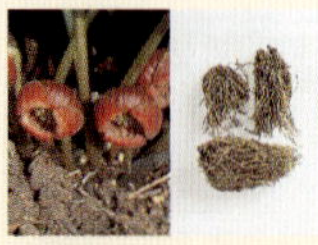
細辛（さいしん）

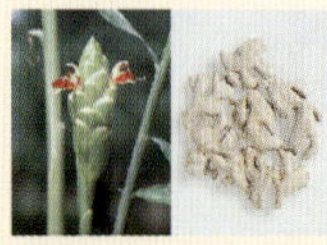
生姜（しょうきょう）

TJ-39
ツムラ苓桂朮甘湯（りょうけいじゅつかんとう）

めまいの第一選択. 気逆を治す薬でもある.

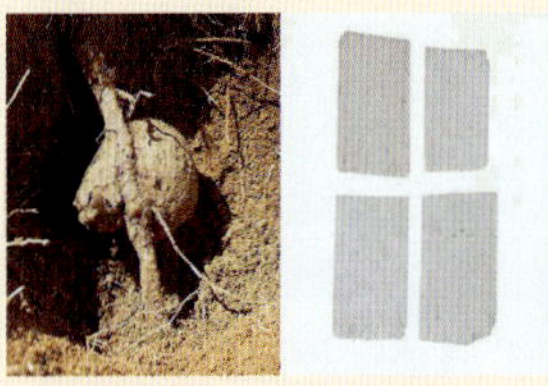
茯苓（ぶくりょう）

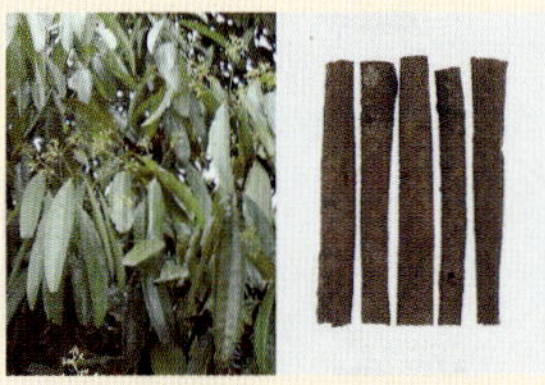
桂皮（けいひ）

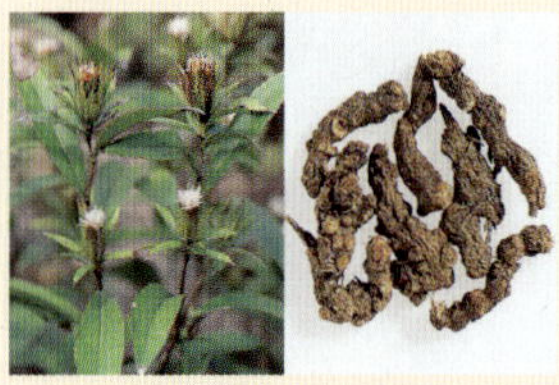
蒼朮（そうじゅつ）

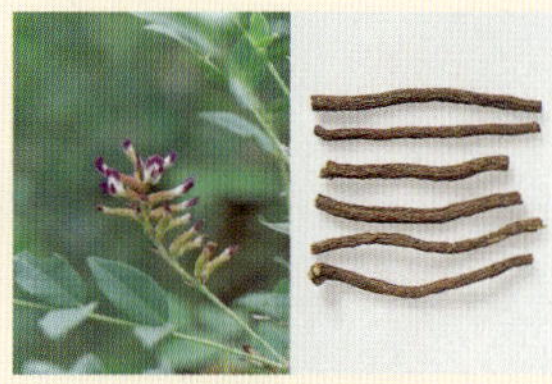
甘草（かんぞう）

TJ-40
ツムラ猪苓湯（ちょれいとう）

泌尿器科の訴えに有効. 慢性膀胱炎には猪苓湯合四物湯で.

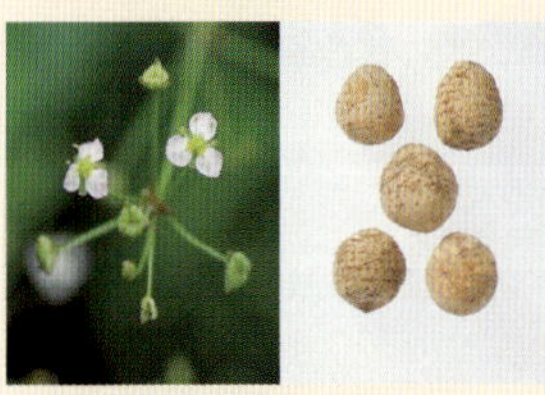
沢瀉（たくしゃ）

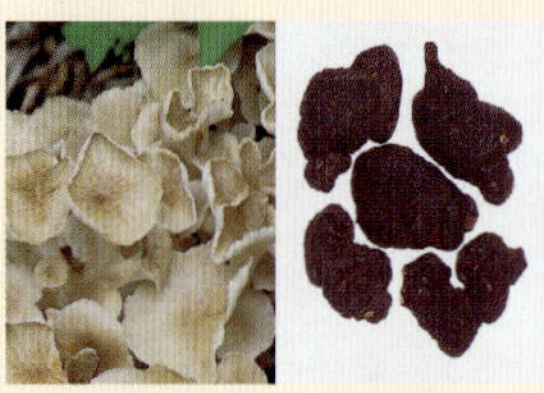
猪苓（ちょれい）

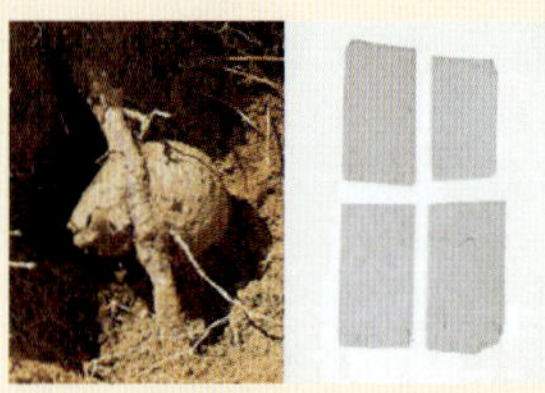
茯苓（ぶくりょう）

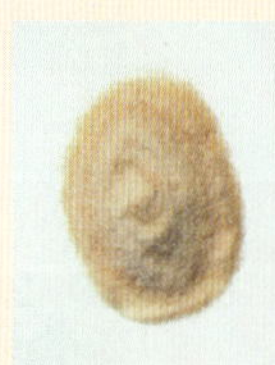
阿膠（あきょう）

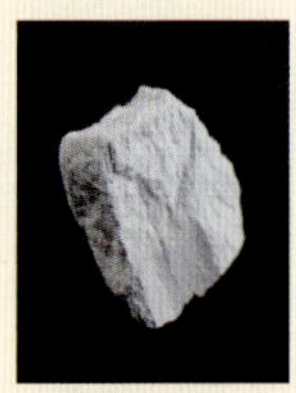
滑石（かっせき）

TJ-41 ツムラ補中益気湯（ほちゅうえっきとう）

虚証用の小柴胡湯．疲れをともなう症状には何でも有効な可能性が．

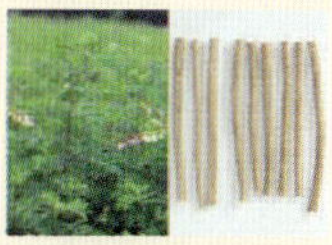
黄耆（おうぎ）

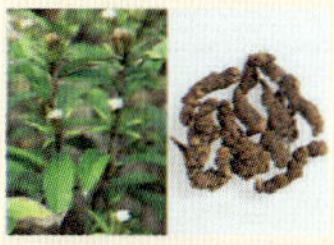
蒼朮（そうじゅつ）

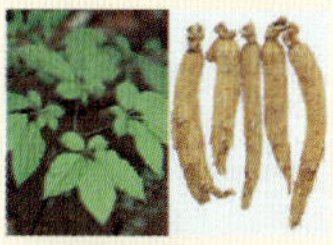
人参（にんじん）

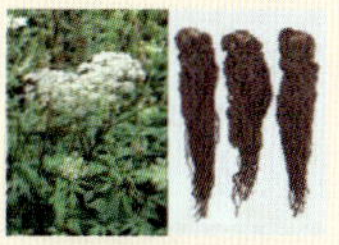
当帰（とうき）

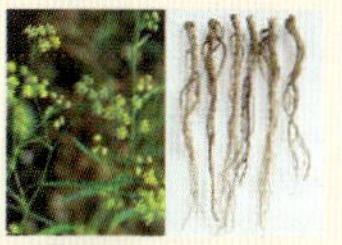
柴胡（さいこ）

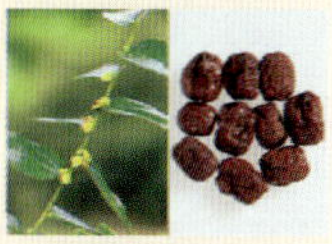
大棗（たいそう）

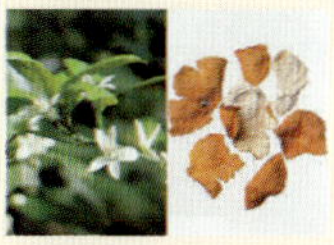
陳皮（ちんぴ）

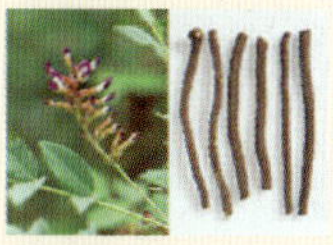
甘草（かんぞう）

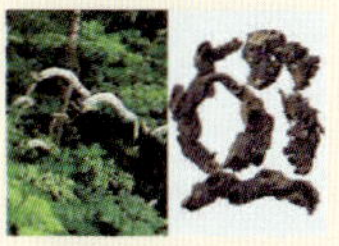
升麻（しょうま）

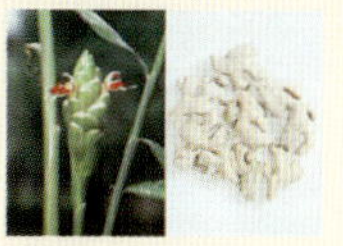
生姜（しょうきょう）

TJ-43 ツムラ六君子湯（りっくんしとう）

食欲不振の特効薬．食欲不振をともなう症状には何でも有効な可能性が．

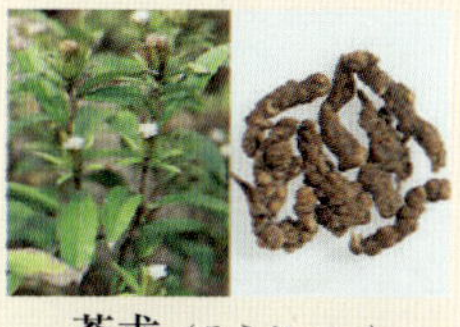
蒼朮（そうじゅつ）

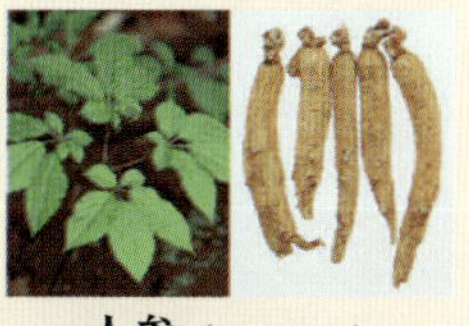
人参（にんじん）

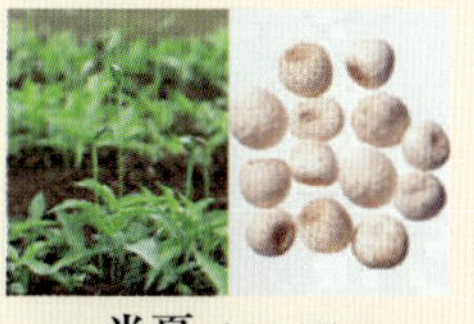
半夏（はんげ）

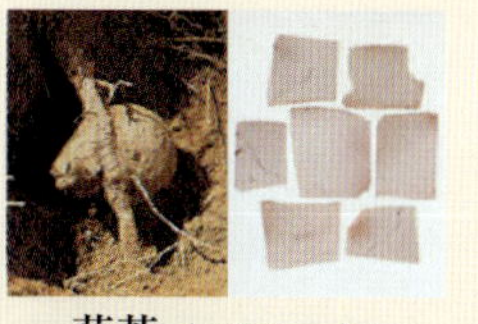
茯苓（ぶくりょう）

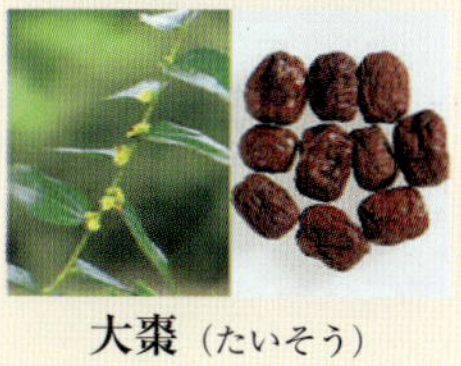
大棗（たいそう）

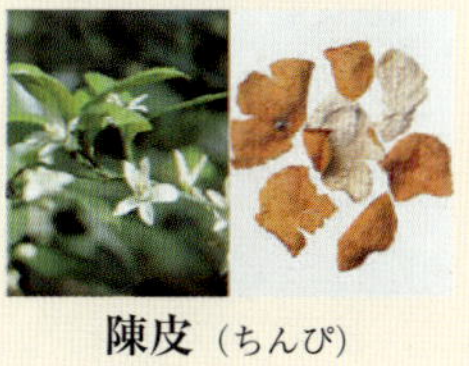
陳皮（ちんぴ）

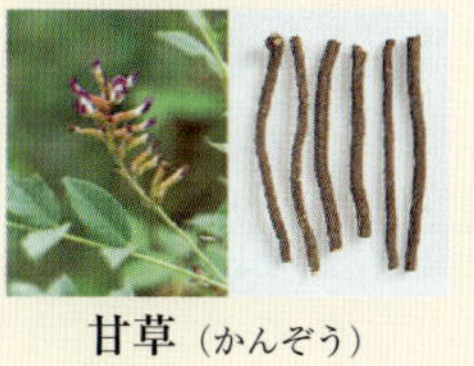
甘草（かんぞう）

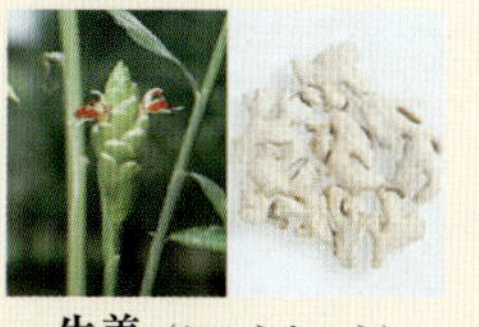
生姜（しょうきょう）

TJ-47 ツムラ釣藤散（ちょうとうさん）

高齢者の高血圧，めまい，早朝頭痛に有効．脳梗塞後の後遺症にも．

石膏（せっこう）

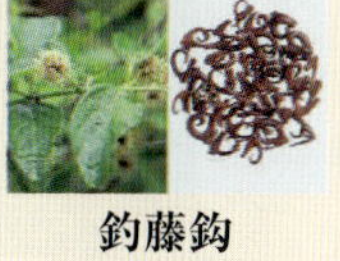
釣藤鈎（ちょうとうこう）

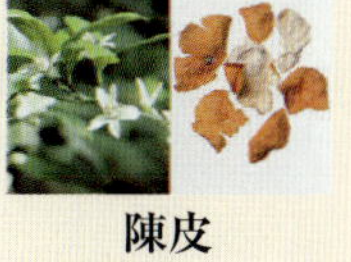
陳皮（ちんぴ）

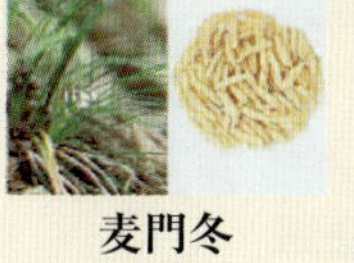
麦門冬（ばくもんどう）

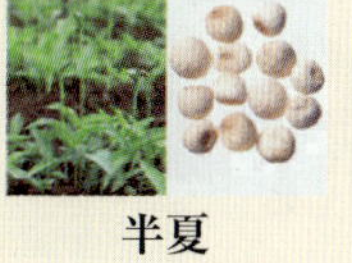
半夏（はんげ）

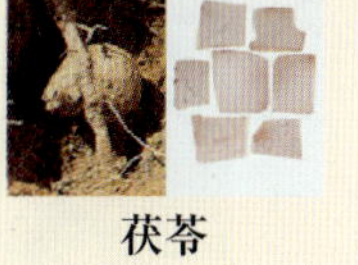
茯苓（ぶくりょう）

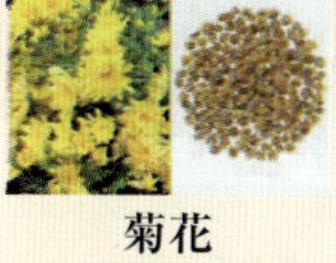
菊花（きくか）

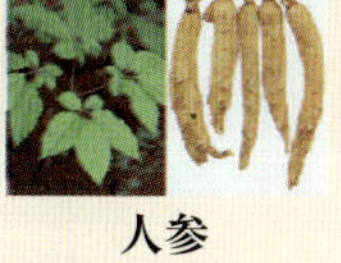
人参（にんじん）

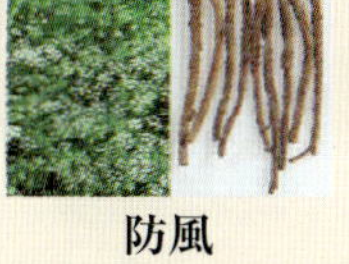
防風（ぼうふう）

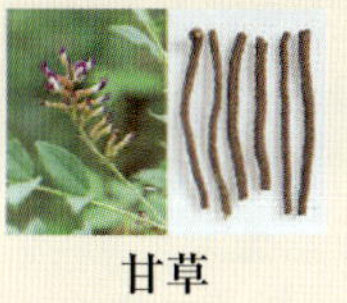
甘草（かんぞう）

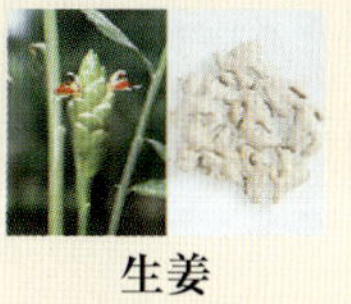
生姜（しょうきょう）

TJ-48 ツムラ十全大補湯

地黄を含む参耆剤の代表格．四物湯＋四君子湯＋黄耆・桂皮．

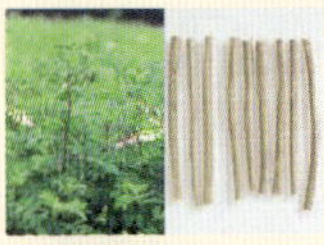
黄耆（おうぎ）

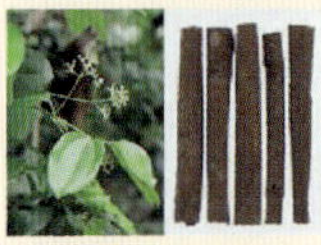
桂皮（けいひ）

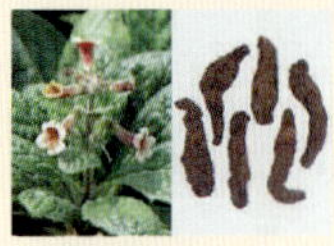
地黄（じおう）

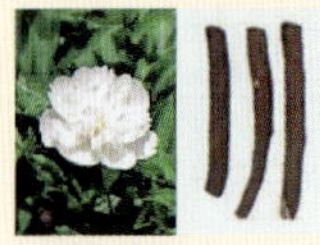
芍薬（しゃくやく）

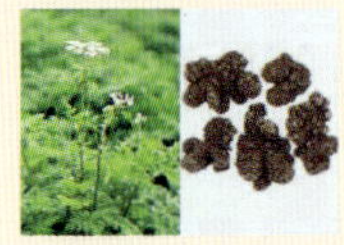
川芎（せんきゅう）

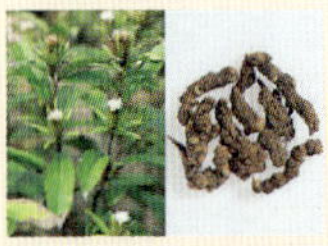
蒼朮（そうじゅつ）

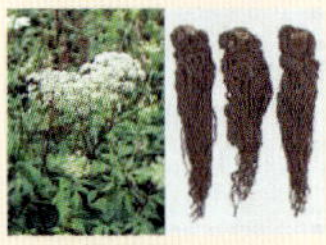
当帰（とうき）

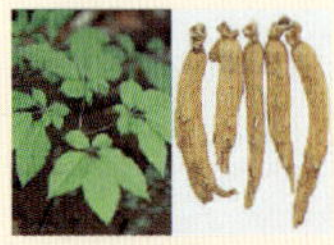
人参（にんじん）

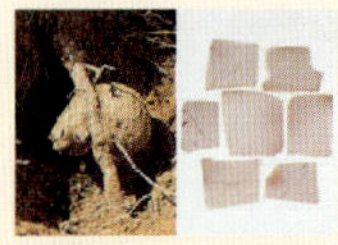
茯苓（ぶくりょう）

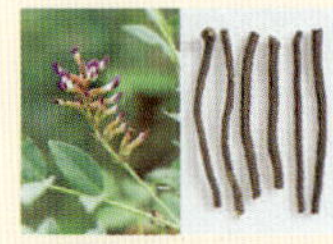
甘草（かんぞう）

TJ-54 ツムラ抑肝散

気持ちが高ぶって生じる諸々の訴えに．認知症の周辺症状にも有効．

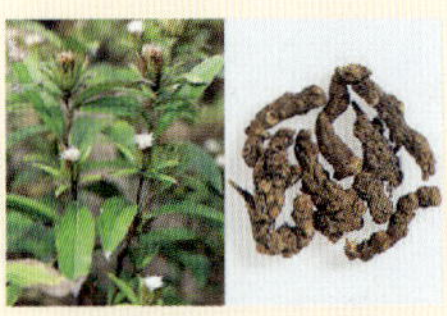
蒼朮（そうじゅつ）

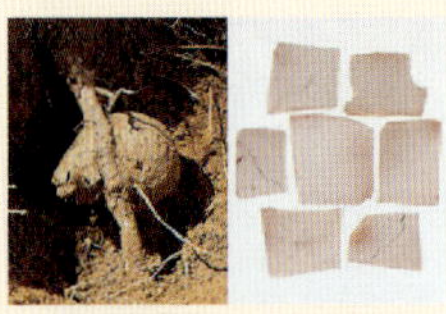
茯苓（ぶくりょう）

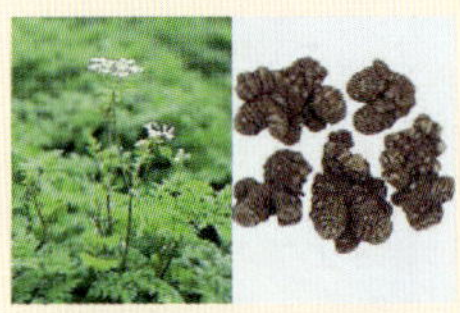
川芎（せんきゅう）

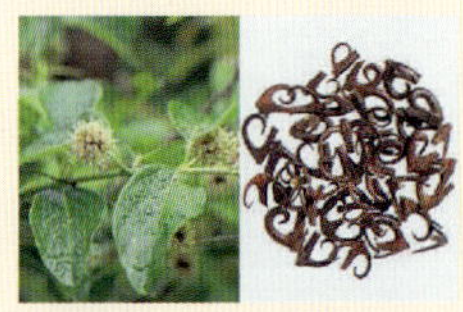
釣藤鈎（ちょうとうこう）

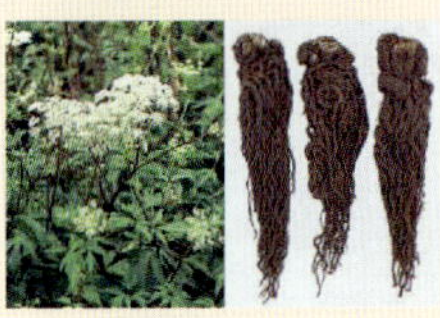
当帰（とうき）

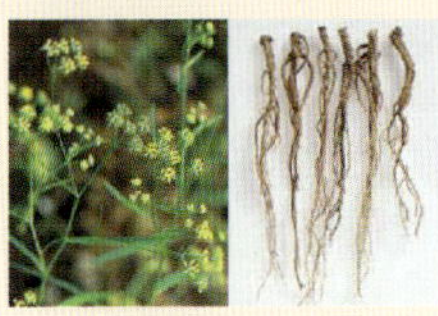
柴胡（さいこ）

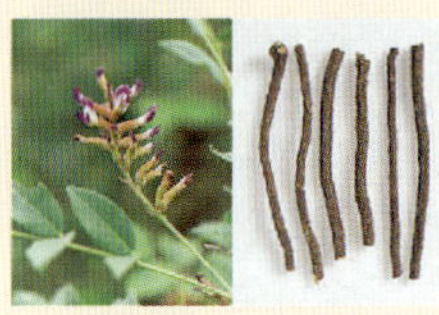
甘草（かんぞう）

TJ-57 ツムラ温清飲

冬や寒さで悪くなる，乾いている皮膚病に有効．四物湯＋黄連解毒湯．

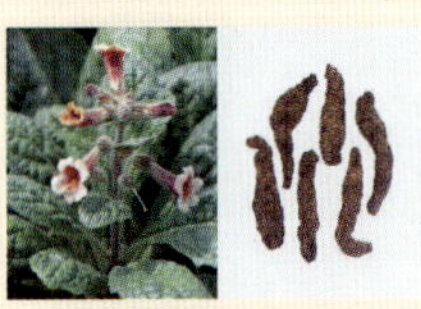
地黄（じおう）

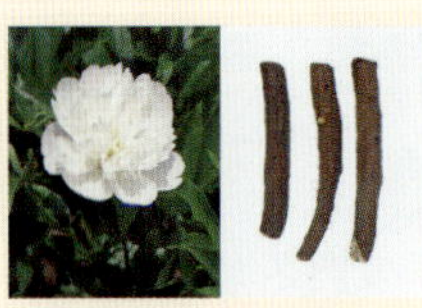
芍薬（しゃくやく）

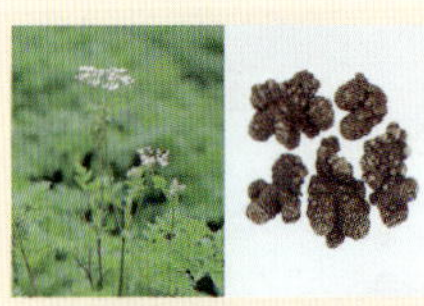
川芎（せんきゅう）

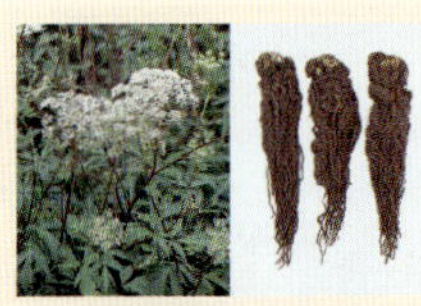
当帰（とうき）

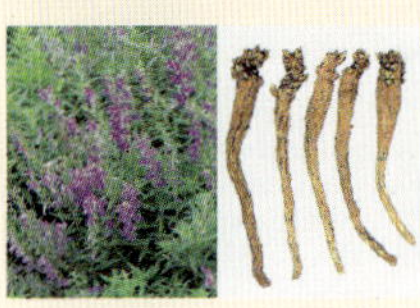
黄芩（おうごん）

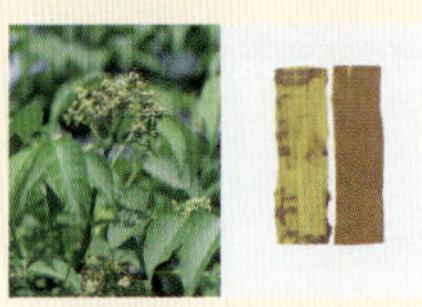
黄柏（おうばく）

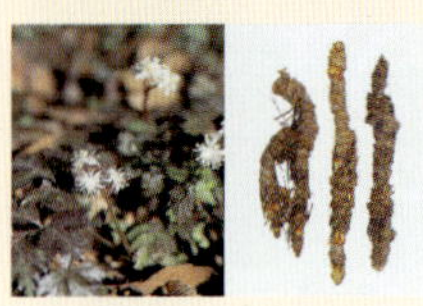
黄連（おうれん）

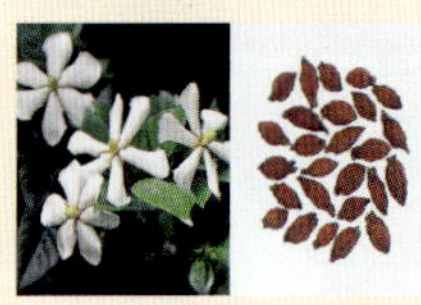
山梔子（さんしし）

TJ-60 ツムラ桂枝加芍薬湯（けいしかしゃくやくとう）

シクシクキューの腹痛に有効．過敏性腸症候群にも著効．

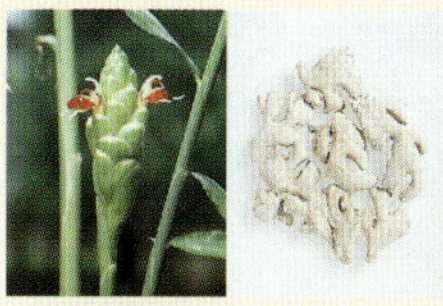
芍薬（しゃくやく）

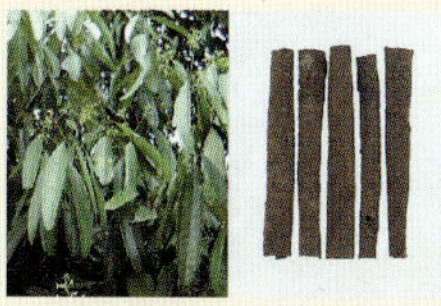
桂皮（けいひ）

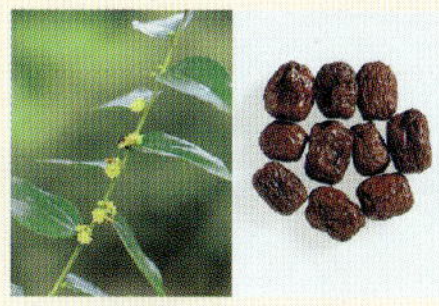
大棗（たいそう）

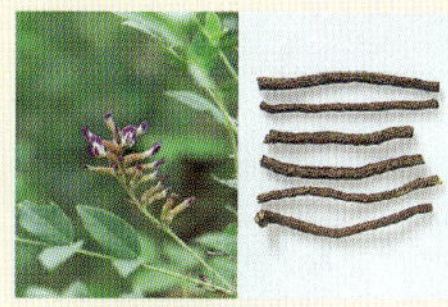
甘草（かんぞう）

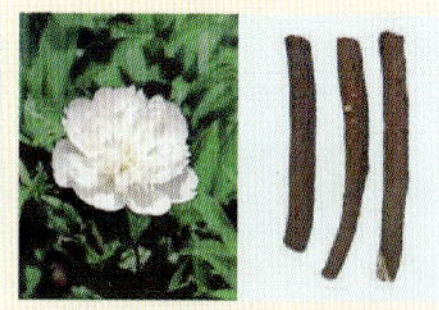
生姜（しょうきょう）

TJ-68 ツムラ芍薬甘草湯（しゃくやくかんぞうとう）

横紋筋や平滑筋を問わず，筋肉のけいれんにともなう症状に著効．

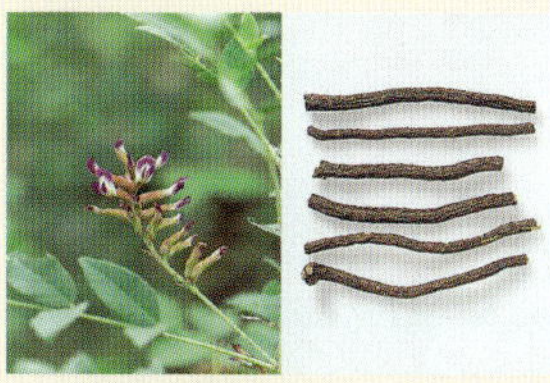
甘草（かんぞう）

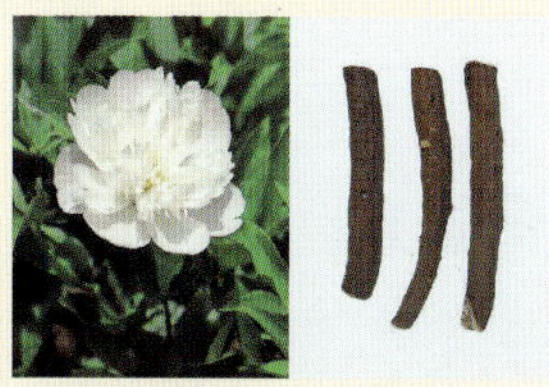
芍薬（しゃくやく）

TJ-70 ツムラ香蘇散（こうそさん）

万能薬で，江戸時代の漢方あんちょこである『衆方規矩』の最初に出てくる．

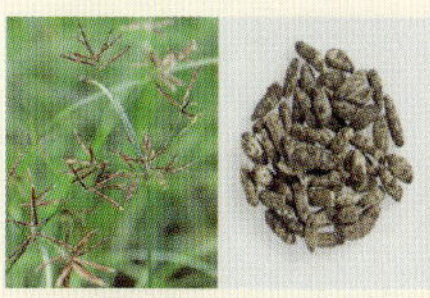
香附子（こうぶし）

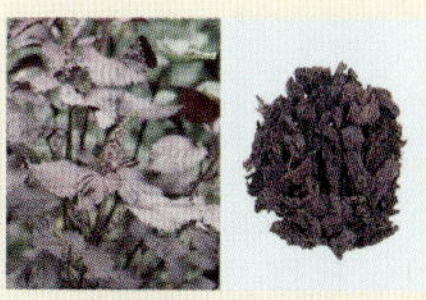
蘇葉（そよう）

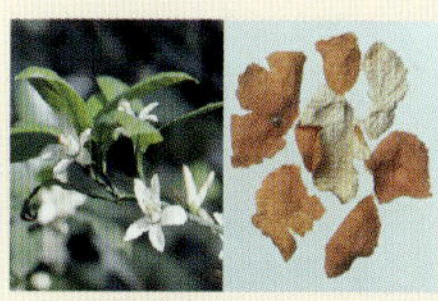
陳皮（ちんぴ）

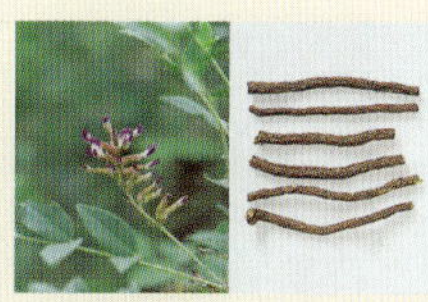
甘草（かんぞう）

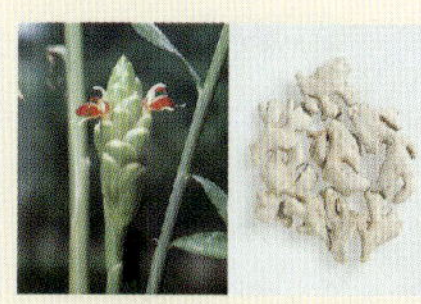
生姜（しょうきょう）

TJ-99 ツムラ小建中湯（しょうけんちゅうとう）

虚弱児に著効．大人でも弱々しい人の諸症状に有効．

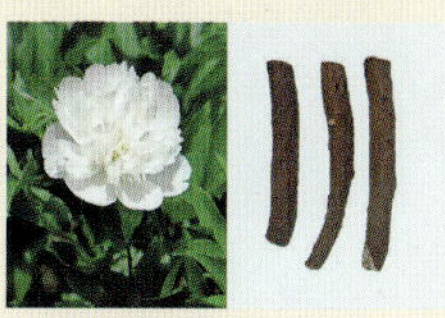
芍薬（しゃくやく）

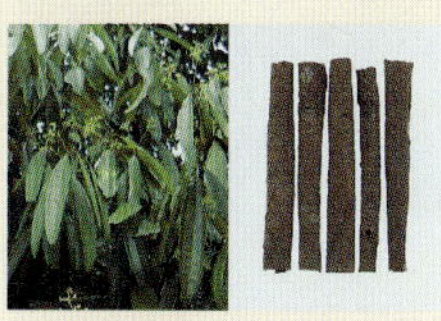
桂皮（けいひ）

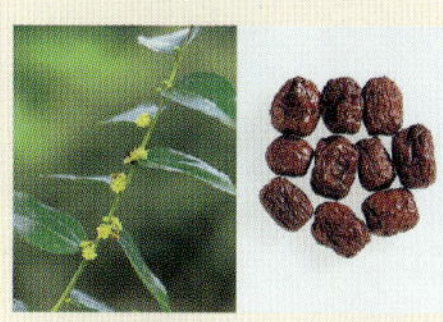
大棗（たいそう）

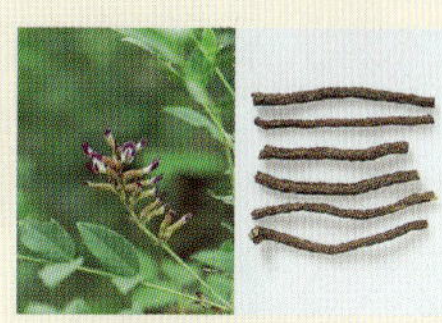
甘草（かんぞう）

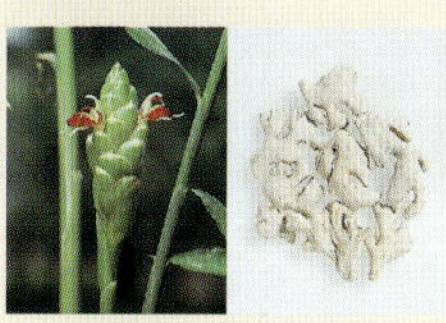
生姜（しょうきょう）

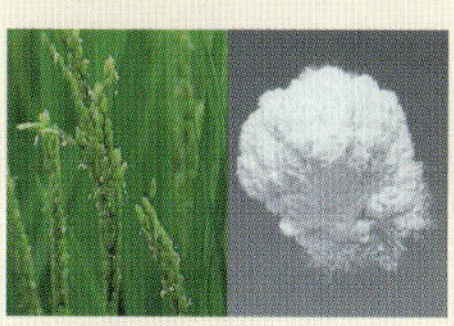
膠飴（こうい）

TJ-100 ツムラ大建中湯（だいけんちゅうとう）

繰り返すイレウスに有効．腹壁から腸の動きがわかるときは著効．

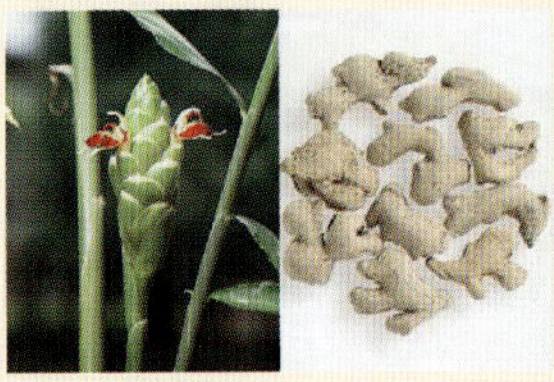

乾姜（かんきょう）

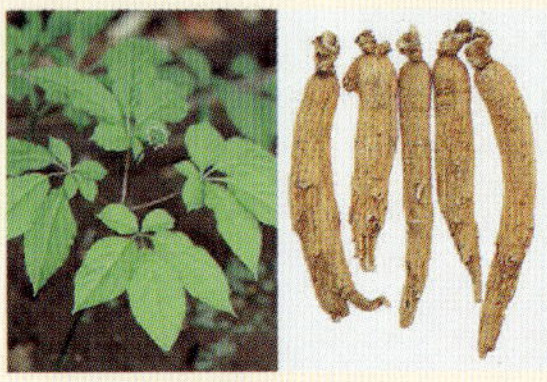

人参（にんじん）

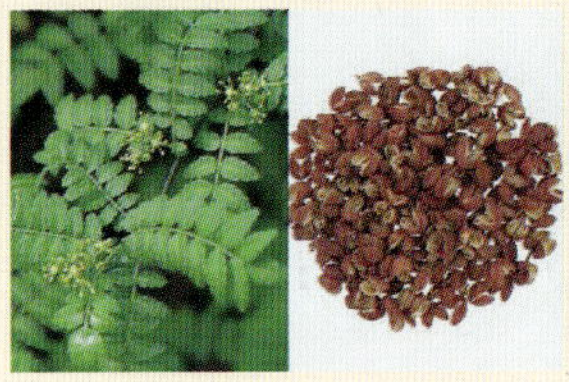

山椒（さんしょう）

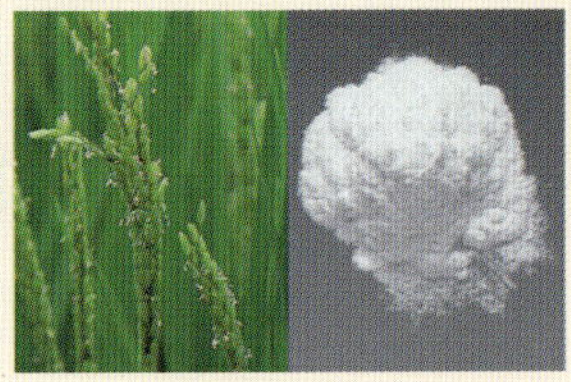

膠飴（こうい）

TJ-107 ツムラ牛車腎気丸（ごしゃじんきがん）

八味地黄丸に牛膝と車前子，ほぼ同じ作用であるが下半身の症状に特化．

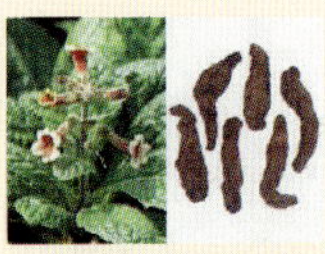

地黄（じおう）

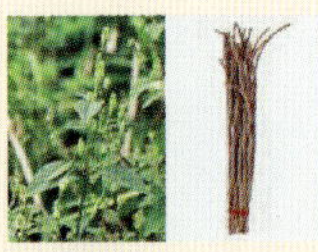

牛膝（ごしつ）

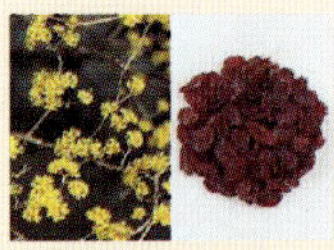

山茱萸（さんしゅゆ）

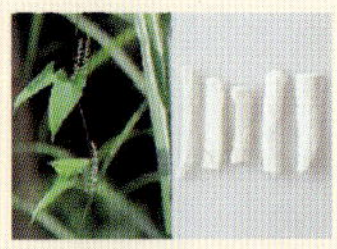

山薬（さんやく）

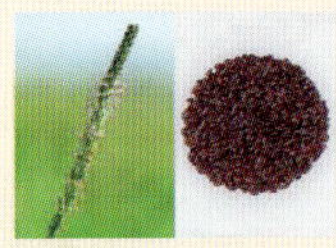

車前子（しゃぜんし）

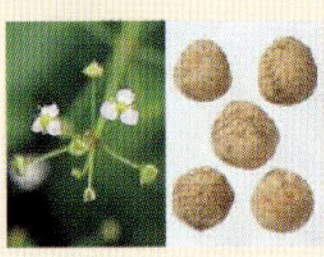

沢瀉（たくしゃ）

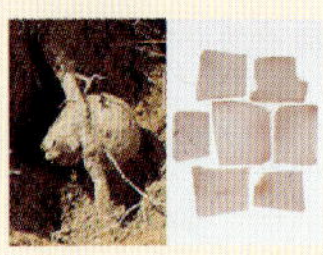

茯苓（ぶくりょう）

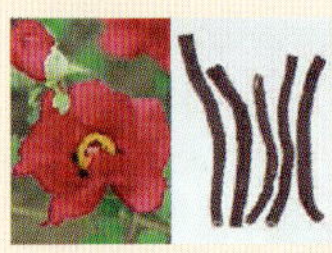

牡丹皮（ぼたんぴ）

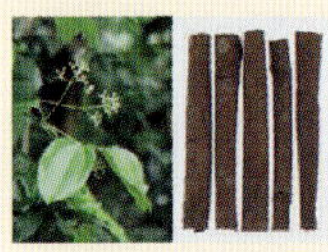

桂皮（けいひ）

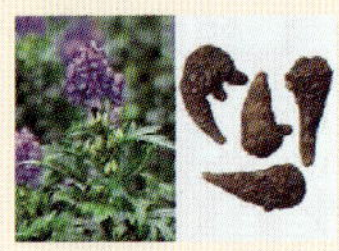

附子（ぶし）

TJ-114 ツムラ柴苓湯（さいれいとう）

一番高価な漢方薬．いろいろな免疫修飾作用がありそうだ．小柴胡湯＋五苓散．

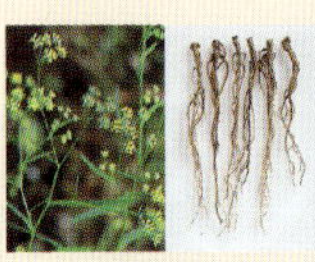

柴胡（さいこ）

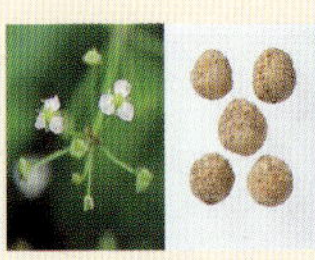

沢瀉（たくしゃ）

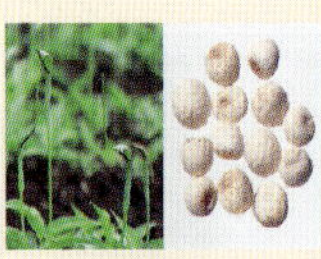

半夏（はんげ）

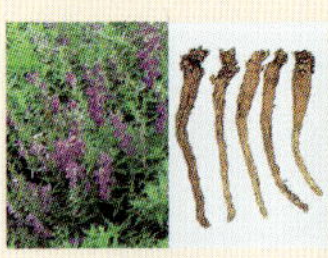

黄芩（おうごん）

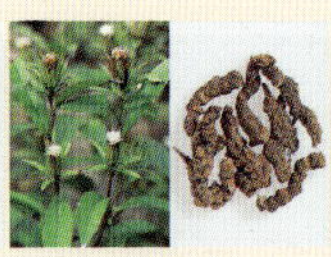

蒼朮（そうじゅつ）

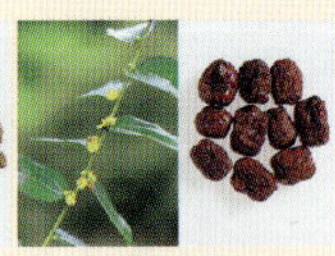

大棗（たいそう）

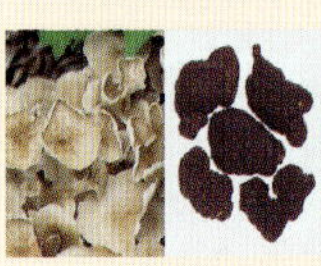

猪苓（ちょれい）

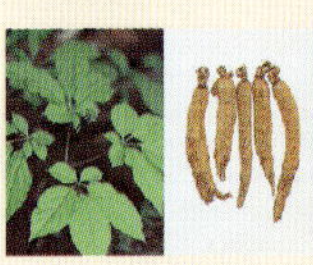

人参（にんじん）

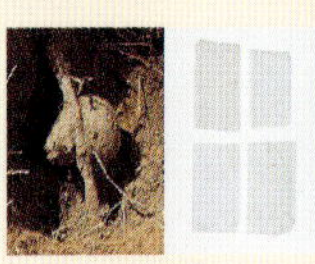

茯苓（ぶくりょう）

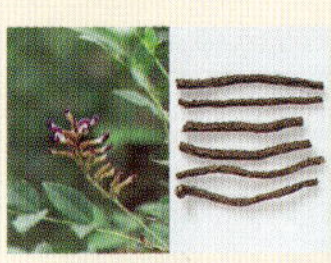

甘草（かんぞう）

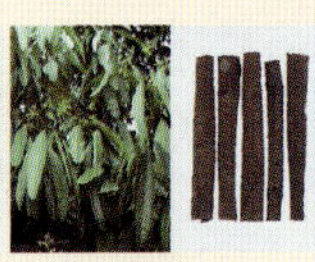

桂皮（けいひ）

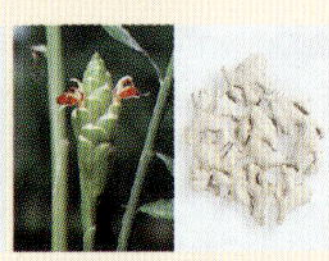

生姜（しょうきょう）

TJ-126 ツムラ麻子仁丸（ましにんがん）

下剤の第一選択．高齢者や虚証の人にも安全に使用可能．

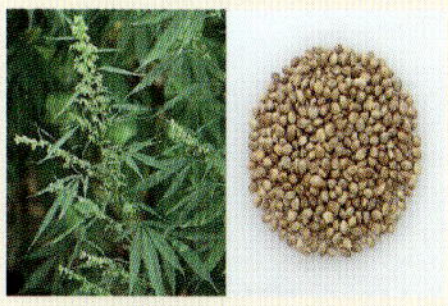
麻子仁（ましにん）

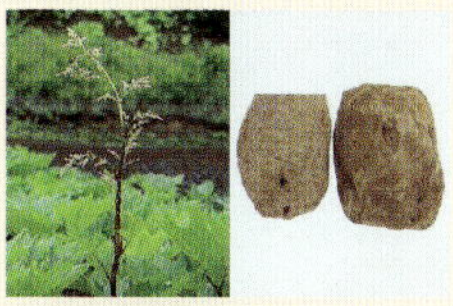
大黄（だいおう）

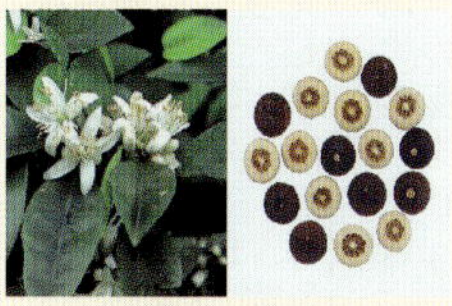
枳実（きじつ）

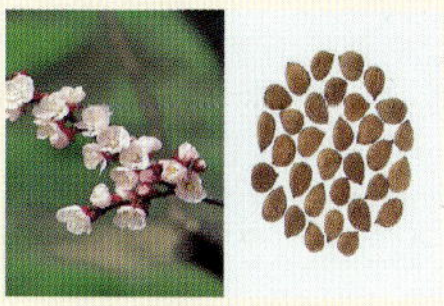
杏仁（きょうにん）

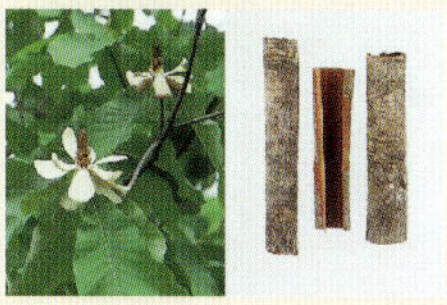
厚朴（こうぼく）

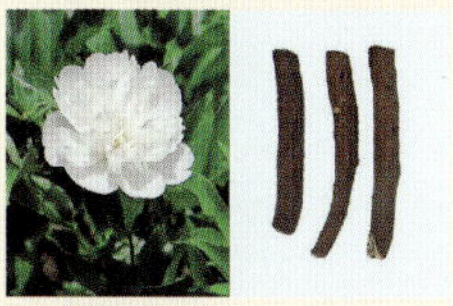
芍薬（しゃくやく）

TJ-127 ツムラ麻黄附子細辛湯（まおうぶしさいしんとう）

もっとも優しい麻黄剤と言われるが実は麻黄が4g入っている．

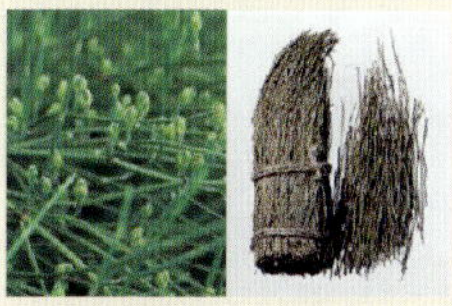
麻黄（まおう）

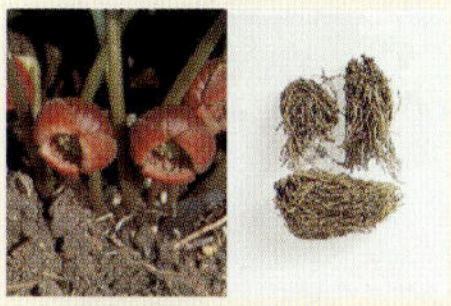
細辛（さいしん）

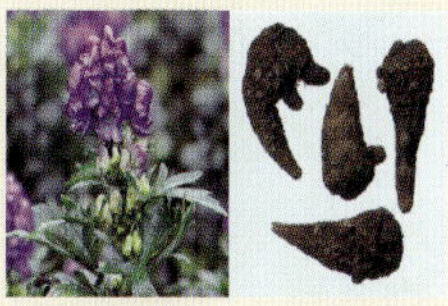
附子（ぶし）

TJ-137 ツムラ加味帰脾湯（かみきひとう）

不眠を訴える人に処方する．1日3回処方しても昼から眠くなることはない．

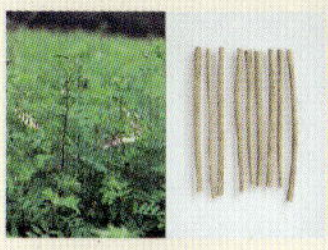
黄耆（おうぎ）

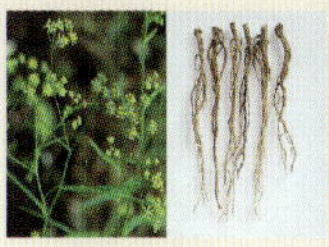
柴胡（さいこ）

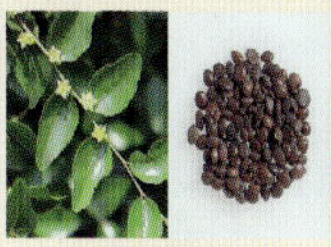
酸棗仁（さんそうにん）

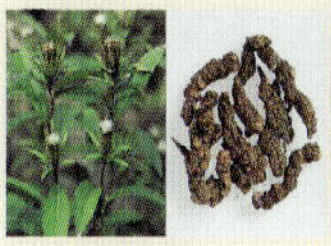
蒼朮（そうじゅつ）

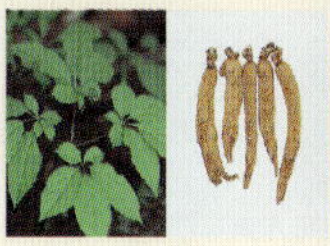
人参（にんじん）

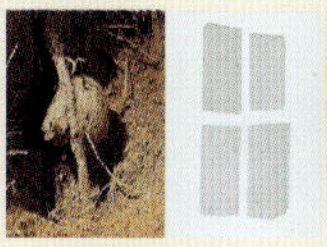
茯苓（ぶくりょう）

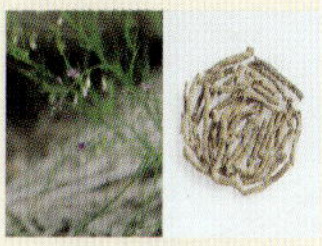
遠志（おんじ）

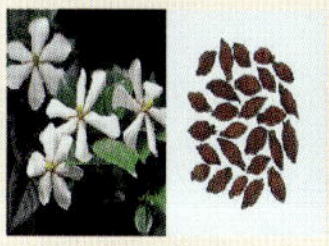
山梔子（さんしし）

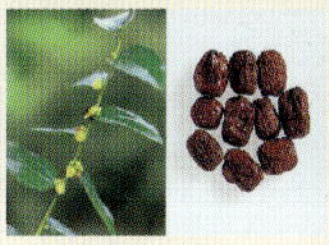
大棗（たいそう）

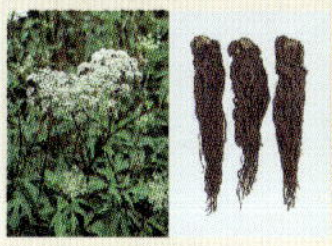
当帰（とうき）

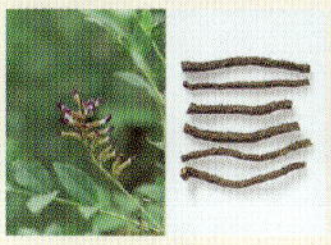
甘草（かんぞう）

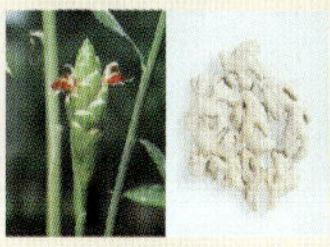
生姜（しょうきょう）

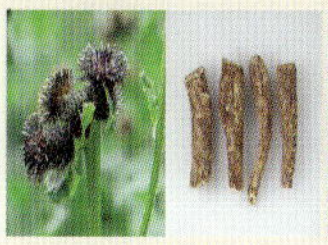
木香（もっこう）

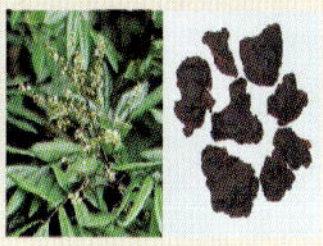
竜眼肉（りゅうがんにく）

付録⑤ ツムラ医療用漢方製剤一覧

■ Aランク　□ Bランク　■ Cランク　□ その他

TJ-1 ツムラ葛根湯（カッコントウ）
エキス顆粒（医療用）

〔保険適応病名〕　出典：傷寒論

自然発汗がなく頭痛，発熱，悪寒，肩こり等を伴う比較的体力のあるものの次の諸症：感冒，鼻かぜ，熱性疾患の初期，炎症性疾患（結膜炎，角膜炎，中耳炎，扁桃腺炎，乳腺炎，リンパ腺炎），肩こり，上半身の神経痛，じんましん

〔組成〕

本品7.5g中，下記の割合の混合生薬の乾燥エキス3.75gを含有する．

日局カッコン……4.0g　日局ケイヒ………2.0g
日局タイソウ……3.0g　日局シャクヤク…2.0g
日局マオウ………3.0g　日局ショウキョウ…2.0g
日局カンゾウ……2.0g

TJ-2 ツムラ葛根湯加川芎辛夷（カッコントウカセンキュウシンイ）
エキス顆粒（医療用）

〔保険適応病名〕　出典：本朝経験方

鼻づまり，蓄膿症，慢性鼻炎

〔組成〕

本品7.5g中，下記の割合の混合生薬の乾燥エキス4.0gを含有する．

日局カッコン……4.0g　日局シャクヤク　…2.0g
日局タイソウ……3.0g　日局シンイ………2.0g
日局マオウ………3.0g　日局センキュウ…2.0g
日局カンゾウ……2.0g　日局ショウキョウ…1.0g
日局ケイヒ………2.0g

TJ-3 ツムラ乙字湯（オツジトウ）
エキス顆粒（医療用）

〔保険適応病名〕　出典：原南陽経験方

病状がそれほど激しくなく，体力が中位で衰弱していないものの次の諸症：キレ痔，イボ痔

〔組成〕

本品7.5g中，下記の割合の混合生薬の乾燥エキス4.0gを含有する．

日局トウキ………6.0g　日局カンゾウ……2.0g
日局サイコ………5.0g　日局ショウマ……1.0g
日局オウゴン……3.0g　日局ダイオウ……0.5g

TJ-5 ツムラ安中散（アンチュウサン）
エキス顆粒（医療用）

〔保険適応病名〕　出典：和剤局方

やせ型で腹部筋肉が弛緩する傾向にあり，胃痛または腹痛があって，ときに胸やけ，げっぷ，食欲不振，はきけなどを伴う次の諸症：神経性胃炎，慢性胃炎，胃アトニー

〔組成〕

本品7.5g中，下記の割合の混合生薬の乾燥エキス1.5gを含有する．

日局ケイヒ………4.0g　日局カンゾウ……1.0g
日局エンゴサク…3.0g　日局シュクシャ…1.0g
日局ボレイ………3.0g　日局リョウキョウ…0.5g
日局ウイキョウ…1.5g

TJ-6 ツムラ十味敗毒湯（ジュウミハイドクトウ）
エキス顆粒（医療用）

〔保険適応病名〕　出典：華岡清洲経験方

化膿性皮膚疾患・急性皮膚疾患の初期，じんましん，急性湿疹，水虫

〔組成〕

本品7.5g中，下記の割合の混合生薬の乾燥エキス3.5gを含有する．

日局キキョウ……3.0g　日局カンゾウ……1.0g
日局サイコ………3.0g　日局ケイガイ……1.0g
日局センキュウ…3.0g　日局ショウキョウ…1.0g
日局ブクリョウ…3.0g　ボクソク……3.0g
日局ボウフウ……1.5g　ドッカツ……1.5g

TJ-7 ツムラ八味地黄丸（ハチミジオウガン）
エキス顆粒（医療用）

〔保険適応病名〕　出典：金匱要略

疲労，倦怠感著しく，尿利減少または頻数，口渇し，手足に交互的に冷感と熱感のあるものの次の諸症：腎炎，糖尿病，陰萎，坐骨神経痛，腰痛，脚気，膀胱カタル，前立腺肥大，高血圧

〔組成〕

本品7.5g中，下記の割合の混合生薬の乾燥エキス4.0gを含有する．

日局ジオウ………6.0g　日局ブクリョウ…3.0g
日局サンシュユ…3.0g　日局ボタンピ……2.5g
日局サンヤク……3.0g　日局ケイヒ………1.0g
日局タクシャ……3.0g　日局ブシ末………0.5g

TJ-8 ツムラ大柴胡湯（ダイサイコトウ）
エキス顆粒（医療用）

〔保険適応病名〕　出典：傷寒論，金匱要略

比較的体力のある人で，便秘がちで，上腹部が張って苦しく，耳鳴り，肩こりなど伴うものの次の諸症：胆石症，胆のう炎，黄疸，肝機能障害，高血圧症，脳溢血，じんましん，胃酸過多症，急性胃腸カタル，悪心，嘔吐，食欲不振，痔疾，糖尿病，ノイローゼ，不眠症

〔組成〕

本品7.5g中，下記の割合の混合生薬の乾燥エキス4.5gを含有する．

日局サイコ………6.0g　日局タイソウ……3.0g
日局ハンゲ………4.0g　日局キジツ………2.0g
日局オウゴン……3.0g　日局ショウキョウ…1.0g
日局シャクヤク…3.0g　日局ダイオウ……1.0g

TJ-9 ツムラ小柴胡湯（ショウサイコトウ）
エキス顆粒（医療用）

出典：傷寒論，金匱要略

【警　告】

1．本剤の投与により，間質性肺炎が起こり，早期に適切な処置を行わない場合，死亡等の重篤な転帰に至ることがあるので，患者の状態を十分観察し，発熱，咳嗽，呼吸困難，肺音の異常（捻髪音），胸部X線異常等があらわれた場合には，ただちに本剤の投与を中止すること．
2．発熱，咳嗽，呼吸困難等があらわれた場合には，本剤の服用を中止し，ただちに連絡するよう患者に対し注意を行うこと．（「重大な副作用」の項参照）

〔保険適応病名〕

Ⅰ．体力中等度で上腹部がはって苦しく，舌苔を生じ，口中不快，食欲不振，時により微熱，悪心などのあるものの次の諸症：諸種の急性熱性病，肺炎，気管支炎，感冒，胸膜炎・肺結核などの結核性諸疾患の補助療法，リンパ腺炎，慢性胃腸障害，産後回復不全
Ⅱ．慢性肝炎における肝機能障害の改善

〔組成〕

本品7.5g中，下記の割合の混合生薬の乾燥エキス4.5gを含有する．

日局サイコ………7.0g　日局ニンジン……3.0g
日局ハンゲ………5.0g　日局カンゾウ……2.0g
日局オウゴン……3.0g　日局ショウキョウ…1.0g
日局タイソウ……3.0g

TJ-10 ツムラ柴胡桂枝湯（サイコケイシトウ）
エキス顆粒（医療用）

〔保険適応病名〕　出典：傷寒論，金匱要略

発熱汗出て，悪寒し，身体痛み，頭痛，はきけのあるものの次の諸症：感冒・流感・肺炎・肺結核などの熱性疾患，胃潰瘍・十二指腸潰瘍・胆のう炎・胆石・肝機能障害・膵臓炎などの心下部緊張疼痛

〔組成〕

本品7.5g中，下記の割合の混合生薬の乾燥エキス4.0gを含有する．

日局サイコ………5.0g　日局シャクヤク…2.0g
日局ハンゲ………4.0g　日局タイソウ……2.0g
日局オウゴン……2.0g　日局ニンジン……2.0g
日局カンゾウ……2.0g　日局ショウキョウ…1.0g
日局ケイヒ………2.0g

サイ コ ケイ シ カンキョウトウ
TJ-11 ツムラ柴胡桂枝乾姜湯
エキス顆粒（医療用）

〔保険適応病名〕　出典：傷寒論，金匱要略

体力が弱く，冷え症，貧血気味で，動悸，息切れがあり，神経過敏のものの次の諸症：更年期障害，血の道症，神経症，不眠症

〔組成〕

本品7.5g中，下記の割合の混合生薬の乾燥エキス3.5gを含有する．

日局サイコ………6.0g	日局ボレイ………3.0g
日局オウゴン……3.0g	日局カンキョウ…2.0g
日局カロコン……3.0g	日局カンゾウ……2.0g
日局ケイヒ………3.0g	

サイ コ カ リュウコツ ボ レイ トウ
TJ-12 ツムラ柴胡加竜骨牡蛎湯
エキス顆粒（医療用）

〔保険適応病名〕　出典：傷寒論

比較的体力があり，心悸亢進，不眠，いらだち等の精神症状のあるものの次の諸症：高血圧症，動脈硬化症，慢性腎臓病，神経衰弱症，神経性心悸亢進症，てんかん，ヒステリー，小児夜啼症，陰萎

〔組成〕

本品7.5g中，下記の割合の混合生薬の乾燥エキス4.5gを含有する．

日局サイコ………5.0g	日局タイソウ……2.5g
日局ハンゲ………4.0g	日局ニンジン……2.5g
日局ケイヒ………3.0g	日局ボレイ………2.5g
日局ブクリョウ…3.0g	日局リュウコツ…2.5g
日局オウゴン……2.5g	日局ショウキョウ…1.0g

ハン ゲ シャ シン トウ
TJ-14 ツムラ半夏瀉心湯
エキス顆粒（医療用）

〔保険適応病名〕　出典：傷寒論，金匱要略

みぞおちがつかえ，ときに悪心，嘔吐があり食欲不振で腹が鳴って軟便または下痢の傾向のあるものの次の諸症：急・慢性胃腸カタル，醱酵性下痢，消化不良，胃下垂，神経性胃炎，胃弱，二日酔，げっぷ，胸やけ，口内炎，神経症

〔組成〕

本品7.5g中，下記の割合の混合生薬の乾燥エキス4.5gを含有する．

日局ハンゲ………5.0g	日局タイソウ……2.5g
日局オウゴン……2.5g	日局ニンジン……2.5g
日局カンキョウ…2.5g	日局オウレン……1.0g
日局カンゾウ……2.5g	

オウ レン ゲ ドク トウ
TJ-15 ツムラ黄連解毒湯
エキス顆粒（医療用）

〔保険適応病名〕　出典：外台秘要方

比較的体力があり，のぼせ気味で，いらいらする傾向のあるものの次の諸症：喀血，吐血，下血，脳溢血，高血圧，心悸亢進，ノイローゼ，皮膚瘙痒症，胃炎

〔組成〕

本品7.5g中，下記の割合の混合生薬の乾燥エキス1.5gを含有する．

日局オウゴン……3.0g	日局サンシシ……2.0g
日局オウレン……2.0g	日局オウバク……1.5g

ハン ゲ コウ ボク トウ
TJ-16 ツムラ半夏厚朴湯
エキス顆粒（医療用）

〔保険適応病名〕　出典：金匱要略

気分がふさいで，咽喉，食道部に異物感があり，ときに動悸，めまい，嘔気などを伴う次の諸症：不安神経症，神経性胃炎，つわり，せき，しわがれ声，神経性食道狭窄症，不眠症

〔組成〕

本品7.5g中，下記の割合の混合生薬の乾燥エキス2.5gを含有する．

日局ハンゲ………6.0g	日局ソヨウ………2.0g
日局ブクリョウ…5.0g	日局ショウキョウ…1.0g
日局コウボク……3.0g	

ゴ レイ サン
TJ-17 ツムラ五苓散
エキス顆粒（医療用）

〔保険適応病名〕　出典：傷寒論，金匱要略

口渇，尿量減少するものの次の諸症：浮腫，ネフローゼ，二日酔，急性胃腸カタル，下痢，悪心，嘔吐，めまい，胃内停水，頭痛，尿毒症，暑気あたり，糖尿病

〔組成〕

本品7.5g中，下記の割合の混合生薬の乾燥エキス2.0gを含有する．

日局タクシャ……4.0g	日局ブクリョウ…3.0g
日局ソウジュツ…3.0g	日局ケイヒ………1.5g
日局チョレイ……3.0g	

ケイ シ カ ジュツ ブ トウ
TJ-18 ツムラ桂枝加朮附湯
エキス顆粒（医療用）

〔保険適応病名〕　出典：吉益東洞経験方

関節痛，神経痛

〔組成〕

本品7.5g中，下記の割合の混合生薬の乾燥エキス3.75gを含有する．

日局ケイヒ………4.0g	日局カンゾウ……2.0g
日局シャクヤク…4.0g	日局ショウキョウ…1.0g
日局ソウジュツ…4.0g	日局ブシ末………0.5g
日局タイソウ……4.0g	

ショウ セイ リュウ トウ
TJ-19 ツムラ小青竜湯
エキス顆粒（医療用）

〔保険適応病名〕　出典：傷寒論，金匱要略

① 下記疾患における水様の痰，水様鼻汁，鼻閉，くしゃみ，喘鳴，咳嗽，流涙

　気管支喘息，鼻炎，アレルギー性鼻炎，アレルギー性結膜炎，感冒

② 気管支炎

〔組成〕

本品9.0g中，下記の割合の混合生薬の乾燥エキス5.0gを含有する．

日局ハンゲ………6.0g	日局ゴミシ………3.0g
日局カンキョウ…3.0g	日局サイシン……3.0g
日局カンゾウ……3.0g	日局シャクヤク…3.0g
日局ケイヒ………3.0g	日局マオウ………3.0g

ボウ イ オウ ギ トウ
TJ-20 ツムラ防已黄耆湯
エキス顆粒（医療用）

〔保険適応病名〕　出典：金匱要略

色白で筋肉軟らかく水ぶとりの体質で疲れやすく，汗が多く，小便不利で下肢に浮腫をきたし，膝関節の腫痛するものの次の諸症：腎炎，ネフローゼ，妊娠腎，陰嚢水腫，肥満症，関節炎，癰，癤，筋炎，浮腫，皮膚病，多汗症，月経不順

〔組成〕

本品7.5g中，下記の割合の混合生薬の乾燥エキス3.75gを含有する．

日局オウギ………5.0g	日局タイソウ……3.0g
日局ボウイ………5.0g	日局カンゾウ……1.5g
日局ソウジュツ…3.0g	日局ショウキョウ…1.0g

ショウハン ゲ カ ブクリョウトウ
TJ-21 ツムラ小半夏加茯苓湯
エキス顆粒（医療用）

〔保険適応病名〕　出典：金匱要略

体力中等度の次の諸症：妊娠嘔吐（つわり），そのほかの諸病の嘔吐（急性胃腸炎，湿性胸膜炎，水腫性脚気，蓄膿症）

〔組成〕

本品7.5g中，下記の割合の混合生薬の乾燥エキス2.25gを含有する．

日局ハンゲ………6.0g	日局ショウキョウ…1.5g
日局ブクリョウ…5.0g	

TJ-22 ツムラ消風散（ショウフウサン）
エキス顆粒（医療用）

〔保険適応病名〕　出典：外科正宗

分泌物が多く，かゆみの強い慢性の皮膚病（湿疹，蕁麻疹，水虫，あせも，皮膚瘙痒症）

〔組成〕

本品7.5g中，下記の割合の混合生薬の乾燥エキス4.0gを含有する．

日局セッコウ……3.0g	日局チモ…………1.5g
日局ジオウ………3.0g	日局カンゾウ……1.0g
日局トウキ………3.0g	日局クジン………1.0g
日局ゴボウシ……2.0g	日局ケイガイ……1.0g
日局ソウジュツ…2.0g	ゴマ…………1.5g
日局ボウフウ……2.0g	ゼンタイ……1.0g
日局モクツウ……2.0g	

TJ-23 ツムラ当帰芍薬散（トウキシャクヤクサン）
エキス顆粒（医療用）

〔保険適応病名〕　出典：金匱要略

筋肉が一体に軟弱で疲労しやすく，腰脚の冷えやすいものの次の諸症：貧血，倦怠感，更年期障害（頭重，頭痛，めまい，肩こり等），月経不順，月経困難，不妊症，動悸，慢性腎炎，妊娠中の諸病（浮腫，習慣性流産，痔，腹痛），脚気，半身不随，心臓弁膜症

〔組成〕

本品7.5g中，下記の割合の混合生薬の乾燥エキス4.0gを含有する．

日局シャクヤク…4.0g	日局ブクリョウ…4.0g
日局ソウジュツ…4.0g	日局センキュウ…3.0g
日局タクシャ……4.0g	日局トウキ………3.0g

TJ-24 ツムラ加味逍遙散（カミショウヨウサン）
エキス顆粒（医療用）

〔保険適応病名〕　出典：和剤局方

体質虚弱な婦人で肩がこり，疲れやすく，精神不安などの精神神経症状，ときに便秘の傾向のある次の諸症：冷え症，虚弱体質，月経不順，月経困難，更年期障害，血の道症

〔組成〕

本品7.5g中，下記の割合の混合生薬の乾燥エキス4.0gを含有する．

日局サイコ………3.0g	日局サンシシ……2.0g
日局シャクヤク…3.0g	日局ボタンピ……2.0g
日局ソウジュツ…3.0g	日局カンゾウ……1.5g
日局トウキ………3.0g	日局ショウキョウ…1.0g
日局ブクリョウ…3.0g	日局ハッカ………1.0g

TJ-25 ツムラ桂枝茯苓丸（ケイシブクリョウガン）
エキス顆粒（医療用）

〔保険適応病名〕　出典：金匱要略

体格はしっかりしていて赤ら顔が多く，腹部は大体充実，下腹部に抵抗のあるものの次の諸症：子宮並びにその付属器の炎症，子宮内膜炎，月経不順，月経困難，帯下，更年期障害（頭痛，めまい，のぼせ，肩こり等），冷え症，腹膜炎，打撲症，痔疾患，睾丸炎

〔組成〕

本品7.5g中，下記の割合の混合生薬の乾燥エキス1.75gを含有する．

日局ケイヒ………3.0g	日局ブクリョウ…3.0g
日局シャクヤク…3.0g	日局ボタンピ……3.0g
日局トウニン……3.0g	

TJ-26 ツムラ桂枝加竜骨牡蛎湯（ケイシカリュウコツボレイトウ）
エキス顆粒（医療用）

〔保険適応病名〕　出典：金匱要略

下腹直腹筋に緊張のある比較的体力の衰えているものの次の諸症：小児夜尿症，神経衰弱，性的神経衰弱，遺精，陰萎

〔組成〕

本品7.5g中，下記の割合の混合生薬の乾燥エキス3.25gを含有する．

日局ケイヒ………4.0g	日局リュウコツ…3.0g
日局シャクヤク…4.0g	日局カンゾウ……2.0g
日局タイソウ……4.0g	日局ショウキョウ…1.5g
日局ボレイ………3.0g	

TJ-27 ツムラ麻黄湯（マオウトウ）
エキス顆粒（医療用）

〔保険適応病名〕　出典：傷寒論

悪寒，発熱，頭痛，腰痛，自然に汗の出ないものの次の諸症：感冒，インフルエンザ（初期のもの），関節リウマチ，喘息，乳児の鼻閉塞，哺乳困難

〔組成〕

本品7.5g中，下記の割合の混合生薬の乾燥エキス1.75gを含有する．

日局キョウニン…5.0g	日局ケイヒ………4.0g
日局マオウ………5.0g	日局カンゾウ……1.5g

TJ-28 ツムラ越婢加朮湯（エッピカジュツトウ）
エキス顆粒（医療用）

〔保険適応病名〕　出典：金匱要略

浮腫と汗が出て小便不利のあるものの次の諸症：腎炎，ネフローゼ，脚気，関節リウマチ，夜尿症，湿疹

〔組成〕

本品7.5g中，下記の割合の混合生薬の乾燥エキス3.25gを含有する．

日局セッコウ……8.0g	日局タイソウ……3.0g
日局マオウ………6.0g	日局カンゾウ……2.0g
日局ソウジュツ…4.0g	日局ショウキョウ…1.0g

TJ-29 ツムラ麦門冬湯（バクモンドウトウ）
エキス顆粒（医療用）

〔保険適応病名〕　出典：金匱要略

痰の切れにくい咳，気管支炎，気管支ぜんそく

〔組成〕

本品9.0g中，下記の割合の混合生薬の乾燥エキス6.0gを含有する．

日局バクモンドウ…10.0g	日局カンゾウ……2.0g
日局ハンゲ……… 5.0g	日局ニンジン……2.0g
日局タイソウ…… 3.0g	コウベイ……5.0g

TJ-30 ツムラ真武湯（シンブトウ）
エキス顆粒（医療用）

〔保険適応病名〕　出典：傷寒論

新陳代謝の沈衰しているものの次の諸症：胃腸疾患，胃腸虚弱症，慢性腸炎，消化不良，胃アトニー症，胃下垂症，ネフローゼ，腹膜炎，脳溢血，脊髄疾患による運動ならびに知覚麻痺，神経衰弱，高血圧症，心臓弁膜症，心不全で心悸亢進，半身不随，リウマチ，老人性瘙痒症

〔組成〕

本品7.5g中，下記の割合の混合生薬の乾燥エキス2.0gを含有する．

日局ブクリョウ…4.0g	日局ショウキョウ…1.5g
日局シャクヤク…3.0g	日局ブシ末………0.5g
日局ソウジュツ…3.0g	

TJ-31 ツムラ呉茱萸湯（ゴシュユトウ）
エキス顆粒（医療用）

〔保険適応病名〕　出典：傷寒論，金匱要略

手足の冷えやすい中等度以下の体力のものの次の諸症：習慣性偏頭痛，習慣性頭痛，嘔吐，脚気，衝心

〔組成〕

本品7.5g中，下記の割合の混合生薬の乾燥エキス2.25gを含有する．

日局タイソウ…4.0g	日局ニンジン………2.0g
日局ゴシュユ…3.0g	日局ショウキョウ…1.5g

TJ-32 ツムラ人参湯（ニンジントウ）
エキス顆粒（医療用）

〔保険適応病名〕　出典：傷寒論，金匱要略

体質虚弱の人，或いは虚弱により体力低下した人の次の諸症：急性・慢性胃腸カタル，胃アトニー症，胃拡張，悪阻（つわり），萎縮腎

〔組成〕

本品7.5g中，下記の割合の混合生薬の乾燥エキス2.5gを含有する．

日局カンキョウ…3.0g	日局ソウジュツ…3.0g
日局カンゾウ……3.0g	日局ニンジン……3.0g

TJ-33 ツムラ大黄牡丹皮湯（ダイオウボタンピトウ）
エキス顆粒（医療用）

〔保険適応病名〕　出典：金匱要略

比較的体力があり，下腹部痛があって，便秘しがちなものの次の諸症：月経不順，月経困難，便秘，痔疾

〔組成〕

本品7.5g中，下記の割合の混合生薬の乾燥エキス3.5gを含有する．

日局トウガシ……6.0g　日局ダイオウ……2.0g
日局トウニン……4.0g　無水ボウショウ…1.8g
日局ボタンピ……4.0g

TJ-34 ツムラ白虎加人参湯（ビャッコカニンジントウ）
エキス顆粒（医療用）

〔保険適応病名〕　出典：傷寒論，金匱要略

のどの渇きとほてりのあるもの

〔組成〕

本品9.0g中，下記の割合の混合生薬の乾燥エキス5.0gを含有する．

日局セッコウ……15.0g　日局ニンジン……1.5g
日局チモ………… 5.0g　コウベイ……8.0g
日局カンゾウ…… 2.0g

TJ-35 ツムラ四逆散（シギャクサン）
エキス顆粒（医療用）

〔保険適応病名〕　出典：傷寒論

比較的体力のあるもので，大柴胡湯証と小柴胡湯証との中間証を表わすものの次の諸症：胆嚢炎，胆石症，胃炎，胃酸過多，胃潰瘍，鼻カタル，気管支炎，神経質，ヒステリー

〔組成〕

本品7.5g中，下記の割合の混合生薬の乾燥エキス2.25gを含有する．

日局サイコ………5.0g　日局キジツ………2.0g
日局シャクヤク…4.0g　日局カンゾウ……1.5g

TJ-36 ツムラ木防已湯（モクボウイトウ）
エキス顆粒（医療用）

〔保険適応病名〕　出典：金匱要略

顔色がさえず，咳をともなう呼吸困難があり，心臓下部に緊張圧重感があるものの心臓，あるいは，腎臓にもとづく疾患，浮腫，心臓性喘息

〔組成〕

本品7.5g中，下記の割合の混合生薬の乾燥エキス1.5gを含有する．

日局セッコウ……10.0g　日局ケイヒ………3.0g
日局ボウイ……… 4.0g　日局ニンジン……3.0g

TJ-37 ツムラ半夏白朮天麻湯（ハンゲビャクジュツテンマトウ）
エキス顆粒（医療用）

〔保険適応病名〕　出典：脾胃論

胃腸虚弱で下肢が冷え，めまい，頭痛などがある者

〔組成〕

本品7.5g中，下記の割合の混合生薬の乾燥エキス4.0gを含有する．

日局チンピ………3.0g　日局タクシャ……1.5g
日局ハンゲ………3.0g　日局ニンジン……1.5g
日局ビャクジュツ…3.0g　日局オウバク……1.0g
日局ブクリョウ…3.0g　日局カンキョウ…1.0g
日局テンマ………2.0g　日局ショウキョウ…0.5g
日局オウギ………1.5g　バクガ………2.0g

TJ-38 ツムラ当帰四逆加呉茱萸生姜湯（トウキシギャクカゴシュユショウキョウトウ）
エキス顆粒（医療用）

〔保険適応病名〕　出典：傷寒論

手足の冷えを感じ，下肢が冷えると下肢又は下腹部が痛くなり易いものの次の諸症：しもやけ，頭痛，下腹部痛，腰痛

〔組成〕

本品7.5g中，下記の割合の混合生薬の乾燥エキス4.0gを含有する．

日局タイソウ……5.0g　日局カンゾウ……2.0g
日局ケイヒ………3.0g　日局ゴシュユ……2.0g
日局シャクヤク…3.0g　日局サイシン……2.0g
日局トウキ………3.0g　日局ショウキョウ…1.0g
日局モクツウ……3.0g

TJ-39 ツムラ苓桂朮甘湯（リョウケイジュツカントウ）
エキス顆粒（医療用）

〔保険適応病名〕　出典：傷寒論，金匱要略

めまい，ふらつきがあり，または動悸があり尿量が減少するものの次の諸症：神経質，ノイローゼ，めまい，動悸，息切れ，頭痛

〔組成〕

本品7.5g中，下記の割合の混合生薬の乾燥エキス1.5gを含有する．

日局ブクリョウ…6.0g　日局ソウジュツ…3.0g
日局ケイヒ………4.0g　日局カンゾウ……2.0g

TJ-40 ツムラ猪苓湯（チョレイトウ）
エキス顆粒（医療用）

〔保険適応病名〕　出典：傷寒論，金匱要略

尿量減少，小便難，口渇を訴えるものの次の諸症：尿道炎，腎臓炎，腎石症，淋炎，排尿痛，血尿，腰以下の浮腫，残尿感，下痢

〔組成〕

本品7.5g中，下記の割合の混合生薬の乾燥エキス2.5gを含有する．

日局タクシャ……3.0g　アキョウ…………3.0g
日局チョレイ……3.0g　カッセキ…………3.0g
日局ブクリョウ…3.0g

TJ-41 ツムラ補中益気湯（ホチュウエッキトウ）
エキス顆粒（医療用）

〔保険適応病名〕　出典：弁惑論

消化機能が衰え，四肢倦怠感著しい虚弱体質者の次の諸症：夏やせ，病後の体力増強，結核症，食欲不振，胃下垂，感冒，痔，脱肛，子宮下垂，陰萎，半身不随，多汗症

〔組成〕

本品7.5g中，下記の割合の混合生薬の乾燥エキス5.0gを含有する．

日局オウギ………4.0g　日局タイソウ……2.0g
日局ソウジュツ…4.0g　日局チンピ………2.0g
日局ニンジン……4.0g　日局カンゾウ……1.5g
日局トウキ………3.0g　日局ショウマ……1.0g
日局サイコ………2.0g　日局ショウキョウ…0.5g

TJ-43 ツムラ六君子湯（リックンシトウ）
エキス顆粒（医療用）

〔保険適応病名〕　出典：万病回春

胃腸の弱いもので，食欲がなく，みぞおちがつかえ，疲れやすく，貧血性で手足が冷えやすいものの次の諸症：胃炎，胃アトニー，胃下垂，消化不良，食欲不振，胃痛，嘔吐

〔組成〕

本品7.5g中，下記の割合の混合生薬の乾燥エキス4.0gを含有する．

日局ソウジュツ…4.0g　日局タイソウ……2.0g
日局ニンジン……4.0g　日局チンピ………2.0g
日局ハンゲ………4.0g　日局カンゾウ……1.0g
日局ブクリョウ…4.0g　日局ショウキョウ…0.5g

TJ-45 ツムラ桂枝湯（ケイシトウ）
エキス顆粒（医療用）

〔保険適応病名〕　出典：傷寒論，金匱要略

体力が衰えたときの風邪の初期

〔組成〕

本品7.5g中，下記の割合の混合生薬の乾燥エキス3.0gを含有する．

日局ケイヒ………4.0g　日局カンゾウ……2.0g
日局シャクヤク…4.0g　日局ショウキョウ…1.5g
日局タイソウ……4.0g

TJ-46 ツムラ七物降下湯（シチモツコウカトウ）
エキス顆粒（医療用）

〔保険適応病名〕　出典：修琴堂創方

身体虚弱の傾向のあるものの次の諸症：高血圧に伴う随伴症状（のぼせ，肩こり，耳なり，頭重）

〔組成〕

本品7.5g中，下記の割合の混合生薬の乾燥エキス4.0gを含有する．

日局シャクヤク…4.0g　日局センキュウ…3.0g
日局トウキ………4.0g　日局チョウトウコウ…3.0g
日局オウギ………3.0g　日局オウバク……2.0g
日局ジオウ………3.0g

TJ-47 ツムラ釣藤散
エキス顆粒（医療用）

〔保険適応病名〕　出典：本事方

慢性に続く頭痛で中年以降，または高血圧の傾向のあるもの

〔組成〕

本品7.5g中，下記の割合の混合生薬の乾燥エキス4.5gを含有する.

日局セッコウ……5.0g	日局キクカ………2.0g
日局チョウトウコウ…3.0g	日局ニンジン……2.0g
日局チンピ………3.0g	日局ボウフウ……2.0g
日局バクモンドウ…3.0g	日局カンゾウ……1.0g
日局ハンゲ………3.0g	日局ショウキョウ…1.0g
日局ブクリョウ…3.0g	

TJ-48 ツムラ十全大補湯
エキス顆粒（医療用）

〔保険適応病名〕　出典：和剤局方

病後の体力低下，疲労倦怠，食欲不振，ねあせ，手足の冷え，貧血

〔組成〕

本品7.5g中，下記の割合の混合生薬の乾燥エキス5.0gを含有する.

日局オウギ………3.0g	日局ソウジュツ…3.0g
日局ケイヒ………3.0g	日局トウキ………3.0g
日局ジオウ………3.0g	日局ニンジン……3.0g
日局シャクヤク…3.0g	日局ブクリョウ…3.0g
日局センキュウ…3.0g	日局カンゾウ……1.5g

TJ-50 ツムラ荊芥連翹湯
エキス顆粒（医療用）

〔保険適応病名〕　出典：一貫堂創方

蓄膿症，慢性鼻炎，慢性扁桃炎，にきび

〔組成〕

本品7.5g中，下記の割合の混合生薬の乾燥エキス4.5gを含有する.

日局オウゴン……1.5g	日局シャクヤク…1.5g
日局オウバク……1.5g	日局センキュウ…1.5g
日局オウレン……1.5g	日局トウキ………1.5g
日局キキョウ……1.5g	日局ハッカ………1.5g
日局キジツ………1.5g	日局ビャクシ……1.5g
日局ケイガイ……1.5g	日局ボウフウ……1.5g
日局サイコ………1.5g	日局レンギョウ…1.5g
日局サンシシ……1.5g	日局カンゾウ……1.0g
日局ジオウ………1.5g	

TJ-51 ツムラ潤腸湯
エキス顆粒（医療用）

〔保険適応病名〕　出典：万病回春

便秘

〔組成〕

本品7.5g中，下記の割合の混合生薬の乾燥エキス5.0gを含有する.

日局ジオウ………6.0g	日局コウボク……2.0g
日局トウキ………3.0g	日局ダイオウ……2.0g
日局オウゴン……2.0g	日局トウニン……2.0g
日局キジツ………2.0g	日局マシニン……2.0g
日局キョウニン…2.0g	日局カンゾウ……1.5g

TJ-52 ツムラ薏苡仁湯
エキス顆粒（医療用）

〔保険適応病名〕　出典：明医指掌

関節痛，筋肉痛

〔組成〕

本品7.5g中，下記の割合の混合生薬の乾燥エキス5.0gを含有する.

日局ヨクイニン…8.0g	日局ケイヒ………3.0g
日局ソウジュツ…4.0g	日局シャクヤク…3.0g
日局トウキ………4.0g	日局カンゾウ……2.0g
日局マオウ………4.0g	

TJ-53 ツムラ疎経活血湯
エキス顆粒（医療用）

〔保険適応病名〕　出典：万病回春

関節痛，神経痛，腰痛，筋肉痛

〔組成〕

本品7.5g中，下記の割合の混合生薬の乾燥エキス5.0gを含有する.

日局シャクヤク…2.5g	日局ゴシツ………1.5g
日局ジオウ………2.0g	日局チンピ………1.5g
日局センキュウ…2.0g	日局ボウイ………1.5g
日局ソウジュツ…2.0g	日局ボウフウ……1.5g
日局トウキ………2.0g	日局リュウタン…1.5g
日局トウニン……2.0g	日局カンゾウ……1.0g
日局ブクリョウ…2.0g	日局ビャクシ……1.0g
日局イレイセン…1.5g	日局ショウキョウ…0.5g
日局キョウカツ…1.5g	

TJ-54 ツムラ抑肝散
エキス顆粒（医療用）

〔保険適応病名〕　出典：保嬰撮要

虚弱な体質で神経がたかぶるものの次の諸症：神経症，不眠症，小児夜なき，小児疳症

〔組成〕

本品7.5g中，下記の割合の混合生薬の乾燥エキス3.25gを含有する.

日局ソウジュツ…4.0g	日局トウキ………3.0g
日局ブクリョウ…4.0g	日局サイコ………2.0g
日局センキュウ…3.0g	日局カンゾウ……1.5g
日局チョウトウコウ…3.0g	

TJ-55 ツムラ麻杏甘石湯
エキス顆粒（医療用）

〔保険適応病名〕　出典：傷寒論

小児ぜんそく，気管支ぜんそく

〔組成〕

本品7.5g中，下記の割合の混合生薬の乾燥エキス1.75gを含有する.

日局セッコウ……10.0g	日局マオウ………4.0g
日局キョウニン… 4.0g	日局カンゾウ……2.0g

TJ-56 ツムラ五淋散
エキス顆粒（医療用）

〔保険適応病名〕　出典：和剤局方

頻尿，排尿痛，残尿感

〔組成〕

本品7.5g中，下記の割合の混合生薬の乾燥エキス5.0gを含有する.

日局ブクリョウ…6.0g	日局トウキ………3.0g
日局オウゴン……3.0g	日局モクツウ……3.0g
日局カンゾウ……3.0g	日局サンシシ……2.0g
日局ジオウ………3.0g	日局シャクヤク…2.0g
日局シャゼンシ…3.0g	カッセキ……3.0g
日局タクシャ……3.0g	

TJ-57 ツムラ温清飲
エキス顆粒（医療用）

〔保険適応病名〕　出典：万病回春

皮膚の色つやが悪く，のぼせるものに用いる：月経不順，月経困難，血の道症，更年期障害，神経症

〔組成〕

本品7.5g中，下記の割合の混合生薬の乾燥エキス3.75gを含有する.

日局ジオウ………3.0g	日局オウゴン……1.5g
日局シャクヤク…3.0g	日局オウバク……1.5g
日局センキュウ…3.0g	日局オウレン……1.5g
日局トウキ………3.0g	日局サンシシ……1.5g

TJ-58 ツムラ清上防風湯
エキス顆粒（医療用）

〔保険適応病名〕　出典：万病回春

にきび

〔組成〕

本品7.5g中，下記の割合の混合生薬の乾燥エキス4.75gを含有する.

日局オウゴン……2.5g	日局レンギョウ…2.5g
日局キキョウ……2.5g	日局オウレン……1.0g
日局サンシシ……2.5g	日局カンゾウ……1.0g
日局センキュウ…2.5g	日局キジツ………1.0g
日局ハマボウフウ…2.5g	日局ケイガイ……1.0g
日局ビャクシ……2.5g	日局ハッカ………1.0g

TJ-59 ツムラ治頭瘡一方
エキス顆粒（医療用）

〔保険適応病名〕　出典：本朝経験方

湿疹，くさ，乳幼児の湿疹

〔組成〕

本品7.5g中，下記の割合の混合生薬の乾燥エキス3.0gを含有する.

日局センキュウ…3.0g	日局カンゾウ……1.0g
日局ソウジュツ…3.0g	日局ケイガイ……1.0g
日局レンギョウ…3.0g	日局コウカ………1.0g
日局ニンドウ……2.0g	日局ダイオウ……0.5g
日局ボウフウ……2.0g	

TJ-60 ツムラ桂枝加芍薬湯（ケイシカシャクヤクトウ）エキス顆粒（医療用）

〔保険適応病名〕　出典：傷寒論

腹部膨満感のある次の諸症：しぶり腹，腹痛

〔組成〕

本品 7.5 g 中，下記の割合の混合生薬の乾燥エキス 3.75 g を含有する．

日局シャクヤク…6.0 g	日局カンゾウ……2.0 g
日局ケイヒ………4.0 g	日局ショウキョウ…1.0 g
日局タイソウ……4.0 g	

TJ-61 ツムラ桃核承気湯（トウカクジョウキトウ）エキス顆粒（医療用）

〔保険適応病名〕　出典：傷寒論

比較的体力があり，のぼせて便秘しがちなものの次の諸症：月経不順，月経困難症，月経時や産後の精神不安，腰痛，便秘，高血圧の随伴症状（頭痛，めまい，肩こり）

〔組成〕

本品 7.5 g 中，下記の割合の混合生薬の乾燥エキス 3.0 g を含有する．

日局トウニン……5.0 g	日局カンゾウ……1.5 g
日局ケイヒ………4.0 g	無水ボウショウ…0.9 g
日局ダイオウ……3.0 g	

TJ-62 ツムラ防風通聖散（ボウフウツウショウサン）エキス顆粒（医療用）

〔保険適応病名〕　出典：宣明論

腹部に皮下脂肪が多く，便秘がちなものの次の諸症：高血圧の随伴症状（どうき，肩こり，のぼせ），肥満症，むくみ，便秘

〔組成〕

本品 7.5 g 中，下記の割合の混合生薬の乾燥エキス 4.5 g を含有する．

日局オウゴン……2.0 g	日局センキュウ…1.2 g
日局カンゾウ……2.0 g	日局トウキ………1.2 g
日局キキョウ……2.0 g	日局ハッカ………1.2 g
日局セッコウ……2.0 g	日局ボウフウ……1.2 g
日局ビャクジュツ…2.0 g	日局マオウ………1.2 g
日局ダイオウ……1.5 g	日局レンギョウ…1.2 g
日局ケイガイ……1.2 g	日局ショウキョウ…0.3 g
日局サンシシ……1.2 g	カッセキ……3.0 g
日局シャクヤク…1.2 g	無水ボウショウ…0.7 g

TJ-63 ツムラ五積散（ゴシャクサン）エキス顆粒（医療用）

〔保険適応病名〕　出典：和剤局方

慢性に経過し，症状の激しくない次の諸症：胃腸炎，腰痛，神経痛，関節痛，月経痛，頭痛，冷え症，更年期障害，感冒

〔組成〕

本品 7.5 g 中，下記の割合の混合生薬の乾燥エキス 4.0 g を含有する．

日局ソウジュツ…3.0 g	日局ケイヒ………1.0 g
日局チンピ………2.0 g	日局コウボク……1.0 g
日局トウキ………2.0 g	日局シャクヤク…1.0 g
日局ハンゲ………2.0 g	日局ショウキョウ…1.0 g
日局ブクリョウ…2.0 g	日局センキュウ…1.0 g
日局カンゾウ……1.0 g	日局タイソウ……1.0 g
日局キキョウ……1.0 g	日局ビャクシ……1.0 g
日局キジツ………1.0 g	日局マオウ………1.0 g

TJ-64 ツムラ炙甘草湯（シャカンゾウトウ）エキス顆粒（医療用）

〔保険適応病名〕　出典：傷寒論，金匱要略

体力がおとろえて，疲れやすいものの動悸，息切れ

〔組成〕

本品 9.0 g 中，下記の割合の混合生薬の乾燥エキス 7.0 g を含有する．

日局ジオウ………6.0 g	日局マシニン……3.0 g
日局バクモンドウ…6.0 g	日局ショウキョウ…1.0 g
日局ケイヒ………3.0 g	シャカンゾウ…3.0 g
日局タイソウ……3.0 g	アキョウ……2.0 g
日局ニンジン………3.0 g	

TJ-65 ツムラ帰脾湯（キヒトウ）エキス顆粒（医療用）

〔保険適応病名〕　出典：済生方

虚弱体質で血色の悪い人の次の諸症：貧血，不眠症

〔組成〕

本品 7.5 g 中，下記の割合の混合生薬の乾燥エキス 4.5 g を含有する．

日局オウギ………3.0 g	日局タイソウ……2.0 g
日局サンソウニン…3.0 g	日局トウキ………2.0 g
日局ニンジン……3.0 g	日局カンゾウ……1.0 g
日局ビャクジュツ…3.0 g	日局ショウキョウ…1.0 g
日局ブクリョウ…3.0 g	日局モッコウ……1.0 g
日局オンジ………2.0 g	リュウガンニク…3.0 g

TJ-66 ツムラ参蘇飲（ジンソイン）エキス顆粒（医療用）

〔保険適応病名〕　出典：和剤局方

感冒，せき

〔組成〕

本品 7.5 g 中，下記の割合の混合生薬の乾燥エキス 4.0 g を含有する．

日局ハンゲ………3.0 g	日局ニンジン……1.5 g
日局ブクリョウ…3.0 g	日局カンゾウ……1.0 g
日局カッコン……2.0 g	日局キジツ………1.0 g
日局キキョウ……2.0 g	日局ソヨウ………1.0 g
日局チンピ………2.0 g	日局ショウキョウ…0.5 g
日局タイソウ……1.5 g	ゼンコ………2.0 g

TJ-67 ツムラ女神散（ニョシンサン）エキス顆粒（医療用）

〔保険適応病名〕　出典：浅田家方

のぼせとめまいのあるものの次の諸症：産前産後の神経症，月経不順，血の道症

〔組成〕

本品 7.5 g 中，下記の割合の混合生薬の乾燥エキス 4.5 g を含有する．

日局コウブシ……3.0 g	日局ニンジン……2.0 g
日局センキュウ…3.0 g	日局ビンロウジ…2.0 g
日局ソウジュツ…3.0 g	日局オウレン……1.0 g
日局トウキ………3.0 g	日局カンゾウ……1.0 g
日局オウゴン……2.0 g	日局チョウジ……1.0 g
日局ケイヒ………2.0 g	日局モッコウ……1.0 g

TJ-68 ツムラ芍薬甘草湯（シャクヤクカンゾウトウ）エキス顆粒（医療用）

〔保険適応病名〕　出典：傷寒論

急激におこる筋肉のけいれんを伴う疼痛

〔組成〕

本品 7.5 g 中，下記の割合の混合生薬の乾燥エキス 2.5 g を含有する．

日局カンゾウ……6.0 g	日局シャクヤク…6.0 g

TJ-69 ツムラ茯苓飲（ブクリョウイン）エキス顆粒（医療用）

〔保険適応病名〕　出典：金匱要略

吐きけや胸やけがあり尿量が減少するものの次の諸症：胃炎，胃アトニー，溜飲

〔組成〕

本品 7.5 g 中，下記の割合の混合生薬の乾燥エキス 2.75 g を含有する．

日局ブクリョウ…5.0 g	日局ニンジン……3.0 g
日局ソウジュツ…4.0 g	日局キジツ………1.5 g
日局チンピ………3.0 g	日局ショウキョウ…1.0 g

TJ-70 ツムラ香蘇散（コウソサン）エキス顆粒（医療用）

〔保険適応病名〕　出典：和剤局方

胃腸虚弱で神経質の人の風邪の初期

〔組成〕

本品 7.5 g 中，下記の割合の混合生薬の乾燥エキス 2.0 g を含有する．

日局コウブシ……4.0 g	日局カンゾウ……1.5 g
日局ソヨウ………2.0 g	日局ショウキョウ…1.0 g
日局チンピ………2.0 g	

TJ-71 ツムラ四物湯（シモツトウ）
エキス顆粒（医療用）

〔保険適応病名〕 **出典**：和剤局方

皮膚が枯燥し，色つやの悪い体質で胃腸障害のない人の次の諸症：**産後あるいは流産後の疲労回復，月経不順，冷え症，しもやけ，しみ，血の道症**

〔組成〕

本品7.5g中，下記の割合の混合生薬の乾燥エキス2.75gを含有する．

日局ジオウ………3.0g　日局センキュウ…3.0g
日局シャクヤク…3.0g　日局トウキ………3.0g

TJ-72 ツムラ甘麦大棗湯（カンバクタイソウトウ）
エキス顆粒（医療用）

〔保険適応病名〕 **出典**：金匱要略

夜泣き，ひきつけ

〔組成〕

本品7.5g中，下記の割合の混合生薬の乾燥エキス3.25gを含有する．

日局タイソウ……6.0g　ショウバク……20.0g
日局カンゾウ……5.0g

TJ-73 ツムラ柴陥湯（サイカントウ）
エキス顆粒（医療用）

〔保険適応病名〕 **出典**：本朝経験方

咳，咳による胸痛

〔組成〕

本品7.5g中，下記の割合の混合生薬の乾燥エキス5.0gを含有する．

日局サイコ………5.0g　日局オウレン……1.5g
日局ハンゲ………5.0g　日局カンゾウ……1.5g
日局オウゴン……3.0g　日局ショウキョウ…1.0g
日局タイソウ……3.0g　カロニン……3.0g
日局ニンジン……2.0g

TJ-74 ツムラ調胃承気湯（チョウイジョウキトウ）
エキス顆粒（医療用）

〔保険適応病名〕 **出典**：傷寒論

便秘

〔組成〕

本品7.5g中，下記の割合の混合生薬の乾燥エキス1.25gを含有する．

日局ダイオウ……2.0g　無水ボウショウ…0.5g
日局カンゾウ……1.0g

TJ-75 ツムラ四君子湯（シクンシトウ）
エキス顆粒（医療用）

〔保険適応病名〕 **出典**：和剤局方

やせて顔色が悪くて，食欲がなく，つかれやすいものの次の諸症：**胃腸虚弱，慢性胃炎，胃のもたれ，嘔吐，下痢**

〔組成〕

本品7.5g中，下記の割合の混合生薬の乾燥エキス2.75gを含有する．

日局ソウジュツ…4.0g　日局カンゾウ……1.0g
日局ニンジン……4.0g　日局ショウキョウ……1.0g
日局ブクリョウ…4.0g　日局タイソウ……1.0g

TJ-76 ツムラ竜胆瀉肝湯（リュウタンシャカントウ）
エキス顆粒（医療用）

〔保険適応病名〕 **出典**：薛氏十六種

比較的体力があり，下腹部筋肉が緊張する傾向があるものの次の諸症：**排尿痛，残尿感，尿の濁り，こしけ**

〔組成〕

本品7.5g中，下記の割合の混合生薬の乾燥エキス5.5gを含有する．

日局ジオウ………5.0g　日局タクシャ……3.0g
日局トウキ………5.0g　日局カンゾウ……1.0g
日局モクツウ……5.0g　日局サンシシ……1.0g
日局オウゴン……3.0g　日局リュウタン…1.0g
日局シャゼンシ…3.0g

TJ-77 ツムラ芎帰膠艾湯（キュウキキョウガイトウ）
エキス顆粒（医療用）

〔保険適応病名〕 **出典**：金匱要略

痔出血

〔組成〕

本品9.0g中，下記の割合の混合生薬の乾燥エキス6.0gを含有する．

日局ジオウ………5.0g　日局センキュウ…3.0g
日局シャクヤク…4.0g　アキョウ……3.0g
日局トウキ………4.0g　ガイヨウ……3.0g
日局カンゾウ……3.0g

TJ-78 ツムラ麻杏薏甘湯（マキョウヨクカントウ）
エキス顆粒（医療用）

〔保険適応病名〕 **出典**：金匱要略

関節痛，神経痛，筋肉痛

〔組成〕

本品7.5g中，下記の割合の混合生薬の乾燥エキス3.0gを含有する．

日局ヨクイニン…10.0g 日局キョウニン…3.0g
日局マオウ……… 4.0g 日局カンゾウ……2.0g

TJ-79 ツムラ平胃散（ヘイイサン）
エキス顆粒（医療用）

〔保険適応病名〕 **出典**：和剤局方

胃がもたれて消化不良の傾向のある次の諸症：**急・慢性胃カタル，胃アトニー，消化不良，食欲不振**

〔組成〕

本品7.5g中，下記の割合の混合生薬の乾燥エキス3.25gを含有する．

日局ソウジュツ…4.0g　日局タイソウ……2.0g
日局コウボク……3.0g　日局カンゾウ……1.0g
日局チンピ………3.0g　日局ショウキョウ…0.5g

TJ-80 ツムラ柴胡清肝湯（サイコセイカントウ）
エキス顆粒（医療用）

〔保険適応病名〕 **出典**：一貫堂創方

かんの強い傾向のある小児の次の諸症：**神経症，慢性扁桃腺炎，湿疹**

〔組成〕

本品7.5g中，下記の割合の混合生薬の乾燥エキス4.75gを含有する．

日局サイコ………2.0g　日局サンシシ……1.5g
日局オウゴン……1.5g　日局ジオウ………1.5g
日局オウバク……1.5g　日局シャクヤク…1.5g
日局オウレン……1.5g　日局センキュウ…1.5g
日局カロコン……1.5g　日局トウキ………1.5g
日局カンゾウ……1.5g　日局ハッカ………1.5g
日局キキョウ……1.5g　日局レンギョウ…1.5g
日局ゴボウシ……1.5g

TJ-81 ツムラ二陳湯（ニチントウ）
エキス顆粒（医療用）

〔保険適応病名〕 **出典**：和剤局方

悪心，嘔吐

〔組成〕

本品7.5g中，下記の割合の混合生薬の乾燥エキス3.0gを含有する．

日局ハンゲ………5.0g　日局カンゾウ……1.0g
日局ブクリョウ…5.0g　日局ショウキョウ…1.0g
日局チンピ………4.0g

TJ-82 ツムラ桂枝人参湯（ケイシニンジントウ）
エキス顆粒（医療用）

〔保険適応病名〕 **出典**：傷寒論

胃腸の弱い人の次の諸症：**頭痛，動悸，慢性胃腸炎，胃アトニー**

〔組成〕

本品7.5g中，下記の割合の混合生薬の乾燥エキス2.5gを含有する．

日局ケイヒ………4.0g　日局ニンジン……3.0g
日局カンゾウ……3.0g　日局カンキョウ…2.0g
日局ソウジュツ…3.0g

TJ-83 ツムラ抑肝散加陳皮半夏（ヨクカンサンカチンピハンゲ）
エキス顆粒（医療用）

〔保険適応病名〕 **出典**：本朝経験方

虚弱な体質で神経がたかぶるものの次の諸症：**神経症，不眠症，小児夜なき，小児疳症**

〔組成〕

本品7.5g中，下記の割合の混合生薬の乾燥エキス4.5gを含有する．

日局ハンゲ………5.0g　日局チンピ………3.0g
日局ソウジュツ…4.0g　日局トウキ………3.0g
日局ブクリョウ…4.0g　日局サイコ………2.0g
日局センキュウ…3.0g　日局カンゾウ……1.5g
日局チョウトウコウ…3.0g

ダイ オウ カン ゾウ トウ
TJ-84 ツムラ大黄甘草湯
エキス顆粒（医療用）

〔保険適応病名〕　出典：金匱要略

便秘症

〔組成〕

本品7.5g中，下記の割合の混合生薬の乾燥エキス1.5gを含有する．

日局ダイオウ……4.0g　日局カンゾウ……2.0g

シン ピ トウ
TJ-85 ツムラ神秘湯
エキス顆粒（医療用）

〔保険適応病名〕　出典：浅田家方

小児ぜんそく，気管支ぜんそく，気管支炎

〔組成〕

本品7.5g中，下記の割合の混合生薬の乾燥エキス2.75gを含有する．

日局マオウ………5.0g　日局カンゾウ……2.0g
日局キョウニン…4.0g　日局サイコ………2.0g
日局コウボク……3.0g　日局ソヨウ………1.5g
日局チンピ………2.5g

トウ キ イン シ
TJ-86 ツムラ当帰飲子
エキス顆粒（医療用）

〔保険適応病名〕　出典：済生方

冷え症のものの次の諸症：慢性湿疹（分泌物の少ないもの），かゆみ

〔組成〕

本品7.5g中，下記の割合の混合生薬の乾燥エキス5.0gを含有する．

日局トウキ………5.0g　日局ボウフウ……3.0g
日局ジオウ………4.0g　日局カシュウ……2.0g
日局シツリシ……3.0g　日局オウギ………1.5g
日局シャクヤク…3.0g　日局ケイガイ……1.5g
日局センキュウ…3.0g　日局カンゾウ……1.0g

ロク ミ ガン
TJ-87 ツムラ六味丸
エキス顆粒（医療用）

〔保険適応病名〕　出典：小児直訣

疲れやすくて尿量減少または多尿で，時に口渇があるものの次の諸症：排尿困難，頻尿，むくみ，かゆみ

〔組成〕

本品7.5g中，下記の割合の混合生薬の乾燥エキス3.75gを含有する．

日局ジオウ………5.0g　日局タクシャ……3.0g
日局サンシュユ…3.0g　日局ブクリョウ…3.0g
日局サンヤク……3.0g　日局ボタンピ……3.0g

ニ ジュツ トウ
TJ-88 ツムラ二朮湯
エキス顆粒（医療用）

〔保険適応病名〕　出典：万病回春

五十肩

〔組成〕

本品7.5g中，下記の割合の混合生薬の乾燥エキス5.0gを含有する．

日局ハンゲ………4.0g　日局ビャクジュツ…2.5g
日局ソウジュツ…3.0g　日局ブクリョウ…2.5g
日局イレイセン…2.5g　日局カンゾウ……1.0g
日局オウゴン……2.5g　日局ショウキョウ…1.0g
日局コウブシ……2.5g　テンナンショウ…2.5g
日局チンピ………2.5g　ワキョウカツ…2.5g

ヂ ダ ボク イッ ポウ
TJ-89 ツムラ治打撲一方
エキス顆粒（医療用）

〔保険適応病名〕　出典：香川修庵経験方

打撲によるはれ及び痛み

〔組成〕

本品7.5g中，下記の割合の混合生薬の乾燥エキス2.25gを含有する．

日局ケイヒ………3.0g　日局ダイオウ……1.0g
日局センキュウ…3.0g　日局チョウジ……1.0g
日局センコツ……3.0g　ボクソク……3.0g
日局カンゾウ……1.5g

セイ ハイ トウ
TJ-90 ツムラ清肺湯
エキス顆粒（医療用）

〔保険適応病名〕　出典：万病回春

痰の多く出る咳

〔組成〕

本品9.0g中，下記の割合の混合生薬の乾燥エキス6.0gを含有する．

日局トウキ………3.0g　日局タイソウ……2.0g
日局バクモンドウ…3.0g　日局チンピ………2.0g
日局ブクリョウ…3.0g　日局テンモンドウ…2.0g
日局オウゴン……2.0g　日局バイモ………2.0g
日局キキョウ……2.0g　日局カンゾウ……1.0g
日局キョウニン…2.0g　日局ゴミシ………1.0g
日局サンシシ……2.0g　日局ショウキョウ…1.0g
日局ソウハクヒ…2.0g　チクジョ……2.0g

チク ジョ ウン タン トウ
TJ-91 ツムラ竹茹温胆湯
エキス顆粒（医療用）

〔保険適応病名〕　出典：万病回春

インフルエンザ，風邪，肺炎などの回復期に熱が長びいたり，また平熱になっても，気分がさっぱりせず，せきや痰が多くて安眠が出来ないもの

〔組成〕

本品7.5g中，下記の割合の混合生薬の乾燥エキス5.5gを含有する．

日局ハンゲ…………5.0g　日局チンピ……2.0g
日局サイコ…………3.0g　日局オウレン…1.0g
日局バクモンドウ…3.0g　日局カンゾウ…1.0g
日局ブクリョウ……3.0g　日局ショウキョウ…1.0g
日局キキョウ………2.0g　日局ニンジン…1.0g
日局キジツ…………2.0g　チクジョ…3.0g
日局コウブシ………2.0g

ジ イン シ ホウ トウ
TJ-92 ツムラ滋陰至宝湯
エキス顆粒（医療用）

〔保険適応病名〕　出典：万病回春

虚弱なものの慢性のせき・たん

〔組成〕

本品9.0g中，下記の割合の混合生薬の乾燥エキス6.0gを含有する．

日局コウブシ……3.0g　日局バクモンドウ…3.0g
日局サイコ………3.0g　日局ビャクジュツ…3.0g
日局ジコッピ……3.0g　日局ブクリョウ…3.0g
日局シャクヤク…3.0g　日局バイモ………2.0g
日局チモ…………3.0g　日局カンゾウ……1.0g
日局チンピ………3.0g　日局ハッカ………1.0g
日局トウキ………3.0g

ジ イン コウ カ トウ
TJ-93 ツムラ滋陰降火湯
エキス顆粒（医療用）

〔保険適応病名〕　出典：万病回春

のどにうるおいがなく痰の出なくて咳こむもの

〔組成〕

本品7.5g中，下記の割合の混合生薬の乾燥エキス5.5gを含有する．

日局ソウジュツ…3.0g　日局トウキ………2.5g
日局ジオウ………2.5g　日局バクモンドウ…2.5g
日局シャクヤク…2.5g　日局オウバク……1.5g
日局チンピ………2.5g　日局カンゾウ……1.5g
日局テンモンドウ…2.5g　日局チモ…………1.5g

ゴ コ トウ
TJ-95 ツムラ五虎湯
エキス顆粒（医療用）

〔保険適応病名〕　出典：万病回春

せき，気管支ぜんそく

〔組成〕

本品7.5g中，下記の割合の混合生薬の乾燥エキス2.25gを含有する．

日局セッコウ……10.0g　日局ソウハクヒ…3.0g
日局キョウニン… 4.0g　日局カンゾウ……2.0g
日局マオウ……… 4.0g

サイ ボク トウ
TJ-96 ツムラ柴朴湯
エキス顆粒（医療用）

〔保険適応病名〕　出典：本朝経験方

気分がふさいで，咽喉，食道部に異物感があり，時に動悸，めまい，嘔気などを伴う次の諸症：小児ぜんそく，気管支ぜんそく，気管支炎，せき，不安神経症

〔組成〕

本品7.5g中，下記の割合の混合生薬の乾燥エキス5.0gを含有する．

日局サイコ………7.0g　日局タイソウ……3.0g
日局ハンゲ………5.0g　日局ニンジン……3.0g
日局ブクリョウ…5.0g　日局カンゾウ……2.0g
日局オウゴン……3.0g　日局ソヨウ………2.0g
日局コウボク……3.0g　日局ショウキョウ…1.0g

TJ-97 ツムラ大防風湯（ダイボウフウトウ）
エキス顆粒（医療用）

〔保険適応病名〕　出典：和剤局方
関節がはれて痛み，麻痺，強直して屈伸しがたいものの次の諸症：下肢の関節リウマチ，慢性関節炎，痛風
〔組成〕
本品10.5g中，下記の割合の混合生薬の乾燥エキス8.0gを含有する.
日局オウギ………3.0g　日局カンゾウ……1.5g
日局ジオウ………3.0g　日局キョウカツ…1.5g
日局シャクヤク…3.0g　日局ゴシツ………1.5g
日局ソウジュツ…3.0g　日局タイソウ……1.5g
日局トウキ………3.0g　日局ニンジン……1.5g
日局トチュウ……3.0g　日局カンキョウ…1.0g
日局ボウフウ……3.0g　日局ブシ末………1.0g
日局センキュウ…2.0g

TJ-98 ツムラ黄耆建中湯（オウギケンチュウトウ）
エキス顆粒（医療用）

〔保険適応病名〕　出典：金匱要略
身体虚弱で疲労しやすいものの次の諸症：虚弱体質，病後の衰弱，ねあせ
〔組成〕
本品18.0g中，下記の割合の混合生薬の乾燥エキス4.75gと粉末飴10.0gを含有する.
日局シャクヤク…6.0g　日局タイソウ……4.0g
日局オウギ………4.0g　日局カンゾウ……2.0g
日局ケイヒ………4.0g　日局ショウキョウ…1.0g

TJ-99 ツムラ小建中湯（ショウケンチュウトウ）
エキス顆粒（医療用）

〔保険適応病名〕　出典：傷寒論，金匱要略
体質虚弱で疲労しやすく，血色がすぐれず，腹痛，動悸，手足のほてり，冷え，頻尿および多尿などのいずれかを伴う次の諸症：小児虚弱体質，疲労倦怠，神経質，慢性胃腸炎，小児夜尿症，夜なき
〔組成〕
本品15.0g中，下記の割合の混合生薬の乾燥エキス3.75gと粉末飴10.0gを含有する.
日局シャクヤク…6.0g　日局カンゾウ……2.0g
日局ケイヒ………4.0g　日局ショウキョウ…1.0g
日局タイソウ……4.0g

TJ-100 ツムラ大建中湯（ダイケンチュウトウ）
エキス顆粒（医療用）

〔保険適応病名〕　出典：金匱要略
腹が冷えて痛み，腹部膨満感のあるもの
〔組成〕
本品15.0g中，下記の割合の混合生薬の乾燥エキス1.25gと粉末飴10.0gを含有する.
日局カンキョウ…5.0g　日局サンショウ…2.0g
日局ニンジン……3.0g

TJ-101 ツムラ升麻葛根湯（ショウマカッコントウ）
エキス顆粒（医療用）

〔保険適応病名〕　出典：万病回春
感冒の初期，皮膚炎
〔組成〕
本品7.5g中，下記の割合の混合生薬の乾燥エキス2.25gを含有する.
日局カッコン……5.0g　日局カンゾウ……1.5g
日局シャクヤク…3.0g　日局ショウキョウ…0.5g
日局ショウマ……2.0g

TJ-102 ツムラ当帰湯（トウキトウ）
エキス顆粒（医療用）

〔保険適応病名〕　出典：千金方
背中に寒冷を覚え，腹部膨満感や腹痛のあるもの
〔組成〕
本品7.5g中，下記の割合の混合生薬の乾燥エキス4.75gを含有する.
日局トウキ………5.0g　日局ニンジン……3.0g
日局ハンゲ………5.0g　日局オウギ………1.5g
日局ケイヒ………3.0g　日局カンキョウ…1.5g
日局コウボク……3.0g　日局サンショウ…1.5g
日局シャクヤク…3.0g　日局カンゾウ……1.0g

TJ-103 ツムラ酸棗仁湯（サンソウニントウ）
エキス顆粒（医療用）

〔保険適応病名〕　出典：金匱要略
心身がつかれ弱って眠れないもの
〔組成〕
本品7.5g中，下記の割合の混合生薬の乾燥エキス3.25gを含有する.
日局サンソウニン…10.0g　日局チモ…………3.0g
日局ブクリョウ… 5.0g　日局カンゾウ……1.0g
日局センキュウ… 3.0g

TJ-104 ツムラ辛夷清肺湯（シンイセイハイトウ）
エキス顆粒（医療用）

〔保険適応病名〕　出典：外科正宗
鼻づまり，慢性鼻炎，蓄膿症
〔組成〕
本品7.5g中，下記の割合の混合生薬の乾燥エキス4.5gを含有する.
日局セッコウ……5.0g　日局シンイ………2.0g
日局バクモンドウ…5.0g　日局ビワヨウ……2.0g
日局オウゴン……3.0g　日局ショウマ……1.0g
日局サンシシ……3.0g　ビャクゴウ…3.0g
日局チモ…………3.0g

TJ-105 ツムラ通導散（ツウドウサン）
エキス顆粒（医療用）

〔保険適応病名〕　出典：万病回春
比較的体力があり下腹部に圧痛があって便秘しがちなものの次の諸症：月経不順，月経痛，更年期障害，腰痛，便秘，打ち身（打撲），高血圧の随伴症状（頭痛，めまい，肩こり）
〔組成〕
本品7.5g中，下記の割合の混合生薬の乾燥エキス4.5gを含有する.
日局キジツ………3.0g　日局コウボク……2.0g
日局ダイオウ……3.0g　日局ソボク………2.0g
日局トウキ………3.0g　日局チンピ………2.0g
日局カンゾウ……2.0g　日局モクツウ……2.0g
日局コウカ………2.0g　無水ボウショウ…1.8g

TJ-106 ツムラ温経湯（ウンケイトウ）
エキス顆粒（医療用）

〔保険適応病名〕　出典：金匱要略
手足がほてり，唇がかわくものの次の諸症：月経不順，月経困難，こしけ，更年期障害，不眠，神経症，湿疹，足腰の冷え，しもやけ
〔組成〕
本品7.5g中，下記の割合の混合生薬の乾燥エキス5.0gを含有する.
日局バクモンドウ…4.0g　日局センキュウ…2.0g
日局ハンゲ………4.0g　日局ニンジン……2.0g
日局トウキ………3.0g　日局ボタンピ……2.0g
日局カンゾウ……2.0g　日局ゴシュユ……1.0g
日局ケイヒ………2.0g　日局ショウキョウ…1.0g
日局シャクヤク…2.0g　アキョウ……2.0g

TJ-107 ツムラ牛車腎気丸（ゴシャジンキガン）
エキス顆粒（医療用）

〔保険適応病名〕　出典：済生方
疲れやすくて，四肢が冷えやすく尿量減少または多尿で時に口渇がある次の諸症：下肢痛，腰痛，しびれ，老人のかすみ目，かゆみ，排尿困難，頻尿，むくみ
〔組成〕
本品7.5g中，下記の割合の混合生薬の乾燥エキス4.5gを含有する.
日局ジオウ………5.0g　日局タクシャ……3.0g
日局ゴシツ………3.0g　日局ブクリョウ…3.0g
日局サンシュユ…3.0g　日局ボタンピ……3.0g
日局サンヤク……3.0g　日局ケイヒ………1.0g
日局シャゼンシ…3.0g　日局ブシ末………1.0g

TJ-108 ツムラ人参養栄湯（ニンジンヨウエイトウ）
エキス顆粒（医療用）

〔保険適応病名〕　出典：和剤局方

病後の体力低下，疲労倦怠，食欲不振，ねあせ，手足の冷え，貧血

〔組成〕

本品 9.0 g 中，下記の割合の混合生薬の乾燥エキス 6.0 g を含有する．

日局ジオウ………4.0 g	日局オンジ………2.0 g
日局トウキ………4.0 g	日局シャクヤク…2.0 g
日局ビャクジュツ…4.0 g	日局チンピ………2.0 g
日局ブクリョウ…4.0 g	日局オウギ………1.5 g
日局ニンジン……3.0 g	日局カンゾウ……1.0 g
日局ケイヒ………2.5 g	日局ゴミシ………1.0 g

TJ-109 ツムラ小柴胡湯加桔梗石膏（ショウサイコトウカキキョウセッコウ）
エキス顆粒（医療用）

〔保険適応病名〕　出典：本朝経験方

咽喉がはれて痛む次の諸症：扁桃炎，扁桃周囲炎

〔組成〕

本品 7.5 g 中，下記の割合の混合生薬の乾燥エキス 5.0 g を含有する．

日局セッコウ……10.0 g	日局タイソウ……3.0 g
日局サイコ……… 7.0 g	日局ニンジン……3.0 g
日局ハンゲ……… 5.0 g	日局カンゾウ……2.0 g
日局オウゴン…… 3.0 g	日局ショウキョウ…1.0 g
日局キキョウ…… 3.0 g	

TJ-110 ツムラ立効散（リッコウサン）
エキス顆粒（医療用）

〔保険適応病名〕　出典：衆方規矩

抜歯後の疼痛，歯痛

〔組成〕

本品 7.5 g 中，下記の割合の混合生薬の乾燥エキス 1.5 g を含有する．

日局サイシン……2.0 g	日局カンゾウ……1.5 g
日局ショウマ……2.0 g	日局リュウタン…1.0 g
日局ボウフウ……2.0 g	

TJ-111 ツムラ清心蓮子飲（セイシンレンシイン）
エキス顆粒（医療用）

〔保険適応病名〕　出典：和剤局方

全身倦怠感があり，口や舌が乾き，尿が出しぶるものの次の諸症：残尿感，頻尿，排尿痛

〔組成〕

本品 7.5 g 中，下記の割合の混合生薬の乾燥エキス 5.0 g を含有する．

日局レンニク……4.0 g	日局ニンジン……3.0 g
日局バクモンドウ…4.0 g	日局オウギ………2.0 g
日局ブクリョウ…4.0 g	日局ジコッピ……2.0 g
日局オウゴン……3.0 g	日局カンゾウ……1.5 g
日局シャゼンシ…3.0 g	

TJ-112 ツムラ猪苓湯合四物湯（チョレイトウゴウシモツトウ）
エキス顆粒（医療用）

〔保険適応病名〕　出典：本朝経験方

皮膚が枯燥し，色つやの悪い体質で胃腸障害のない人の次の諸症：排尿困難，排尿痛，残尿感，頻尿

〔組成〕

本品 7.5 g 中，下記の割合の混合生薬の乾燥エキス 5.0 g を含有する．

日局ジオウ………3.0 g	日局トウキ………3.0 g
日局シャクヤク…3.0 g	日局ブクリョウ…3.0 g
日局センキュウ…3.0 g	アキョウ……3.0 g
日局タクシャ……3.0 g	カッセキ……3.0 g
日局チョレイ……3.0 g	

TJ-113 ツムラ三黄瀉心湯（サンオウシャシントウ）
エキス顆粒（医療用）

〔保険適応病名〕　出典：金匱要略

比較的体力があり，のぼせ気味で，顔面紅潮し，精神不安で，便秘の傾向のあるものの次の諸症：高血圧の随伴症状（のぼせ，肩こり，耳なり，頭重，不眠，不安），鼻血，痔出血，便秘，更年期障害，血の道症

〔組成〕

本品 7.5 g 中，下記の割合の混合生薬の乾燥エキス 1.75 g を含有する．

日局オウゴン……3.0 g	日局ダイオウ……3.0 g
日局オウレン……3.0 g	

TJ-114 ツムラ柴苓湯（サイレイトウ）
エキス顆粒（医療用）

〔保険適応病名〕　出典：得効方

吐き気，食欲不振，のどのかわき，排尿が少ないなどの次の諸症：水瀉性下痢，急性胃腸炎，暑気あたり，むくみ

〔組成〕

本品 9.0 g 中，下記の割合の混合生薬の乾燥エキス 6.0 g を含有する．

日局サイコ………7.0 g	日局チョレイ……3.0 g
日局タクシャ……5.0 g	日局ニンジン……3.0 g
日局ハンゲ………5.0 g	日局ブクリョウ…3.0 g
日局オウゴン……3.0 g	日局カンゾウ……2.0 g
日局ソウジュツ…3.0 g	日局ケイヒ………2.0 g
日局タイソウ……3.0 g	日局ショウキョウ…1.0 g

TJ-115 ツムラ胃苓湯（イレイトウ）
エキス顆粒（医療用）

〔保険適応病名〕　出典：万病回春

水瀉性の下痢，嘔吐があり，口渇，尿量減少を伴う次の諸症：食あたり，暑気あたり，冷え腹，急性胃腸炎，腹痛

〔組成〕

本品 7.5 g 中，下記の割合の混合生薬の乾燥エキス 4.25 g を含有する．

日局コウボク……2.5 g	日局ブクリョウ…2.5 g
日局ソウジュツ…2.5 g	日局ケイヒ………2.0 g
日局タクシャ……2.5 g	日局ショウキョウ…1.5 g
日局チョレイ……2.5 g	日局タイソウ……1.5 g
日局チンピ………2.5 g	日局カンゾウ……1.0 g
日局ビャクジュツ…2.5 g	

TJ-116 ツムラ茯苓飲合半夏厚朴湯（ブクリョウインゴウハンゲコウボクトウ）
エキス顆粒（医療用）

〔保険適応病名〕　出典：本朝経験方

気分がふさいで，咽喉，食道部に異物感があり，時に動悸，めまい，嘔気，胸やけなどがあり，尿量の減少するものの次の諸症：不安神経症，神経性胃炎，つわり，溜飲，胃炎

〔組成〕

本品 7.5 g 中，下記の割合の混合生薬の乾燥エキス 4.5 g を含有する．

日局ハンゲ………6.0 g	日局ニンジン……3.0 g
日局ブクリョウ…5.0 g	日局ソヨウ………2.0 g
日局ソウジュツ…4.0 g	日局キジツ………1.5 g
日局コウボク……3.0 g	日局ショウキョウ…1.0 g
日局チンピ………3.0 g	

TJ-117 ツムラ茵蔯五苓散（インチンゴレイサン）
エキス顆粒（医療用）

〔保険適応病名〕　出典：金匱要略

のどが渇いて，尿が少ないものの次の諸症：嘔吐，じんましん，二日酔のむかつき，むくみ

〔組成〕

本品 7.5 g 中，下記の割合の混合生薬の乾燥エキス 2.75 g を含有する．

日局タクシャ……6.0 g	日局ブクリョウ…4.5 g
日局ソウジュツ…4.5 g	日局インチンコウ…4.0 g
日局チョレイ……4.5 g	日局ケイヒ………2.5 g

TJ-118 ツムラ苓姜朮甘湯（リョウキョウジュツカントウ）
エキス顆粒（医療用）

〔保険適応病名〕　出典：金匱要略

腰に冷えと痛みがあって，尿量が多い次の諸症：腰痛，腰の冷え，夜尿症

〔組成〕

本品 7.5 g 中，下記の割合の混合生薬の乾燥エキス 1.75 g を含有する．

日局ブクリョウ…6.0 g	日局ビャクジュツ…3.0 g
日局カンキョウ…3.0 g	日局カンゾウ……2.0 g

TJ-119 ツムラ苓甘姜味辛夏仁湯（リョウカンキョウミシンゲニントウ）
エキス顆粒（医療用）

〔保険適応病名〕　出典：金匱要略

貧血，冷え症で喘鳴を伴う喀痰の多い咳嗽があるもの．

気管支炎，気管支喘息，心臓衰弱，腎臓病

〔組成〕

本品 7.5 g 中，下記の割合の混合生薬の乾燥エキス 4.0 g を含有する．

日局キョウニン…4.0 g	日局カンキョウ…2.0 g
日局ハンゲ………4.0 g	日局カンゾウ……2.0 g
日局ブクリョウ…4.0 g	日局サイシン……2.0 g
日局ゴミシ………3.0 g	

TJ-120 ツムラ黄連湯（オウレントウ）
エキス顆粒（医療用）

〔保険適応病名〕　出典：傷寒論

胃部の停滞感や重圧感，食欲不振のあるものの次の諸症：急性胃炎，二日酔，口内炎

〔組成〕

本品 7.5 g 中，下記の割合の混合生薬の乾燥エキス 4.0 g を含有する．

日局ハンゲ………6.0 g　日局ケイヒ………3.0 g
日局オウレン……3.0 g　日局タイソウ……3.0 g
日局カンキョウ…3.0 g　日局ニンジン……3.0 g
日局カンゾウ……3.0 g

TJ-121 ツムラ三物黄芩湯（サンモツオウゴントウ）
エキス顆粒（医療用）

〔保険適応病名〕　出典：金匱要略

手足のほてり

〔組成〕

本品 7.5 g 中，下記の割合の混合生薬の乾燥エキス 3.75 g を含有する．

日局ジオウ………6.0 g　日局クジン………3.0 g
日局オウゴン……3.0 g

TJ-122 ツムラ排膿散及湯（ハイノウサンキュウトウ）
エキス顆粒（医療用）

〔保険適応病名〕　出典：吉益東洞経験方

患部が発赤，腫脹して疼痛をともなった化膿症，瘍，癤，面疔，その他癤腫症

〔組成〕

本品 7.5 g 中，下記の割合の混合生薬の乾燥エキス 4.5 g を含有する．

日局キキョウ……4.0 g　日局シャクヤク…3.0 g
日局カンゾウ……3.0 g　日局タイソウ……3.0 g
日局キジツ………3.0 g　日局ショウキョウ…1.0 g

TJ-123 ツムラ当帰建中湯（トウキケンチュウトウ）
エキス顆粒（医療用）

〔保険適応病名〕　出典：金匱要略

疲労しやすく，血色のすぐれないものの次の諸症：月経痛，下腹部痛，痔，脱肛の痛み

〔組成〕

本品 7.5 g 中，下記の割合の混合生薬の乾燥エキス 3.75 g を含有する．

日局シャクヤク…5.0 g　日局トウキ………4.0 g
日局ケイヒ………4.0 g　日局カンゾウ……2.0 g
日局タイソウ……4.0 g　日局ショウキョウ…1.0 g

TJ-124 ツムラ川芎茶調散（センキュウチャチョウサン）
エキス顆粒（医療用）

〔保険適応病名〕　出典：和剤局方

かぜ，血の道症，頭痛

〔組成〕

本品 7.5 g 中，下記の割合の混合生薬の乾燥エキス 3.25 g を含有する．

日局コウブシ……4.0 g　日局ビャクシ……2.0 g
日局センキュウ…3.0 g　日局ボウフウ……2.0 g
日局キョウカツ…2.0 g　日局カンゾウ……1.5 g
日局ケイガイ……2.0 g　チャヨウ……1.5 g
日局ハッカ………2.0 g

TJ-125 ツムラ桂枝茯苓丸加薏苡仁（ケイシブクリョウガンカヨクイニン）
エキス顆粒（医療用）

〔保険適応病名〕　出典：金匱要略

比較的体力があり，ときに下腹部痛，肩こり，頭重，めまい，のぼせて足冷えなどを訴えるものの次の諸症：月経不順，血の道症，にきび，しみ，手足のあれ

〔組成〕

本品 7.5 g 中，下記の割合の混合生薬の乾燥エキス 3.75 g を含有する．

日局ヨクイニン…10.0 g　日局トウニン……4.0 g
日局ケイヒ……… 4.0 g　日局ブクリョウ…4.0 g
日局シャクヤク… 4.0 g　日局ボタンピ……4.0 g

TJ-126 ツムラ麻子仁丸（マシニンガン）
エキス顆粒（医療用）

〔保険適応病名〕　出典：傷寒論，金匱要略

便秘

〔組成〕

本品 7.5 g 中，下記の割合の混合生薬の乾燥エキス 2.25 g を含有する．

日局マシニン……5.0 g　日局キョウニン…2.0 g
日局ダイオウ……4.0 g　日局コウボク……2.0 g
日局キジツ………2.0 g　日局シャクヤク…2.0 g

TJ-127 ツムラ麻黄附子細辛湯（マオウブシサイシントウ）
エキス顆粒（医療用）

〔保険適応病名〕　出典：傷寒論

悪寒，微熱，全身倦怠，低血圧で頭痛，めまいあり，四肢に疼痛冷感あるものの次の諸症：感冒，気管支炎

〔組成〕

本品 7.5 g 中，下記の割合の混合生薬の乾燥エキス 1.5 g を含有する．

日局マオウ………4.0 g　日局ブシ末………1.0 g
日局サイシン……3.0 g

TJ-128 ツムラ啓脾湯（ケイヒトウ）
エキス顆粒（医療用）

〔保険適応病名〕　出典：万病回春

やせて，顔色が悪く，食欲がなく，下痢の傾向があるものの次の諸症：胃腸虚弱，慢性胃腸炎，消化不良，下痢

〔組成〕

本品 7.5 g 中，下記の割合の混合生薬の乾燥エキス 4.75 g を含有する．

日局ソウジュツ…4.0 g　日局タクシャ……2.0 g
日局ブクリョウ…4.0 g　日局チンピ………2.0 g
日局サンヤク……3.0 g　日局カンゾウ……1.0 g
日局ニンジン……3.0 g　サンザシ……2.0 g
日局レンニク……3.0 g

TJ-133 ツムラ大承気湯（ダイジョウキトウ）
エキス顆粒（医療用）

〔保険適応病名〕　出典：傷寒論，金匱要略

腹部がかたくつかえて，便秘するもの，あるいは肥満体質で便秘するもの．常習便秘，急性便秘，高血圧，神経症，食当り

〔組成〕

本品 7.5 g 中，下記の割合の混合生薬の乾燥エキス 3.0 g を含有する．

日局コウボク……5.0 g　日局ダイオウ……2.0 g
日局キジツ………3.0 g　無水ボウショウ…1.3 g

TJ-134 ツムラ桂枝加芍薬大黄湯（ケイシカシャクヤクダイオウトウ）
エキス顆粒（医療用）

〔保険適応病名〕　出典：傷寒論

比較的体力のない人で，腹部膨満し，腸内の停滞感あるいは腹痛などを伴なうものの次の諸症：

1．急性腸炎，大腸カタル
2．常習便秘，宿便，しぶり腹

〔組成〕

本品 7.5 g 中，下記の割合の混合生薬の乾燥エキス 4.0 g を含有する．

日局シャクヤク…6.0 g　日局カンゾウ……2.0 g
日局ケイヒ………4.0 g　日局ダイオウ……2.0 g
日局タイソウ……4.0 g　日局ショウキョウ…1.0 g

TJ-135 ツムラ茵蔯蒿湯（インチンコウトウ）
エキス顆粒（医療用）

〔保険適応病名〕　出典：傷寒論，金匱要略

尿量減少，やゝ便秘がちで比較的体力のあるものの次の諸症：黄疸，肝硬変症，ネフローゼ，じんましん，口内炎

〔組成〕

本品 7.5 g 中，下記の割合の混合生薬の乾燥エキス 1.5 g を含有する．

日局インチンコウ…4.0 g　日局ダイオウ……1.0 g
日局サンシシ……3.0 g

TJ-136 ツムラ清暑益気湯（セイショエッキトウ）エキス顆粒（医療用）

〔保険適応病名〕　出典：医学六要

暑気あたり，暑さによる食欲不振・下痢・全身倦怠，夏やせ

〔組成〕

本品 7.5 g 中，下記の割合の混合生薬の乾燥エキス 5.0 g を含有する．

日局ソウジュツ…3.5 g　日局トウキ………3.0 g
日局ニンジン……3.5 g　日局オウバク……1.0 g
日局バクモンドウ…3.5 g　日局カンゾウ……1.0 g
日局オウギ………3.0 g　日局ゴミシ………1.0 g
日局チンピ………3.0 g

TJ-137 ツムラ加味帰脾湯（カミキヒトウ）エキス顆粒（医療用）

〔保険適応病名〕　出典：済世全書

虚弱体質で血色の悪い人の次の諸症：貧血，不眠症，精神不安，神経症

〔組成〕

本品 7.5 g 中，下記の割合の混合生薬の乾燥エキス 5.0 g を含有する．

日局オウギ………3.0 g　日局サンシシ……2.0 g
日局サイコ………3.0 g　日局タイソウ……2.0 g
日局サンソウニン…3.0 g　日局トウキ………2.0 g
日局ソウジュツ…3.0 g　日局カンゾウ……1.0 g
日局ニンジン……3.0 g　日局ショウキョウ…1.0 g
日局ブクリョウ…3.0 g　日局モッコウ……1.0 g
日局オンジ………2.0 g　リュウガンニク…3.0 g

TJ-138 ツムラ桔梗湯（キキョウトウ）エキス顆粒（医療用）

〔保険適応病名〕　出典：傷寒論，金匱要略

咽喉がはれて痛む次の諸症：扁桃炎，扁桃周囲炎

〔組成〕

本品 7.5 g 中，下記の割合の混合生薬の乾燥エキス 1.25 g を含有する．

日局カンゾウ……3.0 g　日局キキョウ……2.0 g

TJ-501 ツムラ紫雲膏（シウンコウ）

〔保険適応病名〕　出典：華岡清洲経験方

火傷，痔核による疼痛，肛門裂傷

〔組成〕

本品 100 g 中

日局ゴマ油………100.0 g　日局トウキ……10.0 g
日局シコン………　10.0 g

上記の割合で得た油製エキス 71.2 g と

日局サラシミツロウ…　27.0 g　日局豚脂………　1.8 g

を含有する．

TJ-3020 ツムラの生薬コウジン末（調剤用）

〔保険適応病名〕

漢方処方の調剤に用いる．

〔組成〕

本品は，日本薬局方コウジンを粉末としたものである．

TJ-3023 日本薬局方ブシ末　ブシ末（調剤用）「ツムラ」

劇薬，指定医薬品

〔保険適応病名〕

漢方処方の調剤に用いる．

〔組成〕

本品は，トリカブトの塊根を高圧蒸気処理により加工した日本薬局方ブシ末である．

（KAMPO STUDY NOTEBOOK. ツムラ，東京，2010 より改変引用）

ツムラにはない保健適用のあるエキス処方

処方名・読み方	
黄芩湯（おうごんとう）	桂芍知母湯（けいしゃくちもとう）
葛根加朮附湯（かっこんかじゅつぶとう）	桂麻各半湯（けいまかくはんとう）
甘草湯（かんぞうとう）	梔子柏皮湯（ししはくひとう）
桔梗石膏（ききょうせっこう）	芍薬甘草附子湯（しゃくやくかんぞうぶしとう）
芎帰調血飲（きゅうきちょうけついん）	四苓湯（しれいとう）
九味檳榔湯（くみびんろうとう）	大柴胡湯去大黄（だいさいことうきょだいおう）
桂枝加黄耆湯（けいしかおうぎとう）	腸癰湯（ちょうようとう）
桂枝加葛根湯（けいしかかっこんとう）	当帰芍薬加附子湯（とうきしゃくやくかぶしとう）
桂枝加厚朴杏仁湯（けいしかこうぼくきょうにんとう）	附子人参湯（ぶしにんじんとう）

付録⑥ ツムラ漢方製剤エキス顆粒（医療用）含有生薬一覧表

■：四物湯：当帰，芍薬，川芎，地黄　■：四君子湯：茯苓，人参，蒼朮，甘草（大棗，生姜）　□：注目したい生薬　表中の数字はｇ数を表す

生薬名＼製品名（エキス顆粒）	1 葛根湯	2 葛根湯加川芎辛夷	3 乙字湯	5 安中散	6 十味敗毒湯	7 八味地黄丸	8 大柴胡湯	9 小柴胡湯	10 柴胡桂枝湯	11 柴胡桂枝乾姜湯	12 柴胡加竜骨牡蛎湯	14 半夏瀉心湯	15 黄連解毒湯	16 半夏厚朴湯	17 五苓散
アキョウ（阿膠）															
イレイセン（威霊仙）															
インチンコウ（茵蔯蒿）															
ウイキョウ（茴香）				1.5											
エンゴサク（延胡索）				3											
オウギ（黄耆）															
オウゴン（黄芩）			3				3	3	2	3	2.5	2.5	3		
オウバク（黄柏）													1.5		
オウレン（黄連）												1	2		
オンジ（遠志）															
ガイヨウ（艾葉）															
カシュウ（何首烏）															
カッコン（葛根）	4	4													
カッセキ（滑石）															
カロコン（栝楼根）										3					
カロニン（栝楼仁）															
カンキョウ（乾姜）										2		2.5			
カンゾウ（甘草）	2	2	2	1	1			2	2	2		2.5			
キキョウ（桔梗）					3										
キクカ（菊花）															
キジツ（枳実）							2								
キョウカツ（羌活）															
キョウニン（杏仁）															
クジン（苦参）															
ケイガイ（荊芥）					1										
ケイヒ（桂皮）	2	2		4		1			2	3	3				1.5
コウイ（膠飴）＊1															
コウカ（紅花）															
コウブシ（香附子）															
コウベイ（粳米）															
コウボク（厚朴）														3	
ゴシツ（牛膝）															
ゴシュユ（呉茱萸）															
ゴボウシ（牛蒡子）															
ゴマ（胡麻）															
ゴミシ（五味子）															
サイコ（柴胡）			5		3		6	7	5	6	5				
サイシン（細辛）															
サンザシ（山査子）															
サンシシ（山梔子）													2		
サンシュユ（山茱萸）						3									
サンショウ（山椒）															
サンソウニン（酸棗仁）															
サンヤク（山薬）						3									
ジオウ（地黄）						6									
ジコッピ（地骨皮）															
シコン（紫根）															
シツリシ（蒺藜子）															
シャカンゾウ（炙甘草）															
シャクヤク（芍薬）	2	2					3		2						

生薬名＼製品名（エキス顆粒）	18 桂枝加朮附湯	19 小青竜湯	20 防已黄耆湯	21 小半夏加茯苓湯	22 消風散	23 当帰芍薬散	24 加味逍遙散	25 桂枝茯苓丸	26 桂枝加竜骨牡蛎湯	27 麻黄湯	28 越婢加朮湯	29 麦門冬湯	30 真武湯	31 呉茱萸湯	32 人参湯
アキョウ（阿膠）															
イレイセン（威霊仙）															
インチンコウ（茵蔯蒿）															
ウイキョウ（茴香）															
エンゴサク（延胡索）															
オウギ（黄耆）			5												
オウゴン（黄芩）															
オウバク（黄柏）															
オウレン（黄連）															
オンジ（遠志）															
ガイヨウ（艾葉）															
カシュウ（何首烏）															
カッコン（葛根）															
カッセキ（滑石）															
カロコン（栝楼根）															
カロニン（栝楼仁）															
カンキョウ（乾姜）		3													3
カンゾウ（甘草）	2	3	1.5		1		1.5		2	1.5	2	2			3
キキョウ（桔梗）															
キクカ（菊花）															
キジツ（枳実）															
キョウカツ（羌活）															
キョウニン（杏仁）										5					
クジン（苦参）					1										
ケイガイ（荊芥）					1										
ケイヒ（桂皮）	4	3						3	4	4					
コウイ（膠飴）＊1															
コウカ（紅花）															
コウブシ（香附子）															
コウベイ（粳米）												5			
コウボク（厚朴）															
ゴシツ（牛膝）															
ゴシュユ（呉茱萸）														3	
ゴボウシ（牛蒡子）					2										
ゴマ（胡麻）					1.5										
ゴミシ（五味子）		3													
サイコ（柴胡）							3								
サイシン（細辛）		3													
サンザシ（山査子）															
サンシシ（山梔子）							2								
サンシュユ（山茱萸）															
サンショウ（山椒）															
サンソウニン（酸棗仁）															
サンヤク（山薬）															
ジオウ（地黄）					3										
ジコッピ（地骨皮）															
シコン（紫根）															
シツリシ（蒺藜子）															
シャカンゾウ（炙甘草）															
シャクヤク（芍薬）	4	3				4	3	3	4				3		

生薬名＼製品名（エキス顆粒）	33 大黄牡丹皮湯	34 白虎加人参湯	35 四逆散	36 木防已湯	37 半夏白朮天麻湯	38 当帰四逆加呉茱萸生姜湯	39 苓桂朮甘湯	40 猪苓湯	41 補中益気湯	43 六君子湯	45 桂枝湯	46 七物降下湯	47 釣藤散	48 十全大補湯	50 荊芥連翹湯
アキョウ（阿膠）								3							
イレイセン（威霊仙）															
インチンコウ（茵蔯蒿）															
ウイキョウ（茴香）															
エンゴサク（延胡索）															
オウギ（黄耆）					1.5				4			3		3	1.5
オウゴン（黄芩）															1.5
オウバク（黄柏）					1							2			1.5
オウレン（黄連）															1.5
オンジ（遠志）															
ガイヨウ（艾葉）															
カシュウ（何首烏）															
カッコン（葛根）															
カッセキ（滑石）								3							
カロコン（栝楼根）															
カロニン（栝楼仁）															
カンキョウ（乾姜）					1										
カンゾウ（甘草）		2	1.5			2	2		1.5	1	2		1	1.5	1
キキョウ（桔梗）															1.5
キクカ（菊花）													2		
キジツ（枳実）			2												1.5
キョウカツ（羌活）															
キョウニン（杏仁）															
クジン（苦参）															
ケイガイ（荊芥）															1.5
ケイヒ（桂皮）				3		3	4				4			3	
コウイ（膠飴）＊1															
コウカ（紅花）															
コウブシ（香附子）															
コウベイ（粳米）		8													
コウボク（厚朴）															
ゴシツ（牛膝）															
ゴシュユ（呉茱萸）						2									
ゴボウシ（牛蒡子）															
ゴマ（胡麻）															
ゴミシ（五味子）															
サイコ（柴胡）			5						2						1.5
サイシン（細辛）						2									
サンザシ（山査子）															
サンシシ（山梔子）															1.5
サンシュユ（山茱萸）															
サンショウ（山椒）															
サンソウニン（酸棗仁）															
サンヤク（山薬）															
ジオウ（地黄）												3		3	1.5
ジコッピ（地骨皮）															
シコン（紫根）															
シツリシ（蒺藜子）															
シャカンゾウ（炙甘草）															
シャクヤク（芍薬）			4			3					4	4		3	1.5

シャゼンシ（車前子）																																													
シュクシャ（縮砂）																																									1			
ショウキョウ（生姜）			1		1.5	0.5	0.5			1	0.5						1.5	1.5		1		1.5		1			1.5	1		1		1			1		1	1	1		1			1	2
ショウバク（小麦）																																													
ショウマ（升麻）							1																																				1		
シンイ（辛夷）																																												2	
セッコウ（石膏）			5									10		15						8						3																			
センキュウ（川芎）	1.5	3		3																					3																3			2	
ゼンコ（前胡）																																													
センコツ（川骨）																																													
ゼンタイ（蟬退）																										1																			
ソウジュツ（蒼朮）		3				4	4		3							3		3		4				3	4	2		3		4	3														
ソウハクヒ（桑白皮）																																													
ソボク（蘇木）																																													
ソヨウ（蘇葉）																																2													
ダイオウ（大黄）															2																								1				0.5		
タイソウ（大棗）					4	2	2			5							4		3	3		4						3		4				2.5	2.5		2	3	3					3	3
タクシャ（沢瀉）								3			1.5														4						4									3					
チクジョ（竹筎）																																													
チモ（知母）														5												1.5																			
チャヨウ（茶葉）																																													
チョウジ（丁子）																																													
チョウトウコウ（釣藤鈎）			3	3																																									
チョレイ（猪苓）								3																							3														
チンピ（陳皮）			3			2	2				3																																		
テンナンショウ（天南星）																																													
テンマ（天麻）											2																																		
テンモンドウ（天門冬）																																													
トウガシ（冬瓜子）															6																														
トウキ（当帰）	1.5	3		4			3			3														3	3	3																	6		
トウニン（桃仁）															4								3																						
トチュウ（杜仲）																																													
ドッカツ（独活）																																									1.5				
ニンジン（人参）		3	2			4	4				1.5	3		1.5		3	2		2															2.5	2.5		2	3							
ニンドウ（忍冬）																																													
バイモ（貝母）																																													
バクガ（麦芽）											2																																		
バクモンドウ（麦門冬）			3																10																										
ハッカ（薄荷）	1.5																							1																					
ハマボウフウ（浜防風）																																													
ハンゲ（半夏）			3			4					3								5								6		6			6		5	4		4	5	4						
ビャクゴウ（百合）																																													
ビャクシ（白芷）	1.5																																												
ビャクジュツ（白朮）											3																																		
ビワヨウ（枇杷葉）																																													
ビンロウジ（檳榔子）																																													
ブクリョウ（茯苓）		3	3			4		3	6		3							4					3	3	4		5				3	5			3					3	3				
ブシ末（附子）＊2																		0.5												0.5										0.5					
ボウイ（防已）												4																5																	
ボウショウ（芒硝）＊3															1.8																														
ボウフウ（防風）	1.5		2																							2															1.5				
ボクソク（樸樕）																																									3				
ボタンピ（牡丹皮）															4								3	2																2.5					
ボレイ（牡蛎）																						3													2.5	3						3			
マオウ（麻黄）																				6	5								3															3	3
マシニン（麻子仁）																																													
モクツウ（木通）										3																2																			
モッコウ（木香）																																													
ヨクイニン（薏苡仁）																																													
リュウガンニク（竜眼肉）																																													
リュウコツ（竜骨）																						3													2.5										
リュウタン（竜胆）																																													
リョウキョウ（良姜）																																										0.5			
レンギョウ（連翹）	1.5																																												
レンニク（蓮肉）																																													
ワキョウカツ（和羌活）																																													
サラシミツロウ（白蠟）																																													
トンシ（豚脂）																																													

■：四物湯：当帰，芍薬，川芎，地黄　■：四君子湯：茯苓，人参，蒼朮，甘草（大棗，生姜）　□：注目したい生薬　　表中の数字は g 数を表す

製品名（エキス顆粒）／生薬名	51 潤腸湯	52 薏苡仁湯	53 疎経活血湯	54 抑肝散	55 麻杏甘石湯	56 五淋散	57 温清飲	58 清上防風湯	59 治頭瘡一方	60 桂枝加芍薬湯	61 桃核承気湯	62 防風通聖散	63 五積散	64 炙甘草湯	65 帰脾湯	66 参蘇飲	67 女神散	68 芍薬甘草湯	69 茯苓飲	70 香蘇散	71 四物湯	72 甘麦大棗湯	73 柴陥湯	74 調胃承気湯	75 四君子湯	76 竜胆瀉肝湯	77 芎帰膠艾湯	78 麻杏薏甘湯	79 平胃散	80 柴胡清肝湯	81 二陳湯	82 桂枝人参湯	83 抑肝散加陳皮半夏	84 大黄甘草湯	85 神秘湯	86 当帰飲子	87 六味丸	88 二朮湯	89 治打撲一方	90 清肺湯	91 竹筎温胆湯	92 滋陰至宝湯	93 滋陰降火湯	95 五虎湯	96 柴朴湯	97 大防風湯
アキョウ（阿膠）														2													3																			
イレイセン（威霊仙）			1.5																																			2.5								
インチンコウ（茵蔯蒿）																																														
ウイキョウ（茴香）																																														
エンゴサク（延胡索）																																														
オウギ（黄耆）															3																					1.5										3
オウゴン（黄芩）	2					3	1.5	2.5				2					2						3			3				1.5								2.5		2					3	
オウバク（黄柏）							1.5																							1.5													1.5			
オウレン（黄連）							1.5	1									1						1.5							1.5											1					
オンジ（遠志）															2																															
ガイヨウ（艾葉）																											3																			
カシュウ（何首烏）																																				2										
カッコン（葛根）																2																														
カッセキ（滑石）						3						3																																		
カロコン（栝楼根）																														1.5																
カロニン（栝楼仁）																							3																							
カンキョウ（乾姜）																																2														1.0
カンゾウ（甘草）	1.5	2	1	1.5	2	3		1	1	2	1.5	2	1		1	1	1	6		1.5		5	1.5	1	1	1	3	2	1	1.5	1	3	1.5	2	2	1		1	1.5	1	1	1	1.5	2	2	1.5
キキョウ（桔梗）								2.5				2	1			2														1.5										2	2					
キクカ（菊花）																																														
キジツ（枳実）	2							1					1			1			1.5																						2					
キョウカツ（羌活）			1.5																																											1.5
キョウニン（杏仁）	2				4																							3							4					2				4		
クジン（苦参）																																														
ケイガイ（荊芥）								1	1			1.2																								1.5										
ケイヒ（桂皮）		3								4	4		1	3			2															4							3							
コウイ（膠飴）＊1																																														
コウカ（紅花）									1																																					
コウブシ（香附子）																	3			4																		2.5			2	3				
コウベイ（粳米）																																														
コウボク（厚朴）	2												1																3						3										3	
ゴシツ（牛膝）			1.5																																											1.5
ゴシュユ（呉茱萸）																																														
ゴボウシ（牛蒡子）																														1.5																
ゴマ（胡麻）																																														
ゴミシ（五味子）																																								1						
サイコ（柴胡）				2																			5							2			2		2						3	3			7	
サイシン（細辛）																																														
サンザシ（山楂子）																																														
サンシシ（山梔子）						2	1.5	2.5				1.2														1				1.5										2						
サンシュユ（山茱萸）																																					3									
サンショウ（山椒）																																														
サンソウニン（酸棗仁）															3																															
サンヤク（山薬）																																					3									
ジオウ（地黄）	6		2			3	3							6							3					5	5			1.5						4	5						2.5			3
ジコッピ（地骨皮）																																										3				
シコン（紫根）																																														
シツリシ（蒺藜子）																																				3										
シャカンゾウ（炙甘草）														3																																
シャクヤク（芍薬）		3	2.5			2	3			6		1.2	1					6			3						4			1.5						3						3	2.5			3

シャゼンシ（車前子）						3																				3																				
シュクシャ（縮砂）																																														
ショウキョウ（生姜）			0.5							1		0.3	1	1	1	0.5			1	1			1		1				0.5		1							1		1	1				1	
ショウバク（小麦）																						20																								
ショウマ（升麻）																																														
シンイ（辛夷）																																														
セッコウ（石膏）					10							2																																10		
センキュウ（川芎）			2	3			3	2.5	3			1.2	1				3				3						3			1.5			3			3			3							2
ゼンコ（前胡）																2																														
センコツ（川骨）																																							3							
ゼンタイ（蟬退）																																														
ソウジュツ（蒼朮）		4	2	4					3				3				3		4						4				4			3	4					3					3			3
ソウハクヒ（桑白皮）																																								2				3		
ソボク（蘇木）																																														
ソヨウ（蘇葉）																1				2															1.5										2	
ダイオウ（大黄）	2								0.5		3	1.5												2										4					1							
タイソウ（大棗）										4			1	3	2	1.5						6	3		1				2											2					3	1.5
タクシャ（沢瀉）						3																				3											3									
チクジョ（竹筎）																																								2	3					
チモ（知母）																																										3	1.5			
チャヨウ（茶葉）																																														
チョウジ（丁子）																	1																						1							
チョウトウコウ（釣藤鈎）				3																													3													
チョレイ（猪苓）																																														
チンピ（陳皮）			1.5										2			2			3	2									3		4		3		2.5			2.5		2	2	3	2.5			
テンナンショウ（天南星）																																						2.5								
テンマ（天麻）																																														
テンモンドウ（天門冬）																																								2			2.5			
トウガシ（冬瓜子）																																														
トウキ（当帰）	3	4	2	3		3	3					1.2	2		2		3				3					5	4			1.5			3			5				3		3	2.5			3
トウニン（桃仁）	2		2								5																																			
トチュウ（杜仲）																																														3
ドッカツ（独活）																																														
ニンジン（人参）														3	3	1.5	2		3				2		4							3									1				3	1.5
ニンドウ（忍冬）									2																																					
バイモ（貝母）																																								2		2				
バクガ（麦芽）																																														
バクモンドウ（麦門冬）														6																										3	3	3	2.5			
ハッカ（薄荷）								1				1.2																		1.5												1				
ハマボウフウ（浜防風）								2.5																																						
ハンゲ（半夏）													2			3							5								5		5					4			5				5	
ビャクゴウ（百合）																																														
ビャクシ（白芷）			1					2.5					1																																	
ビャクジュツ（白朮）												2			3																							2.5				3				
ビワヨウ（枇杷葉）																																														
ビンロウジ（檳榔子）																	2																													
ブクリョウ（茯苓）			2	4		6							2		3	3			5						4						5		4				3	2.5		3	3	3			5	
ブシ末（附子）＊2																																														1
ボウイ（防已）			1.5																																											
ボウショウ（芒硝）＊3											0.9	0.7												0.5																						
ボウフウ（防風）			1.5						2			1.2																								3										3
ボクソク（樸樕）																																							3							
ボタンピ（牡丹皮）																																					3									
ボレイ（牡蛎）																																														
マオウ（麻黄）		4			4							1.2	1															4							5									4		
マシニン（麻子仁）	2													3																																
モクツウ（木通）						3																				5																				
モッコウ（木香）															1		1																													
ヨクイニン（薏苡仁）		8																										10																		
リュウガンニク（竜眼肉）															3																															
リュウコツ（竜骨）																																														
リュウタン（竜胆）			1.5																							1																				
リョウキョウ（良姜）																																														
レンギョウ（連翹）								2.5	3			1.2																		1.5																
レンニク（蓮肉）																																														
ワキョウカツ（和羌活）																																						2.5								
サラシミツロウ（白蠟）																																														
トンシ（豚脂）																																														

■：四物湯：当帰，芍薬，川芎，地黄　■：四君子湯：茯苓，人参，蒼朮，甘草（大棗，生姜）　□：注目したい生薬　　表中の数字は g 数を表す

生薬名＼製品名（エキス顆粒）	98 黄耆建中湯	99 小建中湯	100 大建中湯	101 升麻葛根湯	102 当帰湯	103 酸棗仁湯	104 辛夷清肺湯	105 通導散	106 温経湯	107 牛車腎気丸	108 人参養栄湯	109 小柴胡湯加桔梗石膏	110 立効散	111 清心蓮子飲	112 猪苓湯合四物湯	113 三黄瀉心湯	114 柴苓湯	115 胃苓湯	116 茯苓飲合半夏厚朴湯	117 茵蔯五苓散	118 苓姜朮甘湯	119 苓甘姜味辛夏仁湯	120 黄連湯	121 三物黄芩湯	122 排膿散及湯	123 当帰建中湯	124 川芎茶調散	125 桂枝茯苓丸加薏苡仁	126 麻子仁丸	127 麻黄附子細辛湯	128 啓脾湯	133 大承気湯	134 桂枝加芍薬大黄湯	135 茵蔯蒿湯	136 清暑益気湯	137 加味帰脾湯	138 桔梗湯	501 紫雲膏＊4
アキョウ（阿膠）									2						3																							
イレイセン（威霊仙）																																						
インチンコウ（茵蔯蒿）																				4														4				
ウイキョウ（茴香）																																						
エンゴサク（延胡索）																																						
オウギ（黄耆）	4				1.5						1.5			2																					3	3		
オウゴン（黄芩）							3					3		3		3	3							3														
オウバク（黄柏）																																			1			
オウレン（黄連）																3							3															
オンジ（遠志）											2																									2		
ガイヨウ（艾葉）																																						
カシュウ（何首烏）																																						
カッコン（葛根）				5																																		
カッセキ（滑石）															3																							
カロコン（栝楼根）																																						
カロニン（栝楼仁）																																						
カンキョウ（乾姜）			5		1.5																3	2	3															
カンゾウ（甘草）	2	2		1.5	1	1		2	2		1	2	1.5	1.5			2	1			2	2	3		3	2	1.5				1		2		1	1	3	
キキョウ（桔梗）												3													4												2	
キクカ（菊花）																																						
キジツ（枳実）								3											1.5						3				2			3						
キョウカツ（羌活）																											2											
キョウニン（杏仁）																						4							2									
クジン（苦参）																								3														
ケイガイ（荊芥）																											2											
ケイヒ（桂皮）	4	4			3				2	1	2.5						2	2		2.5			3			4		4					4					
コウイ（膠飴）＊1	10	10	10																																			
コウカ（紅花）								2																														
コウブシ（香附子）																											4											
コウベイ（粳米）																																						
コウボク（厚朴）					3			2										2.5	3										2			5						
ゴシツ（牛膝）										3																												
ゴシュユ（呉茱萸）									1																													
ゴボウシ（牛蒡子）																																						
ゴマ（胡麻）																																						100
ゴミシ（五味子）											1											3													1			
サイコ（柴胡）												7					7																			3		
サイシン（細辛）													2									2								3								
サンザシ（山査子）																															2							
サンシシ（山梔子）							3																											3		2		
サンシュユ（山茱萸）										3																												
サンショウ（山椒）			2		1.5																																	
サンソウニン（酸棗仁）						10																														3		
サンヤク（山薬）										3																					3							
ジオウ（地黄）										5	4				3									6														
ジコッピ（地骨皮）														2																								
シコン（紫根）																																						10
シツリシ（蒺藜子）																																						
シャカンゾウ（炙甘草）																																						
シャクヤク（芍薬）	6	6		3	3				2		2				3										3	5		4	2				6					

＊1　ツムラ漢方製剤エキス顆粒（医療用）では，「粉末飴」を使用している。
＊2　ツムラ漢方製剤エキス顆粒（医療用）では，ハナトリカブト Aconitum carmichaeli Debeaux 又はオクトリカブト Aconitum japonicum Thunberg (Ranunculaceae) の塊根を温熱処理した後，乾燥，粉末とした「ブシ末」を使用している。
＊3　ツムラ漢方製剤エキス顆粒（医療用）では無水硫酸ナトリウム (Na_2SO_4) を使用している。
＊4　胡麻油を用いる。

シャゼンシ（車前子）									3				3																								
シュクシャ（縮砂）																																					
ショウキョウ（生姜）	1	1		0.5					1			1					1	1.5	1						1	1							1			1		
ショウバク（小麦）																																						
ショウマ（升麻）				2			1						2																									
シンイ（辛夷）							2																															
セッコウ（石膏）							5					10																										
センキュウ（川芎）						3			2						3												3											
ゼンコ（前胡）																																						
センコツ（川骨）																																						
ゼンタイ（蟬退）																																						
ソウジュツ（蒼朮）																	3	2.5	4	4.5											4				3.5	3		
ソウハクヒ（桑白皮）																																						
ソボク（蘇木）								2																														
ソヨウ（蘇葉）																			2																			
ダイオウ（大黄）								3								3													4			2	2	1				
タイソウ（大棗）	4	4										3					3	1.5					3		3	4							4			2		
タクシャ（沢瀉）										3					3		5	2.5		6											2							
チクジョ（竹筎）																																						
チモ（知母）						3	3																															
チャヨウ（茶葉）																											1.5											
チョウジ（丁子）																																						
チョウトウコウ（釣藤鈎）																																						
チョレイ（猪苓）															3		3	2.5		4.5																		
チンピ（陳皮）								2			2							2.5	3												2				3			
テンナンショウ（天南星）																																						
テンマ（天麻）																																						
テンモンドウ（天門冬）																																						
トウガシ（冬瓜子）																																						
トウキ（当帰）					5			3	3		4				3											4									3	2		10
トウニン（桃仁）																												4										
トチュウ（杜仲）																																						
ドッカツ（独活）																																						
ニンジン（人参）			3		3				2		3	3		3			3		3				3								3				3.5	3		
ニンドウ（忍冬）																																						
バイモ（貝母）																																						
バクガ（麦芽）																																						
バクモンドウ（麦門冬）							5		4					4																					3.5			
ハッカ（薄荷）																											2											
ハマボウフウ（浜防風）																																						
ハンゲ（半夏）					5				4			5					5		6			4	6															
ビャクゴウ（百合）							3																															
ビャクシ（白芷）																											2											
ビャクジュツ（白朮）											4							2.5			3																	
ビワヨウ（枇杷葉）							2																															
ビンロウジ（檳榔子）																																						
ブクリョウ（茯苓）						5				3	4			4	3		3	2.5	5	4.5	6	4						4			4					3		
ブシ末（附子）＊2										1																				1								
ボウイ（防已）																																						
ボウショウ（芒硝）＊3								1.8																								1.3						
ボウフウ（防風）													2														2											
ボクソク（樸樕）																																						
ボタンピ（牡丹皮）									2	3																		4										
ボレイ（牡蛎）																																						
マオウ（麻黄）																														4								
マシニン（麻子仁）																													5									
モクツウ（木通）								2																														
モッコウ（木香）																																				1		
ヨクイニン（薏苡仁）																												10										
リュウガンニク（竜眼肉）																																				3		
リュウコツ（竜骨）																																						
リュウタン（竜胆）													1																									
リョウキョウ（良姜）																																						
レンギョウ（連翹）																																						
レンニク（蓮肉）														4																	3							
ワキョウカツ（和羌活）																																						
サラシミツロウ（白蝋）																																						27
トンシ（豚脂）																																						1.8

（KAMPO STUDY NOTEBOOK．ツムラ，東京，2010．より）

付録⑥ ツムラ漢方製剤エキス顆粒〔医療用〕含有生薬一覧表

付録⑦

漢方の歴史

中国		年代	日本	
	殷	-1500	縄文	
	周	-1000		
		-800		
	春秋	-600		
	戦国	-400		
• 馬王堆医書 • 『黄帝内経』の原書成立	前漢	-200		
• 『神農本草経』の原書成立		0	弥生	
	後漢	100		
• 3世紀初　張仲景『傷寒論』『金匱要略』の原書を著す		200		
		300	大和	
	六朝	400		
		500		• 562　知聡が朝鮮経由で日本に医薬書をもたらす
• 610　『諸病源候論』著される	隋	600	飛鳥	• 630　遣唐使はじまり中国より多数の医書が渡来
• 650年代　孫思邈『千金方』を著す • 752　王燾『外台秘要方』を著す	唐	700	奈良	• 701　大宝律令発布。律令制による医療制度が行われる
		800	平安	• 808　日本初の医書『大同類聚方』が編纂されるが亡失
		900		• 918　深根輔仁『本草和名』著す。現存最古の薬物書
• 992　『太平聖恵方』編纂される	宋	1000		• 984　丹波康頼『医心方』を著す。現存最古の医書
• 1065　『傷寒論』出版される • 1107　『和剤局方』編纂される		1100		
• 金元四大家を中心とした金元医学理論が登場	金	1200	鎌倉	
	元	1300		• 1303　梶原性全『頓医抄』を著す。のちさらに『万安方』を著す
	明	1400	南北朝	• 1363　有隣『福田方』を著す
		1500	室町	• 1498　田代三喜、明より帰国 • 1528　日本初の印刷医書『医書大全』出版
• 1589　龔廷賢『万病回春』出版される • 1590　李時珍『本草綱目』出版される		1600	安土桃山	• 1574　曲直瀬道三『啓迪集』を著す
	清	1700	江戸	• 1692　名古屋玄医没、生前古医方を唱える • 1773　吉益東洞没、生前万病一毒説を唱え、『類聚方』『薬徴』などを著す
• 温病理論が展開整理される		1800		• 1810　多紀元簡没、考証学を確立 • 1894　浅田宗伯没、漢方の伝統絶える
		1900	明治 大正 昭和	• 1910　和田啓十郎『医界の鉄椎』を著す • 1927　湯本求真『皇漢医学』を著す • 1950　日本東洋医学会設立
• 現代中医学理論が整理される	民国 新中国	1989	平成	• 1976　医療用漢方製剤、薬価基準に収載

（小曽戸 洋 監：KAMPO STUDY NOTEBOOK．ツムラ，東京，2010．より転載）

【著者略歴】

新見　正則（にいみ　まさのり）　Masanori Niimi, MD, DPhil, FACS

1959年生まれ
1985年　慶應義塾大学医学部卒業
1993年～1998年　英国オックスフォード大学医学部博士課程留学
　移植免疫学でDoctor of Philosophy(DPhil)取得
1998年～　帝京大学医学部に勤務
2002年　帝京大学外科准教授
2013年　イグ・ノーベル賞受賞

帝京大学医学部外科准教授
アメリカ外科学会フェロー(FACS)
愛誠病院下肢静脈瘤センター顧問
愛誠病院漢方外来統括医師

専　門
血管外科，移植免疫学，漢方医学
労働衛生コンサルタント
セカンドオピニオンのパイオニアとしてテレビ出演多数.
漢方医学は松田邦夫先生に師事.

著　書
下肢静脈りゅうを防ぐ・治す．講談社，2002，西洋医がすすめる漢方．新潮社，2010，本当に明日から使える漢方薬．新興医学出版社，2010，フローチャート漢方薬治療．新興医学出版社，2011，リラックス外来トーク術　じゃぁ，死にますか．新興医学出版社，2011，じゃぁ，そろそろ運動しませんか？　西洋医学と漢方の限界に気がつき，トライアスロンに挑戦した外科医の物語．新興医学出版社，2011，じゃぁ，そろそろ減量しませんか？　正しい肥満解消大作戦．新興医学出版社，2012，鉄則モダン・カンポウ．新興医学出版社，2012，西洋医を志す君たちに贈る漢方講義―魅力的な授業をするために．新興医学出版社，2012，症例モダン・カンポウ．新興医学出版社，2012．飛訳モダン・カンポウ．新興医学出版社，2013
i Phone アプリ：フローチャート漢方薬治療も絶賛販売中！

第19刷　2020年7月20日
©2010　第1版発行　2010年10月16日

本当に明日から使える漢方薬
7時間速習入門コース

（定価はカバーに表示してあります）

検印省略

著者　新見正則
発行者　林　峰子
発行所　株式会社 新興医学出版社
〒113-0033　東京都文京区本郷6丁目26番8号
電話　03(3816)2853　FAX　03(3816)2895

印刷　三報社印刷株式会社　ISBN978-4-88002-706-7　郵便振替　00120-8-191625

すぐに使える顔面骨骨折治療の技（テク）

インストラクション

フェイシャル

Instruction Facial Fracture

フラクチャー

自治医科大学形成外科 菅原康志 編著

静岡済生会総合病院形成外科 宇田宏一／自治医科大学形成外科 去川俊二 著

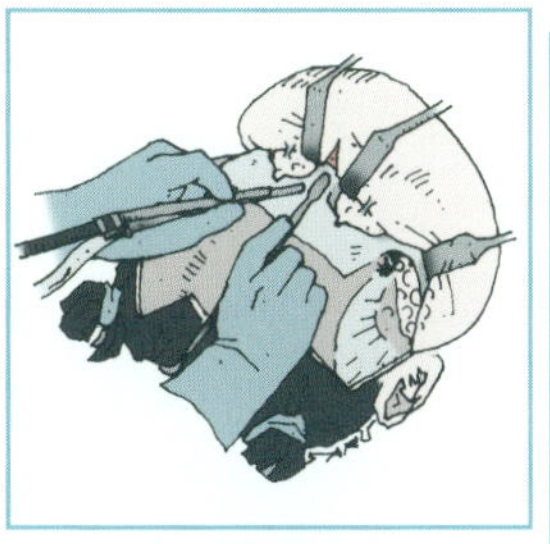

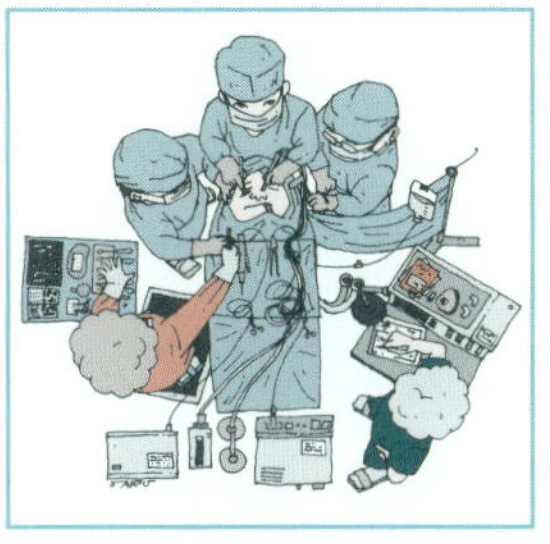

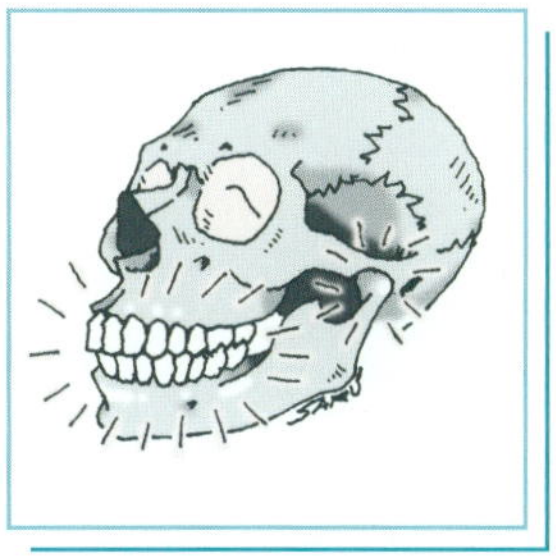

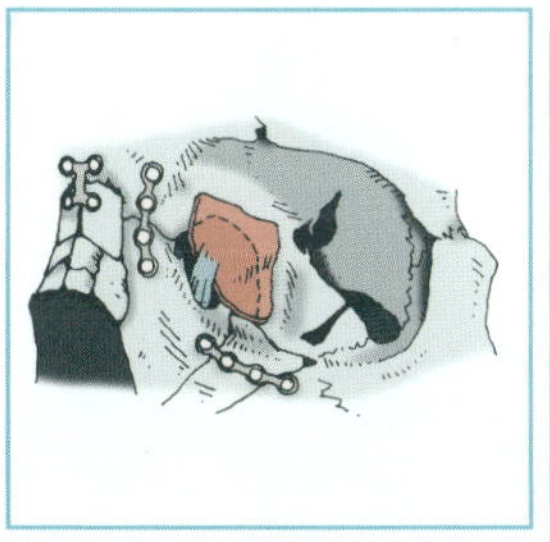

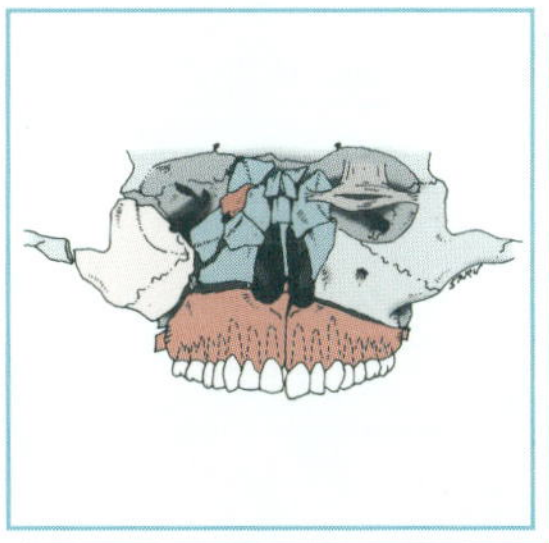

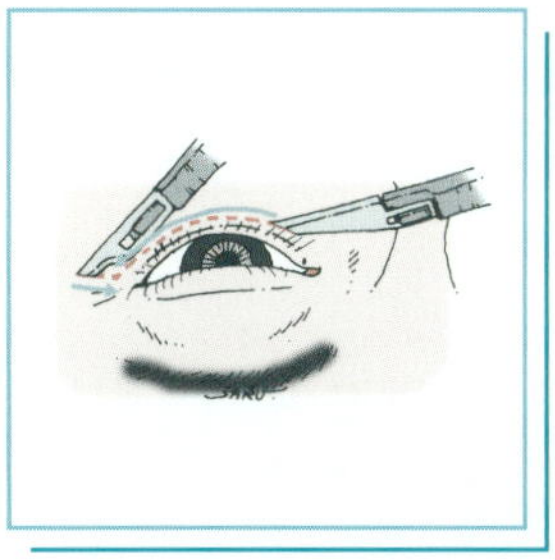

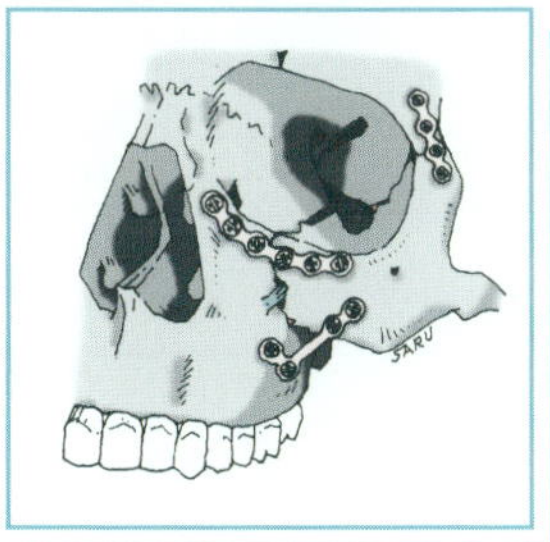

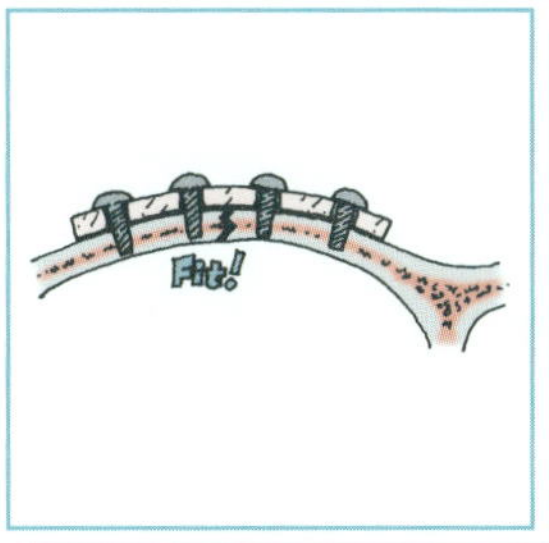

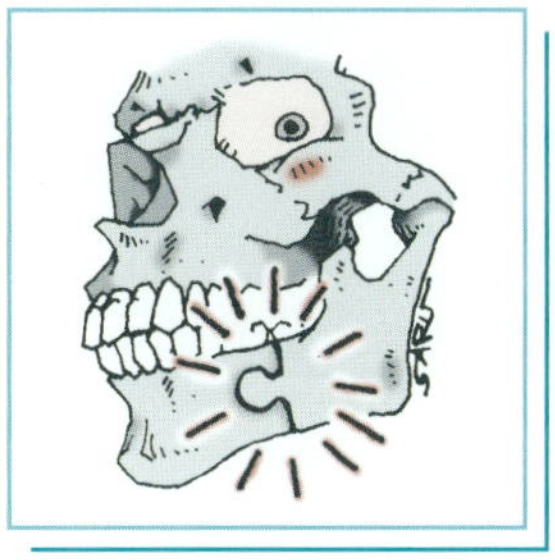

克誠堂出版